名师悟道

袁肇凯中医诊断教学要点与疑难解析

湖南科学技术出版社

主　编　胡志希

主　审　袁肇凯

副主编　凌智　李琳　刘旺华　简维雄　孙贵香　梁昊

编　者

刘旺华　简维雄　孙贵香　梁昊
杜佳　曾逸笛　熊广华　王建国
胡思远　向茗　邓颖　李金霞
刘吉勇　钟森杰　杨梦　黄淑敏
王菲　李欣春　郭瑾　方格
张倩　王梓仪　谭朵廷　廖晓倩
叶嘉豪　熊霞军　范星宇　张君宇
谈宇权　廉坤

（4）西晋·王叔和《脉经》：现存最早的脉学专著。

（5）隋·巢元方《诸病源候论》：第一部论述病源与病候诊断专著。

（6）元·杜清碧《伤寒金镜录》：第一部舌诊专著。

（7）明·张介宾《景岳全书》：奠定八纲辨证，规范问诊内容。

（8）明·李时珍《濒湖脉学》：所论脉学，言简意深，便于习诵。

（9）清·叶天士《外感温热篇》：创立了"卫气营血辨证"。

（10）清·吴鞠通《温病条辨》：创立了"三焦辨证"。

三、中医诊断学的主要内容

1. 诊法

（1）含义：是中医诊察、收集病情资料的基本方法和手段，主要包括望、闻、问、切"四诊"。

（2）内容：

1）望诊——观察神、色、形、态，排出物形、色、质、量。

2）闻诊——听声音、嗅气味。

3）问诊——询问自觉症状，病史及诊疗情况。

4）切诊——触摸脉搏，触按身体。

（3）意义：收集病情资料（症状、体征，合称"症"），为判断病种、辨别证候提供依据。

2. 诊病

（1）含义：对疾病的中医病种做出判断，提出病名诊断的思维过程。如新冠肺炎、麻疹、痢疾等。

（2）内容：对疾病诊断的有关基本方法，如命名、分类等。

（3）意义：为临床进一步学习疾病诊断和分析病证关系奠定基础。

3. 辨证

（1）含义：

1）证——对疾病过程中所处一定（当前）阶段的病位、病性、病因等病理本质所作的概括，包括证名、证型、证候、证素等概念。

2）辨证——在中医学理论的指导下，对病人的各种临床资料进行分析、综合，从而对疾病当前的病位和病性等本质做出判断，并概括为完整证名的诊断思维过程。

绪 论

一、概述

1. 含义

(1) 诊：诊察，即对病情进行全面仔细的了解，以获取临床资料。

(2) 断：判断，即对病情资料进行分析、综合，并对疾病的本质做出判断。

(3) 诊断：了解病情，对疾病做出概括性判断的过程。

注意：诊是断的前提和依据；断是诊的结论和验证。

(4) 中医诊断学：是根据中医学的理论，研究诊察病情，判断病种，辨别证候的基础理论、基本知识和基本技能的一门学科。

2. 意义

(1) 是临床各项工作之首务。

(2) 是基础理论到临床各科的桥梁。

二、中医诊断学的发展简史

1. 中医诊断发展源流

(1) 渊源：秦汉以前——中医学的创立。

(2) 发展：秦至清代——中医发展成熟。

(3) 展望：近代至今——中医现代研究。

2. 中医诊断代表性著作

(1)《黄帝内经》：从理论奠定了四诊及后世辨证的基础。

(2) 西汉·淳于意的"诊籍"：开创了中医病案记录的先例。

(3) 东汉·张仲景《伤寒杂病论》：确立了辨证论治理论，建立"六经辨证"。

上篇

《中医诊断学》教学要点

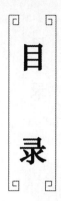

目 录

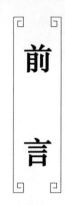

前言

"天行健，君子以自强不息；地势坤，君子以厚德载物。"自强不息、仁慈宽厚、勤奋努力、处事低调、平易近人是袁肇凯老师的特点。袁老师从事中医药教育事业四十余年，辛勤耕耘、兢兢业业、亲力亲为、乐于奉献、硕果累累、学高为师、身正为范，将自己几十年中医诊断学的教学经验撰写成教学要点，对中医诊断学教学过程中遇到的难点、疑点撰写成疑难解析，这些资料被学生们传抄，深受大家喜爱。袁老师常说："中医诊断理论来源于临床，只有亲临诊断一线，反复思考，认真研读，才能领悟理论真谛。"

袁老师是中医实验教学的探索人。曾担任中医诊断学国家级重点学科、国家精品课程、国家教学团队负责人；并担任中国中西医结合学会诊断专业委员会主任委员，全国高等中医药教学研究会中医诊断教学研究会主任委员，荣获国家级首届中医药教学名师、全国优秀教师、湖南省教学名师、湖南省高校优秀共产党员、湖南中医药大学优秀研究生导师等荣誉称号，并获湖南省一等功奖励。从 1997 年开始指导和培养了博士研究生 20 名、硕士研究生 5 名，其中 3 篇学位论文获湖南省优秀博士学位论文奖励。

为了传承教学精华，特别是培养青年教师的教学能力及对中医诊断学疑难问题的领悟，全国中医药教学名师袁肇凯教授指导编写了本书，主要包括《中医诊断学》教学要点、疑难解析、思维导图三个部分。通过对《中医诊断学》的教学要点分析与教材中的疑难问题解读，为广大师生指点迷津，该书适用于中医药院校教师参考，更适用于本科生、研究生、确有专长师承人员及西学中学员等学习思考及复习考试之用。

3）证候：①证的症候群，指某证的特定的临床表现。②证名的俗称，现代中医习惯称谓。

（2）内容：

1）各种辨证分类方法。

2）辨证统一体系。

3）辨证思维技巧。

4）临床常见证的概念和临床表现。

（3）意义：是中医施治的准则，对临床各科具有普遍的诊断意义。

八纲辨证（纲领证）——各类辨证的共性总结

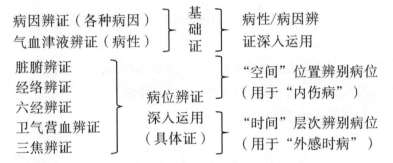

4. 病历

（1）含义：对病人的病情、病史、诊断和治疗等情况的详实记录。

（2）意义：是医疗、科研、教学、管理及司法的重要资料，读写病案是医生必须掌握的基本技能。

四、中医诊断的基本原理

1. 司外揣内

（1）含义：通过诊察其外部的征象，便有可能测知内在的变化情况。

（2）机制："视其外应，以知其内脏，则知所病矣"，与现代控制论的"黑箱"理论相似。

举例：面红、口渴、舌赤、脉数——实热证。

面白、畏冷、尿清、脉迟——里寒证。

2. 见微知著

（1）含义：通过病人微小变化的诊察，以测知整体的病情。

（2）机制：机体的某些局部，包含着整体的生理、病理信息。与现代信息论的"全息学说"相似。

举例：脉诊——左手心、肝、肾，右手肺、脾、命门。

舌诊——舌尖心肺，舌边肝胆，舌中脾胃，舌根候肾。

3. 以常衡变

（1）含义：在认识正常的基础上，辨别太过、不及从而认识病变的性质及程度。

（2）机制：从对比中找差别，进而识别本质。

举例：正常面色（红黄隐隐，明润含蓄）——病变面色。

正常声音（发声自然，音调和畅）——病变声音。

4. 因发知受

（1）含义："发"指病人在疾病中出现的证候表现，"受"指感受的邪气和机体的反应状态。根据机体在疾病中所反应的证候特点，确定邪气类型。

（2）机制：通过临床表现推求疾病发生发展的内在机制和本质。

举例：头痛发热，汗出恶风，脉浮缓——太阳中风。

恶寒发热，无汗，脉浮紧——太阳伤寒。

五、中医诊断的基本原则

1. 整体审察

（1）含义：在诊病过程中，从整体上了解病因病机和脏腑气血阴阳的变化，从而全面地认识疾病。

（2）意义：全面反映疾病本质，有助于做出正确的诊断。

（3）方法：从整体上进行多方面诊察。

包括：局部的病变，全身的情况；病史、体质、家庭、环境、时令、气候，等等。

全面分析资料，综合判断。

举例：咳嗽——寒、热、虚、实皆可致咳。

2. 四诊合参

（1）含义：在诊察疾病时，将望、闻、问、切诸法参用，综合收集分析病情资料。

（2）理由：

1）四诊并用，才能全面、详细地获取所需临床资料。

2）四诊各具独特方法和意义，不能互相取代。

3）只有四诊并重，才能鉴别真假，去伪存真。

由于病情随时间不断变化，四诊资料也必随之而变；加之个体差异，环境时令影响，更须相参并用。

举例："心血虚证"的诊断。

3. 病证结合

（1）含义：辨病与辨证相结合诊断疾病。

1）病——对疾病发生、发展、演变的全过程的特点和规律病理性概括。

辨病是从疾病的全过程，特征上认识疾病的本质。

2）证——对疾病在一定阶段病位、病性等所作出的病理性概括。

辨证是从疾病当前的表现，判断病变位置、性质。

（2）理由：

1）单纯诊病，不能确切论治，中医临证需辨证论治。

2）病证结合，既重视疾病的基本矛盾和演变规律，又掌握疾病当前的主要矛盾。

举例：新冠肺炎。

4. 动静统一

（1）含义：疾病的相对稳定性和发展过程中的变化相结合。

（2）理由：

1）静的一面：一种疾病具有贯穿始终相对稳定的基本病理。

2）动的一面：个体差异和环境、气候、季节等因素，在疾病的不同阶段有其不同的证候变化。

举例：糖尿病不同阶段的治疗。

六、学习中医诊断学的方法

1. 注意中医诊断基础理论的学习。

2. 注重中医临床思维的培养。

3. 强化临床实践与技能训练。

第一章　望诊

一、概述

1. 含义

是医生运用视觉对人体的全身、局部及排出物等方面进行有目的的观察，以了解健康状况，测知病情的方法。

2. 原理

以象求本，从外测内，以常衡变。

3. 内容

望诊包括：①全身望诊；②局部望诊；③望舌；④望排出物；⑤望小儿食指络脉。

4. 注意

（1）光线充足，避免干扰。

（2）充分暴露，排除假象。

（3）以常衡变，动态观察。

（4）有机结合，综合判断。

二、全身望诊

（一）概述

1. 含义

全身望诊又称"整体望诊"，是医生诊病时首先对病人的神气、色泽、形体及姿态进行整体观察，借以了解机体精气的盛衰、脏腑功能的强弱，作为辨别疾病性质、推断病情预后的依据。

2. 内容

全身望诊包括望神气；望色泽；望形体；望姿态。

(二) 望神

1. 神的概念

（1）含义：神——精神，是人体生命活动的总称。广义之神：神气；狭义之神：神志。

望神——通过观察人体生命活动的整体表现以判断健康状况、了解病情的方法。

（2）意义：脏腑 → 精气 → 神气。

（3）望神的要点："神形合一"。

2. 望神的原理及意义

神的产生与人体精气、脏腑功能及形体的关系十分密切，精气是神的物质基础，神是精气的外在表现。

3. 望神的主要内容

（1）望神的重点：

两目：指眼光、眼神。

神情：指人的精神意识和面部表情。

气色：皮肤和体表组织的颜色和光泽。

体态：指人的形体和动态。

（2）神的判断：

1）得神（有神）：精气充足，体健神旺——精气充足，神旺形健。

2）少神（神气不足）：精气不足，功能减退——虚证病人/邪去正衰。

3）失神（无神）：

正虚失神（神气）：精气严重亏虚。

邪盛失神（神志）：邪热扰神/痰蒙清窍。

4）假神：危重病人出现的暂时"好转"的假象——垂危病人，精气将竭。

5）神乱（神志错乱）：躁、狂、癫、痴、痫——反复发作，但缓解期并无神志失常。

4. 望神的注意事项

（1）重视第一印象：以神会神，迅速敏捷。

（2）做到神形合参：将精神、神志、形体结合诊察。

（3）审慎真假：

1）重病好转：逐渐好转，整体状况相一致。

2）假神之象：突然好转，个别现象与整体不符。

（4）明辨得失：

1）失神：全身疾病的危重阶段。

2）神乱：心神受扰的表现，并不标志着精亏神衰或邪盛神乱。

（三）望色

观察病人皮肤（面部皮肤）的色泽变化以诊察病情的方法。

1. 望色的原理及意义

（1）原理："气由脏发，色随气华"。

脏腑（产生）→精气（充养）→肤色（外显）。

（2）色与泽的意义：

色——皮肤颜色（五色）——赤白黄青黑。

皮肤光泽（明度）——明润、枯槁。

泽是脏腑精气外荣，故泽与色即精气与肤色关系。

精气充养于皮肤，无论何色，只要有精气（润泽）则有生气。

（3）面部分候脏腑理论：

《灵枢·五色》分候法——内伤杂病。

《素问·刺热》分候法——外感时病。

《素问·刺热》提出：额部候心，鼻部候脾，左颊候肝，右颊候肺，颏部候肾。

2. 常色

（1）含义：人在生理状态时面部皮肤的色泽。

（2）特征：明润，含蓄。

中华民族黄种人的常色——红黄隐隐，明润含蓄。

（3）分类：

1）主色——人类基本的，终身不变的肤色。（可因种族或个体差异而不同）

2）客色——因外界因素（如季节、气候）的影响而发生变化的正常肤色。

（较之主色略有不同；变化是暂时的）

四季平色：春季稍青，夏季稍赤，长夏稍黄，秋季稍白，冬季稍黑。

3. 病色

（1）含义：因疾病所致的面部色泽。

（2）特征：晦暗，暴露。

（1）病色善恶：

1）善色：面色光明润泽（如"阳黄"，黄鲜如橘）——脏腑精气未衰（新病、轻病、阳证）。

2）恶色：面色枯槁晦暗（如"阴黄"，黄晦枯槁）——脏腑精气已衰（久病、重病、阴证）。

善色→恶色，提示恶化。

恶色→善色，提示好转。

（2）五色主病：

1）青色——寒证，肝病，血瘀，疼痛，惊风。

面色淡青或青黑——寒盛，痛剧。

面唇青紫——心阳气虚，血行瘀阻。

面色青黄——肝郁脾虚。

小儿眉、鼻、唇间发青——热盛惊风。

2）赤色——主热证（实热、虚热）戴阳证（假热）。

满面通红——阳热亢盛（实热证）。

两颧潮红——阴虚阳亢（虚热证）。

泛红如妆——虚阳浮越（假热证）。

3）黄色——脾虚证，湿证。

面黄无华（萎黄）——脾胃虚衰。

面黄虚浮（黄胖）——脾虚湿泛。

面目身黄（黄疸）——肝胆湿热。

黄鲜如橘（阳黄）——湿热熏蒸。

黄晦如熏（阴黄）——寒湿困脾。

4）白色——虚证（气、血、阳）、寒证、失血证。

㿠白虚浮——阳虚水泛（㿠白——阳虚）。

淡白无华——血虚/失血。

面色苍白——阳气暴脱/阴寒内盛。

5）黑色——肾虚，寒证，水饮，血瘀，疼痛。

面色暗淡——肾阳虚。

面黑干焦——肾阴虚。

眶周发黑——肾虚水停；寒湿带下。

面色黧黑——瘀血内停。

4. 望色十法

（1）浮、沉——病位表里

1）浮：面色浮显，主表。

2）沉：面色沉隐，主里。

（2）清、浊——病类阴阳

1）清：面色清明，阳证。

2）浊：面色浊暗，阴证。

（3）微、甚——病性虚实

1）微：面色浅淡，虚证。

2）甚：面色深浓，实证。

（4）散、抟——病程新久

1）散：面色疏散，新病。

2）抟：面色壅滞，久病。

（5）泽、夭——病情轻重

1）泽：面色润泽，轻病。

2）夭：面色枯槁，重病。

5. 望色的注意事项

（1）排除非病理因素的影响。如气候冷热；昼夜黑白；情绪喜忧；饮食饥饿。

（2）注意色与脉症互参分析。如发热病人，面见红赤，脉数而有力，为实热证。

（3）综合判断病色生克顺逆。如脾病见面色赤，为顺，其病较轻易治；脾病，见面色青，为逆，其病多难治。

（四）望形

观察病人形体的强弱胖瘦、体质形态和异常表现以诊察病情的方法。

1. 望形的原理及意义

朱丹溪："有诸内者，必形诸外。"

内盛则外强，内衰则外弱。

2. 望形的内容

（1）形体强弱：

	骨骼	胸廓	肌肉	筋膜	皮肤	意义
体强	粗大	宽厚	结实	有力	润泽	内脏坚实，气血充盛
体弱	细小	狭窄	瘦弱	无力	枯燥	内脏脆弱，气血不足

（2）形体胖瘦：

	外形	肌肉	头形	颈项	肩膀	胸廓	姿势	意义
肥胖	矮胖	松软	圆形	短粗	宽平	宽厚	后仰	阳虚痰盛
消瘦	瘦长	消瘦	长形	细长	狭窄	扁平	前屈	阴虚火旺

注意：①形体与精气结合判断。②形体与饮食结合判断。

（3）形体体质：

	体形	头颈	肩胸	姿势	意义
阴脏之人	身矮体胖	头圆颈粗	肩宽胸厚	姿多后仰	从阴化寒
阳脏之人	身高体瘦	头长颈细	肩窄胸平	姿多前俯	从阳化热
平脏之人	体形适中，胖瘦协调				阴阳平衡

（五）望态

观察病人动静姿态和肢体异常动作以诊察病情的方法。

1. 望态的原理及意义

动静姿态由机体性状所定，疾病迫使病人采取不同姿势和体位。

归纳：阳主动，阴主静。一般而言，阳、热、实证病人，机体功能亢进，多表现为躁动不安；阴、寒、虚证病人，机体功能衰减，多表现为喜静少动。

2. 望态的内容

（1）动静姿态：

1）坐形：仰首喘咳——肺实气逆。

俯首懒言——肺虚体弱。

坐则昏眩——气血大伤。

2）卧式：向外躁动/仰卧伸足——阳、热、实证。

向内喜静/蜷卧缩足——阴、寒、虚证。

卧则气逆——肺气壅滞/水气凌心/肺有伏饮。

3）立姿：站立不稳——肝风内动；气血虚衰。

4）行态：震动不定——肝风内动或筋骨虚损。

行走时以手护心——真心痛。

以手护腰，转摇不便——腰腿病。

（2）异常动作：

1）颤动——动风先兆。

2）手足蠕动——气血不足，筋脉失养。

3）手足拘急——寒邪凝滞，气血亏虚。

4）四肢抽搐——惊风，癫痫。

5）角弓反张——热极生风、破伤风、马钱子中毒。

6）循衣摸床——病重失神。

7）猝然跌倒，口吐白沫——痫病。

8）舞蹈病状——先天禀赋不足，风湿内侵。

（3）疲惫姿态。

三、局部望诊

（一）概述

1. 含义

在整体望诊的基础上，根据病情及诊断的需要，对病体某些局部异常变化进行深入细致地观察，以测知病情的诊察方法。

2. 内容

望头面五官、躯体四肢、二阴和皮肤。

3. 要点

（1）了解各部分所属脏腑、经络、生理特点。

（2）注意各部位神色形态变化。

（3）熟悉各部位常见症状及临床意义。

（二）望头面

1. 望头

（1）头形：

正常头颅：大小正常，头发润泽光亮。

巨颅：头大面小，智力低下——肾精亏虚，水停于脑。

小颅：头小尖圆，智力低下——肾精亏虚，颅骨失养。

方颅：头顶平坦，颅呈方形——肾精亏虚，脾虚精亏。

（2）动态：头摇——肝风内动。

（3）囟门：

正常囟门：前囟呈菱形，12~18个月闭合。

囟填：囟门突起——温邪上攻，颅内水停。

囟陷：囟门凹陷——伤津精亏，脑髓失充。

解颅：囟门迟闭——肾气不足，发育不良。

2. 望发

正常头发：发黑稠密润泽——肾气充盛，精血充足。

（1）色泽：发黄——精血不足；肾精亏损（疳积病）。

发白——肾虚；劳神伤血；先天禀赋。

（2）脱发——斑秃（血虚受风）；青年发疏（肾虚）；多屑多脂（血热化燥）。

3. 望面

（1）面形异常：

1）面肿：

睑面先肿，发肿迅速——风水犯肺（阳水）。

面肿㿠白，发肿缓慢——脾肾阳虚（阴水）。

面肿唇青，心悸气促——心肾阳衰（心水）。

头面焮红，肿胀疼痛——抱头火丹；

面目肿甚，目不能开——大头瘟（时疫）。

2）腮肿：

腮部漫肿，柔韧压痛——痄腮（温毒上攻）。

颧下颌上，发肿寒热——发颐（阳明热毒）。

3）面削颧耸，面脱——精气耗竭。

4）口眼㖞斜：

口眼㖞斜，面肌不仁——风邪中络。

口眼㖞斜，半身不遂——风中脏腑。

（2）特殊面容：

1）惊恐貌——小儿惊风，狂犬病，瘿瘤。

2）苦笑貌——脐风，破伤风。

（三）望五官

1. 望目

眼部分候脏腑——五轮学说

部位	解 剖 位 置	五轮	脏腑
两眦	眦部白睛，两眦皮肤，泪器	血轮	心
黑睛	角膜，虹膜	风轮	肝

续表

部位	解 剖 位 置	五轮	脏腑
白睛	球结膜，前部巩膜	气轮	肺
瞳仁	瞳孔，后方晶体，玻璃体，脉络膜	水轮	肾
眼睑	上下睑皮肤，肌肉，睑板，睑结膜	肉轮	脾

（1）目色：

1）目赤——实热证。

2）白睛发黄——黄疸病（湿热内蕴/寒湿入侵）。

3）目眦淡白——失血/血虚。

4）目胞色黑晦暗——肾虚/肾虚水泛。

5）黑睛灰白混浊——目生翳（邪毒/肝火/湿热/阴虚）。

（2）目形：

1）胞睑肿胀——水肿病（湿邪困脾）；针眼；眼丹（风热毒）。

2）眼窝凹陷——伤津耗液/重病虚衰。

3）眼球突出：

眼突喘满——肺胀（痰浊阻肺）。

眼突颈肿——瘿病（痰气壅结）。

4）胞睑红肿：风毒上攻/脾胃蕴热上攻。

针眼——睑缘肿起如麦粒。

眼丹——胞睑红肿较重者。

（3）目态：

1）正常目态：瞳孔等圆等大，直径为 3～4mm。

对光反射灵敏，眼球运动随意灵活。

2）异常目态：

瞳孔缩小——药物中毒/瞳神紧小。

瞳孔散大——青光眼疾/药物中毒/神散病危。

目睛凝视（瞪目直视；戴眼直视；横目斜视）——肝风内动/精气耗绝/痰热内闭/瘿气。

昏睡露睛——脾胃虚衰/吐泻伤津/神识昏迷。

胞睑下垂——脾肾亏虚/脾气虚衰。

2. 望耳

（1）耳之色泽：

正常色泽：耳郭微黄显红润——气血充足。

润枯：色泽红润——气血充足。

焦黑干枯——肾精亏虚。

颜色：耳轮淡白——气血亏虚。

耳轮红肿——肝胆湿热/热毒上攻；

耳轮青黑——阴寒内盛/剧痛；

耳轮干黑——肾精亏耗（温病后期/下消）；

耳背红络——麻疹先兆（兼耳根发凉）。

（2）耳之形态：

1）耳郭形大——肾气充足。

耳郭肿大——少阳相火上攻。

2）耳郭瘦小——肾气不足。

耳郭萎缩——肾精耗竭。

3）耳轮甲错——血瘀日久。

（3）耳内病变：

1）耳内流脓——脓耳（肝胆湿热/虚火上炎）。

2）耳道红肿——耳疖（邪热搏结耳窍）。

3. 望鼻

鼻正常形色：鼻色红黄隐隐，明润含蓄——胃气充足。

（1）鼻之色泽：

1）润泽：

鼻端微黄明润——胃气未伤/胃气来复。

鼻端晦暗——胃气已衰。

2）颜色：

鼻端色白——气血亏虚；失血。

鼻端色赤——肺脾蕴热。

鼻端色黄——湿热。

鼻端色青——阴寒腹痛。

山根青筋——肝经气滞寒凝，肝脾不和，乳食积滞。

（2）鼻之形态：

1）鼻头肿胀：

红肿生疮——胃热上攻/血热壅盛。

鼻生粉刺——酒齄鼻（肺胃蕴热）。

2）鼻柱溃陷——梅毒病。

鼻柱塌陷，眉毛脱落——麻风病。

3）鼻翼煽动——肺热壅盛/哮喘病人/病危。

（3）鼻内病变：

1）鼻流清涕——外感风寒。

2）鼻流浊涕——外感风热。

3）鼻流脓涕——鼻渊（胆经蕴热上攻）。

4）鼻腔出血——鼻衄（肺胃蕴热）。

5）经期鼻衄——倒经（肝郁化火犯肺或阴虚肺热）。

（4）鼻生赘肉——鼻痔（湿热邪毒郁结）。

4. 望口与唇

口唇正常形色：唇色红润——胃气充盛，气血调匀。

（1）望口：

1）口角流涎——脾虚湿盛/中风口㖞。

2）口疮，唇内溃疡——心脾积热、阴虚火旺或中气不足。

3）鹅口疮，口舌白屑——心脾积热或肾阴不足。

4）口之动态：

《望诊遵经》提出的"口形六态"。

口张——肺气将绝。

口噤——肝风内动。

口撮——脐风/破伤风。

口㖞——口僻/中风。

口振——伤寒/疟疾。

口动——胃气虚/动风。

（2）望唇：

唇之色泽。

1）唇色红润——胃气充足，气血调匀。

2）唇色淡白——血虚/失血。

3）唇色深红——热盛/热极。

4）唇色青紫——血瘀证。

5）唇色青黑——寒盛/痛极。

6）口唇干裂——津液已伤。

7）嘴唇糜烂——脾胃积热。

8）唇边生疮——心脾积热。

5. 望齿与龈

（1）望牙齿：

1）牙齿形色：

正常牙齿：洁白润泽坚固——肾气充足，津液未伤。

牙齿干燥——胃阴已伤。

齿燥如石——阳明热盛，伤津较甚。

齿如枯骨——肾阴枯涸（温病后期）。

齿枯脱落——久病骨绝（病重）。

2）牙齿动态：

牙关紧急——风痰阻络/热极生风。

咬牙啮齿——热极生风。

睡中啮齿——胃热/虫积/食滞。

（2）望牙龈：

1）龈之色泽：

正常牙龈：淡红润泽坚韧——胃气充足，气血调匀。

齿龈淡白——失血/血虚。

齿龈红肿——胃火亢盛。

2）牙龈形态：

齿龈萎缩——牙宣（肾虚/胃阴不足/气血不足）。

齿龈溃烂——牙疳（胃腑积热，外感疫邪，积毒上攻）。

3）齿衄：

牙龈出血——齿衄（外伤/胃火/肝火/虚火/脾虚）。

6. 望咽喉

正常咽喉：淡红润泽，呼吸通畅，

　　　　　发音正常，吞咽顺利。

（1）红肿：

1）咽部深红，肿痛明显——实热证。

2）咽部嫩红，肿痛不显——虚热证。

3）咽部淡红漫肿——痰湿凝聚。

4）乳蛾——风热外侵；肺胃热盛；肺肾阴虚。

5）喉痈——脏腑蕴热，外感热邪。

（2）溃烂：咽溃表浅——肺胃轻热／虚火上炎。

咽溃成片——肺胃热盛。

咽溃日久，淡红苍白——久病正虚。

（3）伪膜（咽部溃处覆盖黄白或灰白之膜）：

伪膜松厚易拭——肺胃热浊壅于咽（病轻浅）。

伪膜坚韧难拭——外感时疫之白喉（病深重）。

（四）望颈项

正常颈项：颈项直立，两侧对称，气管居中，

颈脉不显，转侧自如，活动适度。

1. 外形变化

（1）瘿瘤：颈前喉结处肿块突起，随吞咽移动——肝郁气结痰凝／地方水土失调。

（2）瘰疬：颈前颌下肿块如豆，累累如串珠——虚火炼痰／风火时毒。

2. 动态变化

（1）项强：项部拘紧或强硬——风寒表证／热盛动风／肝阳上亢／落枕。

（2）项软：颈项软弱，抬头无力——佝偻病（肾精亏损）／病危（精气衰竭）。

（3）颈脉怒张：颈部脉管明显胀大——心血瘀阻，肺气壅滞及心肾阳衰，水气凌心。

（五）望躯体

1. 望胸胁

正常外形：胸廓呈扁圆柱形，两侧对称；左右径大于前后径（1.5：1），小儿、老人左右径与前后径相近；锁骨上下窝对称。

异常外形：

（1）扁平胸：前后径小于左右径一半，形瘦骨突——肺肾阴虚／气阴两虚／体质虚弱。

（2）桶状胸：前后径与左右径约相等，颈短肩抬——久病咳喘，肺气不宣。

（3）鸡胸：胸骨下部明显前突，侧壁凹陷——肾气不充，骨骼失养。

（4）漏斗胸：胸骨下端及与其相连的两侧肋软骨向内凹陷——发育不良。

（5）肋骨串珠：肋骨与肋软骨变厚，增大，形似串珠——佝偻病（肾气不足，骨骼失养）。

（6）胸廓不对称：

一侧塌陷——肺痿/悬饮后遗症/肺部术后。

一侧膨隆——悬饮病/气胸。

（7）乳痈：哺乳期乳房红肿热痛，乳汁不畅——乳房溃肿（肝郁胃热/外感毒邪）。

2. 望腹部

（1）正常腹部：平坦对称，立位稍隆，卧位稍凹。

（2）腹部外形异常：

1）腹部膨隆：卧位时前腹壁明显高于胸耻连线。

腹隆肢瘦——臌胀病（肝郁湿阻血瘀）。

腹胀身肿——水肿病（水泛肌肤）。

局部膨隆——癥积病（肝郁血瘀）。

2）腹部凹陷：卧位时前腹壁明显低于胸耻连线。

腹凹形瘦——脾胃虚弱（久病，吐泻，津伤）。

腹凹着脊——精气耗竭，病危。

3）腹壁青筋暴露——臌胀病（肝郁血瘀，脉络瘀阻）。

腹壁突起——疝气（脐疝/直疝）。

3. 望腰背部

（1）正常：人体两侧对称，直立时脊柱居中；生理性脊柱弯曲（颈、腰稍前曲，胸、骶稍后弯，但无左右侧弯）；俯仰转侧自如。

（2）外形异常：

1）脊柱后突：胸椎后突，前胸塌陷——龟背（肾虚/椎疾）。

2）后背弯曲，两肩下垂——背曲肩随（精气衰虚）。

3）脊椎侧弯——坐姿不良/肾虚失养/一侧胸病。

4）脊疳：久病极瘦，脊突似锯——脏腑精气衰败。

5）腰部拘急：腰痛难侧，活动受限——寒湿腰痛，跌扑闪挫。

（六）望四肢

正常四肢：四肢均称，无畸形，活动自如。

1. 外形

（1）肢体肿胀——热壅血瘀/水肿病/丝虫病。

（2）四肢畸形：

1）膝部肿大——热痹/鹤膝风。

2）下肢畸形：O型腿、X型腿——肾气不足。

3）手指变形：梭状指——风湿久蕴，筋脉拘挛。

杵状指——心肺气虚，血瘀湿阻。

（3）小腿青筋——寒湿入侵，络脉血瘀；长时间负重或行走。

2. 动态

肢体痿废——痿病/中风偏瘫/截瘫。

（七）望二阴

1. 望前阴

（1）阴囊肿大：

小肠坠入阴囊——疝气。

阴肿但不痒不痛——水肿病。

外阴肿痛——囊痈，肝经湿热下注。

（2）阴部湿疹：

阴囊瘙痒，湿烂热痛——肾囊风（湿热蕴结）。

阴囊瘙痒，皮粗变厚——阴虚血燥。

（3）子宫脱垂：

阴部有物下坠或挺出阴道口外——气虚下陷，带脉失约。

2. 望后阴

（1）肛裂——血热肠燥，便结撑伤。

（2）痔疮——湿热蕴肠/血热肠燥。

（3）肛瘘——肛痈溃后，不敛成瘘。

（4）脱肛——脾虚气陷，内脏下垂。

（5）肛痈——湿热下注/外感邪毒。

（八）望皮肤

正常皮肤：丰满而有弹性，荣润而有光泽——精气旺盛，津液充沛，营血充足。

1. 色泽异常

（1）皮肤发黄：黄疸——湿热/疫毒/脾虚/血瘀。

（2）皮肤发赤：肤赤如丹，灼热肿胀（丹毒）。

发于头面：抱头火丹——风热化火。

发于小腿：流火——湿热化火。

发于全身，游走不定：赤游丹——外伤染毒。

（3）皮肤发黑：

面额色黑——劳损伤肾。

周身发黑——肾阳虚衰。

（4）皮肤白斑：大小不等，边界清楚，病程缓慢。

白驳风——风湿侵袭，气血失和，血不荣肤。

2. 形态异常

（1）皮肤干枯——津液已伤，营血亏虚。

（2）肌肤甲错——血瘀日久，肌肤失养。

（3）肌肤水肿——阳水——外感风邪，肺失宣降。

阴水——脾肾阳衰，水湿泛溢。

3. 皮肤病症

（1）斑疹：

1）斑：

阳斑：色多红紫，形似锦纹，身热脉数——温热邪毒，内迫营血。

阴斑：色多青紫，隐隐稀少，肢凉脉虚——脾不统血/寒凝气血。

2）疹：

麻疹：疹色桃红，形似麻粒，先见颜面，渐及躯肢，逐渐消退——外感风热时邪。

风疹：疹色淡红，细小稀疏，皮肤瘙痒，症状轻微——外感风邪。

瘾疹：淡红淡白，形似丘疹，皮肤瘙痒，融合成片，出没迅速——外感风邪/皮肤过敏。

3）斑疹辨顺逆：

色红身热，先体后肢，斑疹发后热退神清——邪去正安（顺证）。

色深或紫，先肢后体，斑疹发后壮热神昏——邪气内陷（逆证）。

（2）水疱：

1）水痘：小儿粉红色斑丘疹，椭圆水疱，顶满无脐，晶莹明亮，浆液稀薄，分批出现，大小不等——外感时邪，内蕴湿热。

2）白㾦：白色疱疹，晶莹如粟，擦破流水，多发胸颈，偶见四肢——湿温病（湿热郁表，汗出不彻）。

晶莹饱满，颗粒清楚——精气充足（顺证）。

色枯而白，干瘪无浆——邪毒内陷（逆证）。

3）热气疮：口角唇边出现成簇粟米大小水疱，灼热痒痛——外感风热/肺胃蕴热。

4）缠腰火丹：腰部皮肤水泡簇生如带——外感火毒/湿热浸淫。

5）湿疹：皮肤红斑、丘疹、水疱、流液、糜烂——湿热蕴结，复感风邪。

（3）疮疡：

1）痈：红肿高大，根盘紧束，焮热疼痛——湿热火毒蕴结，气血瘀滞。

2）疽：漫肿无头，皮色少变，麻木少痛——气血亏虚，阴寒凝滞。

3）疔：形小如粟，顶白根硬，麻木痒痛——疫毒蕴结。

4）疖：形小而圆，热肿不甚，出脓即愈——火热蕴结。

四、舌诊

（一）概述

1. 含义

通过观察舌质、舌苔和舌下脉络的变化，了解机体生理功能和病理变化的诊察方法。望舌是中医诊法的特色之一。

2. 意义

舌诊意义包括：①特色诊法；②常规诊察；③主要依据。

3. 历史沿革

（1）《黄帝内经》有望舌诊病的记载。

（2）东汉《伤寒杂病论》将舌诊作为辨证的一个重要组成部分。

（3）元代《敖氏伤寒金镜录》记载舌图，结合临床进行病机分析。

（4）明清时代随着温病学派的兴起，对辨舌验齿尤为重视。

（5）现代研究阐明舌诊的原理，拓宽舌诊的内容。

（二）舌的形态结构

1. 舌的外形：舌面、舌底、舌体、舌根、舌系带、舌下静脉。

2. 舌的黏膜：丝状、菌状、轮廓、叶状4种舌乳头。丝状乳头与蕈状乳头对舌象形成有着密切联系。

（三）舌诊的原理

1. 脏腑经络与舌（见下图）

心	舌为心之苗，手少阴心经之别系舌本。
脾	舌为脾之外候，足太阴脾经连舌本、散舌下。
肾	肾藏精，足少阴肾经夹舌本。
肝	肝藏血、主筋，其经脉络于舌本。
肺	肺系上达咽喉，与舌根相连。

2. 舌与五脏六腑

（1）五脏分候法（舌质为主）——杂病、时病

舌尖（心肺）、舌边（肝胆）、舌中（脾胃）、舌根（肾）。

（2）胃经分候法（舌苔为主）——胃脘疾病

舌尖（上脘）、舌中（中脘）、舌根（下脘）。

3. 气血津液充养于舌

（1）舌体形质和舌色与气血盈亏和运行状态有关。

（2）舌苔和舌体的润燥与津液的多少有关。

（四）望舌方法和注意事项

1. 舌诊的方法

（1）望舌体位：望舌时病人可采取坐位或仰卧位，使舌面光线明亮，便于观察。

（2）伸舌姿势：伸舌时必须自然地将舌伸出口外，舌体放松，舌面平展，舌尖略向下，尽量张口使舌体充分暴露。

（3）观察顺序：舌尖→舌中→舌侧→舌根；苔质→舌苔。

必要时用刮舌验苔法、揩舌验苔法排除假苔、染苔。

（4）诊舌注意：①问闻刮揩。②辨假明苔。

2. 舌诊的注意事项

（1）光线的影响：白天柔和的自然光线为佳。

（2）饮食和药品的影响。

（3）口腔对舌象的影响。

（4）伸舌姿势的影响。

（五）舌诊的内容和正常舌象

1. 舌诊的内容

（1）舌质：舌质的颜色、形质和动态——候脏腑虚实，气血盛衰。

（2）舌苔：苔质和苔色——候病邪的深浅，邪正的消长。

（3）舌象：舌质和舌苔的综合形象，包括正常舌象和病理舌象。

2. 正常舌象

特征：舌体柔软灵活，舌色淡红明润，舌苔薄白均匀，舌质干湿适中。简称"淡红舌，薄白苔"。

3. 舌象的生理性变异

（1）年龄、性别因素：

儿童——舌质多淡嫩，舌苔少或剥。

老人——舌色较暗红或带紫暗色。

女性经期可以出现蕈状乳头充血而舌质偏红，月经过后可以恢复正常。

（2）体质禀赋因素：肥胖之人舌质多见胖大而色淡，消瘦之人舌体偏瘦而舌色偏红。

（3）气候环境因素：夏季暑湿盛行，舌苔多厚；秋季燥气当令，苔多偏薄偏干。

（六）望舌质

1. 望舌神

（1）荣舌：

1）舌象特征：荣润红活，有生气。

2）临床意义：气血充盛。

（2）枯舌：

1）舌象特征：干枯死板，毫无生气。

2）临床意义：气血衰败，多属危重病症。

2. 望舌色

（1）淡红舌：

1）舌象特征：舌体颜色淡红润泽、白中透红。

2）临床意义：为气血调和的征象，常见正常人。

外感初起——病情轻浅，未伤及气血及内脏。

内伤杂病——病情尚轻，或疾病转愈之佳兆。

（2）淡白舌：

1）舌象特征：舌色比正常舌色浅淡，白色偏多红色偏少，称为淡舌；舌色白，几乎无血则称为白舌。

2）临床意义：主气血两虚、阳虚。枯白舌主亡血夺气。

淡白光莹，舌体瘦薄——气血两虚。

淡白湿润，舌体胖嫩——阳虚水湿内停。

舌体枯白无华——脱血夺气，舌无血气充养。

（3）红舌：

1）舌象特征：舌色较正常舌色红，呈鲜红色。

2）临床意义：主热证。

舌色稍红或舌边尖红——外感表热证初起。

舌尖红赤破碎——心火上炎。

舌两边红赤——肝经热盛。

（4）绛舌：

1）舌象特征：较红舌更深的或略带暗红色。

2）临床意义：主热盛证。

舌色红绛而有苔——外感热病热盛期（热入营血）或内伤杂病，脏腑阳热偏盛。

舌色红绛而少苔或无苔，或有裂纹——热病后期胃、肾阴液受损；久病阴虚火旺。

（5）青紫舌：

1）舌象特征：全舌呈紫色，或舌色泛现紫斑点。

2）临床意义：主气滞血瘀。

全舌青紫——多是全身性血行瘀滞。

舌紫色斑点——瘀血阻滞局部/局部血络损伤。

舌淡紫而湿润——阴寒内盛，阳气被遏，血行凝滞，或阳气虚衰，气血运行不畅，血行瘀滞。

舌紫红、绛紫而干枯少津——为热毒炽盛，内入营血，营阴受灼，津液耗损，气血壅滞。或为先天性心脏病，药物或食物中毒。

紫暗湿润舌——阳虚阴盛，气血运化不畅。

3. 望舌形

正常舌形——舌体柔软，大小适中。

（1）老、嫩舌：

	舌象特征	临床意义
老舌	舌体坚敛苍老，纹理粗糙或皱缩，舌色较暗。	实证——实邪亢盛，充斥体内，而正气未衰，邪正交争邪气壅滞于上。
嫩舌	舌体浮胖娇嫩，纹理细腻，舌色浅淡。	虚证——气血不足，舌体脉络不充，或阳气亏虚，运血无力，寒湿内生。

（2）胖、瘦舌：

1）舌象特征：

名称	舌象特征
胖大舌	舌体比正常的人大而厚，伸舌满口。
肿胀舌	有舌体肿大，舌色鲜红或青紫，甚则舌肿胀而不能收缩回口中。
瘦薄舌	舌体比正常舌瘦小而薄。

2）临床意义：

舌色淡白，舌体胖大——脾肾阳虚。

舌胖大色红——脾胃湿热/痰热内蕴/酒毒上攻。

舌体瘦薄，舌色淡白——久病气血两虚。

舌体瘦薄，舌色红绛，少苔/无苔——阴虚火旺。

（3）点、刺舌：

1）舌象特征：

星点舌——蕈状乳头体积增大，数目增多，乳头内充血水肿，突起于舌面的红色或紫红色星点。

芒刺舌——蕈状乳头肿胀或高突如刺，摸之棘手的红色或黄黑色点刺，称为芒刺舌。

2）临床意义：脏腑热极，或血分热盛。

舌尖生点刺——心火亢盛。

舌中生点刺——胃肠热盛。

点刺鲜红——血热。

点刺绛紫——热入营血而气血壅滞。

（4）裂纹舌：

1）舌象特征：舌面上出现各种形状的裂纹、裂沟，裂纹中无舌苔覆盖。

2）临床意义：多由阴血亏虚、脾虚湿侵所致。

名师悟道——袁肇凯中医诊断教学要点与疑难解析

舌色红绛而裂——邪热内盛，阴液大伤，或阴液亏虚，舌体失于濡养，舌面萎缩。

舌淡白而裂——血虚。

舌淡白而胖嫩边有齿痕又兼有裂纹——因血不能上荣于舌；或脾失建运，湿邪内侵，精微不能濡养舌体。

注意：在健康人中大约有0.5%的人在舌面上有纵、横间深沟，裂纹中有苔覆盖，且无不适症状。

（5）齿痕舌：

1）舌象特征：舌体边缘有牙齿压迫的痕迹。

2）临床意义：主脾虚、湿盛证。

舌体胖大而润，舌边有齿痕——寒湿壅盛，或阳虚水湿内停。

舌体不胖而有齿痕，舌质嫩——气血两虚。

舌质淡红而舌边有齿痕——脾虚或气虚。

舌红而肿胀满口，舌有齿痕——湿热痰浊壅盛。

注意：与先天性齿痕舌鉴别。

4. 望舌态

正常舌态：舌体活动灵便，伸缩自如——提示脏腑机能旺盛、气血充足，经脉调匀。

（1）痿软舌：

1）舌象特征：舌软无力，不能随意伸缩回旋。

2）临床意义：气血俱虚，阴亏已极。

舌软而红绛少苔或无苔——外感热病后期，邪热伤阴，或内伤杂病，阴虚火旺。

舌痿软而舌色淡白无华——慢性久病，全身情况较差，气血虚衰，舌体失养。

舌红干而渐痿——肝肾阴亏，舌肌筋脉失养。

（2）强硬舌：

1）舌象特征：舌体失其柔和，卷伸不利，或板硬强直，不能转动。

2）临床意义：多见于热入心包；或为高热伤津；或为风痰阻络。

舌强硬而舌色红绛少津——热盛之证。

舌体强硬而舌苔厚腻——风痰阻络。

舌强语言謇涩，伴肢麻、眩晕——中风先兆。

（3）歪斜舌：

1）舌象特征：伸舌时舌体偏向一侧。

2）临床意义：多见于中风、暗痱或中风先兆。肝风夹痰瘀阻滞一侧经络，受阻侧舌肌弛缓，伸舌时偏歪。

（4）颤动舌：

1）舌象特征：舌体不自主地颤动，动摇不宁者，称为舌颤动。其轻者仅伸舌时颤动；重者不伸舌时亦抖颤难宁。

2）临床意义：肝风内动的征象。

舌淡白而颤动——气血虚衰。

舌红少苔而颤动——阴液亏损，肝阳化风。

舌绛紫而颤动——热极动风。

（5）吐弄舌：

1）舌象特征：

吐舌——舌伸于口外，不即回缩。

弄舌——舌反复吐而即回缩如蛇舐，或反复舐口唇四周，掉动不宁。

2）临床意义：吐舌和弄舌一般都属心脾有热，亦可见于先天愚型患儿。

此外：

病情危急见吐舌——心气已绝或疫毒攻心。

弄舌——热甚动风先兆。

（6）短缩舌：

1）舌象特征：舌体卷短、紧缩，不能伸长。

2）临床意义：寒凝、痰阻、血虚、津伤。

舌短缩，色淡或青紫而湿润——寒凝筋脉，舌脉挛缩；或气血虚衰，舌失充养，筋脉痿软。

舌短缩，色红绛而干——热病伤津。

舌短缩而胖，苔滑腻——脾虚不运，痰浊内蕴经气阻滞。

（七）望舌苔

1. 概述

（1）含义：舌苔是散布在舌质上面的一层苔垢。

（2）形成：

1）正常舌苔：胃气上薰，胃津上潮，凝聚于舌面而成。

2）病理舌苔：胃气夹有食浊邪气上升，停聚于舌面而成。

2. 望苔质

（1）薄、厚苔：

1）舌象特征：

薄苔——见底苔——透过舌苔能隐隐见到舌体。

厚苔——不见底苔——透过舌苔不能见到舌体。

2）临床意义：邪正的盛衰和邪气的深浅。

薄苔——胃有生发之气，疾病初起在表或内伤病病情较轻，病情轻浅。

厚苔——胃气夹湿浊邪气薰蒸或邪盛入里，或内有痰湿、食积。

舌中根部尤厚——胃肠内有宿食，或痰浊停滞，主病情在里，病情较重。

（2）润、燥苔

润燥主要反映体内津液盈亏和输布情况

类别	舌象特征	临床意义
润苔	舌苔干湿适中，不滑不燥。	正常人，风寒表证、湿证初起、食滞、瘀血。
滑苔	舌面水分过多，伸舌欲滴，扪之湿滑。	脾阳不振，寒湿内生，或痰饮恋肺。
燥苔	舌苔干燥，扪之无津，甚则舌苔干裂。	高热、汗泻、过服温燥药物，阳气为痰湿所阻。
糙苔	苔质粗糙，扪之碍手。	热盛伤津太甚，秽浊盘踞中焦。

（3）腻、腐苔：

1）舌象特征：

腻苔——苔质颗粒细腻致密，融合成片，如涂有油腻之状，中间厚边周薄，紧贴于舌面，揩之不去，刮之不易脱落。

腐苔——苔质较粗而根底松浮，如豆腐渣堆铺舌面，边中皆厚，揩之可去，或成片脱落，舌底光滑。

脓腐苔——若舌上黏厚一层，有如疮脓。

2）临床意义：主要测知阳气与湿浊的消长。皆主痰浊、食积。脓腐苔主内痈。

3）形成机制：

腻苔：多由湿浊内蕴、阳气被遏，湿浊痰饮停聚舌面所致。

苔薄腻或腻而不滞——食积或湿困，阻滞气机。

舌苔白腻而滑——痰浊、寒湿内阻，阳气被遏。

舌苔黄腻而厚——湿热、暑湿内蕴，腑气不畅。

舌苔厚腻如积粉——时邪夹湿，自里而发。

舌苔厚而黏腻——脾胃湿浊之邪上泛。

腐苔：邪热有余，蒸腾胃中秽浊之邪上泛，聚积于舌而成。久病胃气匮乏，不能续生新苔，已生之苔不能与胃气相通，渐离舌体，浮于舌面而成无根苔。

病中腐苔渐退，续生薄白新苔，为正气胜邪之象。

（4）剥落苔：

1）舌象特征：

含义：舌面本有舌苔，疾病过程中舌苔全部或部分剥落，剥落处舌面光滑无苔。

分类：前剥苔、中剥苔、根剥苔、花剥苔。

类剥苔——舌苔剥落处，舌面不光滑，仍有新生苔质颗粒或乳头可见。

地图舌——舌苔不规则地剥落，边缘突起，界限清楚，剥落部位时时转移。

镜面舌——舌苔全部剥脱，舌面光洁如镜。

2）临床意义：主胃气不足，胃阴枯竭或气血两虚，亦是全身虚弱的一种征象。

舌红苔剥——多为阴虚。

舌淡苔剥或类剥苔——多为血虚，或气血两虚。

镜面舌——镜面舌色红者，为胃阴干涸，胃无生发之气；舌色淡白如镜，毫无血色者，主营血大亏，阳气将脱，病危难治。

舌苔部分剥落，未剥落处仍有腻苔或滑苔——正气已虚、湿浊之邪末化，病情较为复杂。

（5）偏、全苔：

1）舌象特征：

全苔——舌苔遍布于舌面。

偏苔——舌苔仅布于舌体之某一局部。

2）临床意义：

病中见全苔——邪气散漫，湿痰阻滞。

舌苔偏于某处——舌所分候的脏腑有邪气停聚。

舌苔仅见于舌中——痰饮、食浊停滞中焦。

舌苔偏于左或右——肝胆湿热之类疾患。

（6）真、假苔：

1）舌象特征：

有根苔（真苔）——舌苔紧贴于舌面，刮之难去，刮后仍留有苔迹，不露舌质，舌苔象从舌体上长出。

无根苔（假苔）——舌苔不紧贴舌面，不像舌所自生而似涂于舌面，苔易刮脱，刮后无垢而舌质光洁。

2）临床意义：辨别疾病轻重、预后有重要意义。

有根苔：病之初、中期，胃气壅实，病较深重，久病，胃气尚存。

无根苔：病之初、中期，邪浊渐聚，病情较轻，久病，胃气匮乏，不能上潮，病危重

3. 望苔色

（1）白苔：

1）舌象特征：舌面上所附舌苔呈现白色。

2）临床意义：主表证、寒证。

舌苔		意义
薄白	薄白而润	正常舌象。
		表证初起。
		里证病轻。
		阳虚内寒。
	薄白而干	风热表证。
	薄白而滑	外感寒湿，或脾阳不振，水湿内停。
厚白	白厚腻苔	湿浊内困，痰饮内停，食积。
	白厚腻干	湿浊中阻，津气不得宣化。
积粉苔		外感温热，秽浊湿邪，与热毒相结。
苔白燥裂		燥热伤津。

（2）黄苔：

1）舌象特征：

舌苔		特点
黄苔	淡黄苔（微黄苔）	薄白苔上出现均匀的浅黄色，多由薄白苔转化。
	深黄苔（正黄苔）	苔色黄而略深厚。
	焦黄苔（老黄苔）	正黄色中夹有灰褐色苔。

2）临床意义：黄苔主热证、里证。

薄黄苔——邪热未甚，风热表证/风寒化热入里。

黄腻苔——湿热蕴结、痰饮化热/食积热腐等证。

黄糙苔、黄瓣苔、焦黄苔——均主邪热伤津，燥结腑实。

黄滑苔——多为阳虚寒湿之体，痰饮聚久化热；或是气血亏虚者，感受湿热之邪。

（3）灰黑苔：

1）舌象特征：灰苔与黑苔同类，灰苔即浅黑苔。灰黑苔多由白苔或黄苔转化而成。苔质润燥是鉴别灰黑苦寒热属性的重要指征。

2）临床意义：主阴寒内盛，或里热炽盛等。

白腻灰黑苔——阳虚寒湿、痰饮内停。

黄腻灰黑苔——湿热内蕴，日久不化。

苔焦黑干燥，舌质干裂起刺——热极津枯之证。

霉酱苔——常由胃肠先有湿浊宿食，积久化热，熏蒸秽浊上泛舌面而成；也可见于湿热夹痰的病证。

（八）舌下络脉

1. 概念：是位于舌系带两侧纵行的大络脉。

2. 临床意义：

直行于舌系带两侧，小于舌下肉阜至舌尖的3/5，呈淡紫色。	正常舌络
舌下络脉细而短，色淡红，周围小络脉不明显，舌色和舌下黏膜色偏淡。	气血不足
舌下络脉粗胀。	血瘀征象
舌下络脉呈青紫、紫红、绛紫、紫黑色。	
舌下细小络脉呈暗红色或紫色网状。	
舌下络脉曲张如紫色珠状大小不等。	

（九）舌象分析要点及舌诊的临床意义

1. 舌象分析要点

（1）察舌之神气和胃气：

1）舌之神气：神气在舌象的表现主要在舌色和舌体运动方面。其中尤以舌色是否"红活"为辨别的要点。

舌有神气：舌色红活鲜明，舌质滋润，舌体活动自如——气血阴阳精神皆足，生机旺盛，虽病也是善候，预后较好。

舌无神气：舌色晦暗枯涩，活动不灵便——气血阴阳精神皆衰，生机已微，预后较差。

2）舌之胃气：胃气盛衰在舌象上主要表现为舌苔的生长情况。

有根苔——是有胃气的征象。

无根苔——提示胃气衰败，是无胃气的征象。

（2）舌质舌苔综合判断：

1）舌苔或舌质单方面异常：病情尚属单纯；治疗有所侧重

2）舌苔或舌质均出现异常，但变化一致

舌质红，舌苔黄而干燥——实热证。

舌质淡嫩，苔白润——虚寒证。

舌质红绛有裂纹，舌苔焦黄干燥——热极津伤。

青紫舌，白腻苔——气血瘀阻，痰瘀内阻。

3）舌苔或舌质均异常，但变化不一致，如：

淡白舌黄腻苔——脾胃虚寒而感受湿热之邪可见上述之舌象。为本虚标实，寒热夹杂的病变特征。

红绛舌白滑腻苔——外感热病，营分有热，但气分有湿；素体阴虚火旺，复感寒湿之邪或饮食积滞。

（3）舌象的动态分析：

1）外感病中：

舌苔由薄变厚——邪由表入里。

舌苔由白转黄——病邪化热。

舌色转红，舌苔干燥——邪热充斥，气营两燔。

舌苔剥落，舌质光红——热入营血，气阴俱伤。

2）内伤杂病中以中风病人为例：

如舌色由淡红转红，转暗红、红绛、紫暗，舌苔黄腻或焦黑，舌络怒张——风痰化热，瘀血阻滞。

舌色由暗红、紫暗转为淡红，舌苔渐化，多提示病情趋向稳定好转。

2. 舌诊的临床意义

（1）辨别病位浅深：

邪在卫分——舌苔薄白。

邪入气分——舌苔白厚而干或见黄苔，舌色红。

邪入营分——舌绛。

邪入血分——舌色深红、紫绛或紫暗，少苔或无苔。

（2）区别病邪性质：

苔薄白——外感风寒。

舌淡而苔白滑——寒湿为病。

（3）判断邪正盛衰：

气血充盛——舌体红润。

气血两虚——舌色淡白。

气滞血瘀——舌色青紫。

津液不足——舌干苔燥。

胃气旺盛——舌苔有根。

胃气衰败——舌苔无根或光剥无苔。

（4）分析病势进退：

舌苔由白转黄，由黄转焦黑色，苔质由润转燥——热邪加甚而津液被耗。

苔由厚变薄，由黄转白，由燥变润，为邪热渐退——津液复生，病情向好的趋势转变。

舌色淡红转红绛，甚至转为绛紫，或舌上起刺——邪热深入营血，有伤阴、血瘀之势。

舌色由淡红转为淡白、淡青紫，或舌胖嫩湿润——病情由表入里，由轻转重，病势在进展。

（5）推测病情预后：

舌荣有神——邪气未盛，正气未伤，预后较好。

舌质枯晦——正气亏损，胃气衰败，病情多凶险。

附：危重舌象的诊法

1. 猪腰舌——热病伤阴，胃气将绝。

2. 镜面舌——胃阴枯竭。

3. 砂皮舌——津液枯竭。

4. 干荔舌——热极津枯。

5. 火柿舌——内脏败坏。

6. 赭黑舌——肾阴将绝。

7. 瘦薄无苔舌——胃气将绝。

8. 囊缩舌——厥阴气绝。

9. 舌强语謇——中风痰瘀阻络。

10. 蓝舌而苔黑或白——病情危重。

五、望小儿食指络脉

(一) 概述

1. 含义

食指络脉——浮露于 3 岁以内小儿两手食指掌侧前缘部浅表脉络，亦即食指掌侧面表浅小静脉。

望小儿食指络脉——观察 3 岁以内小儿食指的形色变化以诊察病情的方法。

2. 源流

(1)《灵枢·经脉》已有诊察鱼际络脉察病。

(2) 唐·王超《水镜图诀》首倡望小儿指络诊病。

(3) 后世医家，多有发挥，广泛应用于临床。

(二) 望小儿食指络脉的原理及意义

1. 以望代切：因食指络脉与寸口脉均属手太阴肺经，故与诊寸口脉意义相同，反应病变。

2. 小儿特点：3 岁以内小儿由于诊脉时，脉部短小，啼哭躁动，气血先乱，诊脉不准；皮肤薄嫩，指络易见，情绪稳定，以望代切。

(三) 望小儿食指络脉的方法

家长抱儿向光，医生左手握指；右手推指，适力数次纹露；细看显露指络，明辨络脉三关。

(四) 正常小儿食指络脉

口诀：

隐隐风关内，淡红黄相兼，

单支粗细适，寒热长幼变。

1. 正常络脉特点

(1) 纹位：掌指横纹附近。

(2) 纹色：淡红或淡紫，兼夹黄色（皮肤和皮下脂肪）。

(3) 纹形：单支，不分岔，粗细与小儿形体相应。

2. 影响因素

(1) 皮肤较厚者，红黄相兼（皮下组织略黄，血色偏红）；皮肤较薄者，淡红略紫（静脉偏紫，血色偏红）。

（2）天热络脉增粗变长；天冷络脉变细缩短。

（3）年幼络脉显露变长；年长络脉不显变短。

（五）病理小儿食指络脉

口诀：

三关测轻重，浮沉分表里，

红紫辨寒热，淡滞定虚实。

1. 浮沉分表里（浅深纹位）

（1）食指络脉浮显：病邪在表——外感表证（气血趋向于表）。

（2）食指络脉沉隐：病邪在里——内伤里证（气血难达于表）。

2. 红紫辨寒热（纹色）

（1）纹色鲜红——表寒证。

（2）纹色紫红——里热证。

（3）指络青色——疼痛、惊风。

（4）指络紫黑——血络闭郁。

（5）指络淡白——脾虚、疳积。

说明：小儿食指络脉颜色变化与五色诊有所不同。故《四诊抉微》说："紫热红伤寒，青惊白主疳"。

3. 淡滞气虚实（纹形）

根据纹形的粗细直弯、单支分支，判断虚实轻重。

（1）食指络脉增粗——实证、热证。

（2）食指络脉变细——虚证、寒证。

（3）指络单枝直行——病情较轻。

（4）指络分枝弯曲——病情较重。

4. 三关测轻重（长短纹位）

（1）显于风关——邪气入络，邪浅病轻。

（2）过风至气——邪气入经，病情较重。

（3）过气达命——邪入脏腑，邪陷病重。

（4）透关射甲——病情凶险，预后不良。

六、望排出物

（一）概述

1. 含义：观察病人的分泌物、排泄物和某些排出体外的病理产物的形色质量以诊察疾病的方法。

（1）分泌物——官窍分泌的液体，如泪、涕、唾、涎。

（2）排泄物——排出的代谢废物，如大小便，月经。

（3）病理产物——病变产生的物质，痰液，呕吐物。

2. 一般规律

色白、清稀——虚证、寒证。

色黄、稠浊——实证、热证。

（二）望痰

痰——由肺和气道排出的黏液（病理产物）。

1. 痰白清稀——寒痰（寒邪阻肺，津凝为痰/脾阳不足，湿聚为痰）。

2. 痰黄而稠——热痰（邪热犯肺，煎熬为痰）。

3. 痰黏难咯——燥痰（燥伤肺津/阴虚津亏，肺失清肃）。

4. 痰白量多——湿痰（脾失健运，湿聚为痰）。

5. 痰中带血——咯血（肺阴虚/肝火犯肺，虚火灼络）。

6. 脓血腥痰——肺痈（热毒壅肺，肉腐成脓）。

（三）望涕

涕——鼻腔分泌的黏液，为肺之液。

1. 鼻流清涕——外感风寒。

2. 鼻流浊涕——外感风热。

3. 鼻清量多，喷嚏频作：鼻鼽——风寒束肺。

4. 久流浊涕，量多腥臭：鼻渊——湿热蕴阻。

（四）望涎唾

1. 望涎

涎——口腔中产生的清稀黏液（正常分泌物）。

（1）清涎量多——脾胃虚寒（气不化津）。

（2）口吐黏涎——脾胃湿热（湿浊上泛）。

（3）小儿流涎，涎渍颐下——滞颐（脾虚失摄/胃热虫积）。

（4）睡中流涎——胃中有热/宿食内停。

2. 望唾

唾——口腔吐出的稠滞泡沫状的黏液。

（1）时吐唾沫，畏寒脘冷——肾阳亏虚，胃中虚寒。

（2）时时多唾，脘腹痞胀——胃有宿食/湿邪滞胃。

（五）望呕吐物

呕吐物——由胃中反出，从口鼻而出之物。

呕吐机制：外感内伤，胃失和降，胃气上逆所致。

1. 呕物清稀，无酸臭味——寒呕（胃寒饮停，胃失和降）。

2. 呕物秽浊，有酸臭味——热呕（邪热犯胃，胃失和降）。

3. 呕物酸腐，不消化物——伤食（暴食伤脾，胃失和降）。

4. 呕吐清水痰涎——痰饮（饮停胃中，胃失和降）。

5. 呕物黄绿苦水——肝郁犯胃/肝胆郁热，胆汁上泛。

6. 吐血鲜红或紫暗有块——胃热/胃瘀/肝火犯胃。

第二章 闻诊

一、概述

1. 概念

闻诊是通过听声音和嗅气味以诊断病情的方法。

中医闻诊包括"听声音""嗅气味"两方面。

2. 简史

1)《黄帝内经》提出五音、五声应五脏理论；以声音、语言、呼吸来诊察疾病。

2)《伤寒杂病论》以病人声音、语言作为辨证论治的依据。

3）后世医家将嗅气味内容列入闻诊范畴。

3. 原理

各种声音、气味都是脏腑生理、病理活动中所产生的，"从外测内"，故听声音和嗅气味能诊察病情。

4. 注意

问诊不能代替闻诊。

（1）问诊有时并未直接接触病人之声或气味。

（2）有时病人叙述不清，如喘、哮的区别。

（3）辨证要求精细诊察。

如咳吐脓痰：

咳吐黄痰 $\begin{cases} 黏稠——肺咳（风热犯肺） \\ 臭秽——肺痈（痰热壅肺） \end{cases}$

二、听声音

（一）概述

1. 含义

即通过听辨病人各种声音的高低、强弱、清浊、缓急变化，判断疾病的寒热、虚实、阴阳性质，以诊察疾病的方法，称听声音。

2. 原理

气动则有声，声异脏器疾。

  肺主气　→　喉主声　→　　声音
（发声动力）　　（喉为声路）　　　↑

　　　↑　　↖　　　↑　　　会厌口腔

肾主纳气　←　心神支配　←　唇齿舌鼻
（声音之根）　（言为心声）　（调节声机）

3. 内容

发音、语言、呼吸、咳嗽、呕吐、呃逆、嗳气、太息、喷嚏、呵欠、肠鸣11类病变声音。

（二）正常声音

1. 特点

（1）发声自然，声调和畅，柔和圆润（声音正常）。

（2）语言流畅，应答自如，言与意符（语言正常）。

2. 意义

宗气充沛，气机调畅。

3. 变异

（1）性别：男性——声低而浊；女性——声高而清。

（2）年龄：儿童——尖利清脆；老人——浑厚低沉。

（3）体质：清·吴谦《医宗金鉴·四诊心法要诀》"喉有宽隘、舌有锐钝、会厌有厚薄、唇有厚薄、牙齿有疏密"。

（4）情志：喜——欢悦；怒——急厉；悲——断续；乐——舒畅；敬——严肃；爱——温柔。

"言为心声"，因一时情感触发的语声，一般与疾病无关，属正常声音。

（三）病变声音

1. 发声

一般规律：

语声高亢有力，声音连续——阳证、实证、热证。

语声低微细弱，声音断续——阴证、虚证、寒证。

（1）语声重浊：

1）语声重浊（声重）——外感风寒/湿浊阻滞。

2）语声轻清（声轻）——肺气亏虚/气血两伤。

（2）音哑和失音：

1）含义：

哑——语声嘶哑（音哑）。

喑——语而无声（失音）。

与"失语"区别：失语系神昏不能言语（如中风）。

2）辨析：

新病喑哑（金实不鸣）——实证（外邪乘肺，邪闭清窍）。

久病喑哑（金破不鸣）——虚证（肺肾阴亏，清窍失养）。

孕妇失音（子喑）——胞胎阻脉，精不上承。

（3）惊呼：

1）含义：病人病中惊叫，表情惊恐，称为惊呼。

2）辨析：

小儿惊呼——惊风。

成人惊呼——剧痛/精神失常。

2. 语言

一般规律：沉默寡言，语声低微——虚证、寒证。

烦躁多言，语声高亢——实证、热证。

言为心声，故语言异常主要是心神的病变。

（1）谵语：神昏声高，言语错乱——热扰心神。

（2）郑声：神昏声低，语言重复——心神散乱。

（3）独语：自言自语，见人语止——心气不足，神失所养/气郁痰结，阻蔽心神。

（4）狂言：精神错乱，狂躁妄言——痰火互结，内扰心神。

（5）错语：语言错乱，说后自知——心神失养/痰瘀阻窍。

（6）语謇：神志清楚，语言謇塞——风痰阻络（中风或先兆）。

3. 呼吸

一般规律：呼吸气粗，痰出疾入——热证、实证。

呼吸气微，徐出徐入——寒证，虚证。

（1）喘——即气喘，指呼吸困难，短促急迫症状。

1）实喘：胸满气粗，声高息涌——邪气阻肺，肺失肃降。

2）虚喘：气怯声低，呼长息短——肺肾气虚，气失摄纳。

（2）哮——即哮鸣，呼吸急促，喉中哮鸣的症状。

1）寒哮：遇寒则哮，咯痰清稀——寒湿犯肺，肺气上逆。

2）热哮：受热易发，痰浊黄稠——痰热壅肺，肺失宣肃。

喘与哮的区别：

1）喘——气息急迫，呼吸困难。喘不兼哮。

2）哮——呼吸困难，喉间哮鸣。哮必兼喘。

（3）短气——呼吸短促，数而不续，气不足息之状。

与喘、哮的区别：似喘而不抬肩，气急而无痰声。

1）气不足息，声低息微，形瘦神疲——虚证（元气大虚）。

2）呼吸粗短，胸部窒息，胸腹胀满——实证（实邪阻滞）。

（4）少气——呼吸微弱，气少声低，言语无力之症状——虚劳。

少气与短气的区别：

1）少气——气少不足息，声低不足听（自然平静）。

2）短气——呼吸急短促，气不相接续（息促勉强）。

（5）鼻鼾：

1）含义：熟睡或昏迷时由喉鼻所发之声，称鼻鼾或鼾声。

2）辨析：

熟睡鼾声，无其他症——鼻病/睡姿不当。

神昏鼾声，手撒尿遗——高热神昏/中风入脏。

4. 咳嗽

（1）含义：肺失肃降，肺气上逆，冲击喉间而发出的一种声音。

有声无痰——咳；有痰无声——嗽；有痰有声——咳嗽。

（2）一般规律：

咳声重浊紧闷——实证（寒痰湿浊停肺，肺失肃降）。

咳声轻清低微——虚证（久病肺气亏虚，失于宣降）。

（3）临床辨析：

1）咳声重浊，鼻塞不通——寒咳（风寒袭肺，肺失宣降）。

2）咳声不扬，痰稠而黄——热咳（热邪犯肺，肺失清肃）。

3）咳声重浊，痰多易咯——湿咳（痰湿阻肺，肺气不宣）。

4）干咳少痰，痰黏难咯——燥咳（燥邪犯肺/阴虚肺燥）。

5）咳急连声，咳后鸡鸣——顿咳（百日咳）（风痰搏结）。

6）咳如犬吠，语声嘶哑——吠咳（疫毒百喉）。

5. 呕吐

（1）含义：食物、痰涎由胃中上涌，自口鼻吐出之症状。

有物无声——吐。

有声无物——干呕。

有物有声——呕吐。

（2）一般规律：

1）吐势徐缓，声音微弱，吐物清稀——虚寒证（脾阳虚）。

2）吐热较猛，声音壮厉，吐物黄黏——实热证（胃热证）。

（3）临床辨析：

1）喷射状呕——热扰神明/颅内压增高（外伤/肿瘤）。

2）呕吐酸腐——食滞胃脘。

3）餐后吐泻——食物中毒。

4）朝食暮吐——胃反（脾阳虚）。

5）饮后则吐——水逆证。

6. 呃逆

（1）含义：是胃气上逆，从咽喉发出一种不由自主的冲声，声短而频，呃呃作响的症状。

（2）一般规律：

1）呃声高亢，响亮有力——实证、热证。

2）呃声低沉，声弱无力——虚证、寒证。

（3）临床辨析：

新病呃逆，其声有力——邪客于胃（胃气上逆）。

久病呃逆，气怯无力——胃气衰败（胃癌、食管癌）。

突发呃逆，无其他症——食后感寒/咽食勿促。

7. 嗳气

(1) 含义：是胃中气体上出咽喉所发之声，其声长而缓的症状。

(2) 一般规律：

1) 嗳气频作，精神亢奋——实证、热证。

2) 嗳气声缓，精神疲惫——虚证、寒证。

(3) 临床辨析：

1) 嗳腐吞酸，脘腹胀满——宿食停滞。

2) 嗳声响亮，情志有关——肝气犯胃。

3) 嗳气频作，脘腹冷痛——寒邪客胃。

4) 嗳无酸腐，纳少神疲——脾胃虚弱。

5) 饮食之后，偶发嗳气——进食匆促，不作病态。

8. 太息

(1) 含义：又称叹息，即长吁短叹之声（作深呼吸）。

(2) 辨析：情志不遂，肝气郁结（太息以宽所塞之气）。

9. 喷嚏

(1) 含义：鼻腔受刺激后肺气上冲于鼻发出之声响，称喷嚏。

(2) 辨析：

1) 新病喷嚏，恶寒流涕——外感风寒（刺激鼻道）。

2) 久病阳虚，突现喷嚏——病愈趋势（阳气回复）。

10. 肠鸣

(1) 含义：腹中肠间漉漉有声之症状。

一般肠鸣因正常肠蠕动而作，但难以闻及，或需借助听诊器闻及。4~5次/min。

(2) 临床辨析：

1) 肠鸣音增多：超过 10 次/min。

胃脘鸣响，振动有声——饮留于胃。

饥肠漉漉，温食则减——胃肠虚寒。

肠鸣如雷，腹满泄泻——邪滞胃肠（气机紊乱）。

2) 肠鸣音减少：超过 1 次/3~5min。

肠鸣稀少，高热便秘——实热蕴肠。

肠鸣消失，腹满胀痛——胃肠气滞。

肠鸣微响，神疲乏力——脾肺气虚（传导减弱）。

三、嗅气味

（一）概述

1. 含义

嗅辨病人身上或排出物所散发的气味，以了解病情的诊察方法。

2. 内容

病室、病体气味，病体气味包括口气、汗气、痰涕之气，二便之气，经带恶露之气，呕吐物之气等异常气味。

3. 原理

正常人脏腑健运，气血流畅，通常无特殊气味。一旦脏腑、气血、津液病变，则因此产生相应的气味变化。故嗅闻气味，则可推理病变部位和性质。

（二）病体气味

1. 口气

（1）口气臭秽——口腔不洁/龋齿/消化不良/胃热/便秘。

（2）口气酸臭，纳差脘胀——胃肠积滞。

（3）口气臭秽——胃热。

（4）口气腐臭，咳吐脓血——内有脓疡（肺脓疡，胃溃疡）。

（5）口气臭秽，牙龈腐烂——牙疳（牙龈红肿疼痛腐烂）。

2. 汗气

（1）汗出腥膻——湿热久蕴，津液蒸变。

（2）汗出腥臭——瘟疫/暑毒炽盛。

（3）腋汗燥臭——湿热内蕴（狐臭病）。

3. 痰涕之气

（1）清稀无异味——寒证。

（2）黄稠味腥——肺热壅盛。

（3）脓痰腥臭——肺痈（热毒炽盛）。

（4）浊涕腥臭——鼻渊（鼻窦炎）。

（5）稀痰无臭——外感风寒。

4. 呕吐物之气

（1）呕物清稀无臭——胃寒证。

（2）呕物酸臭秽浊——胃热证。

（3）呕物气味酸腐——食积证。

（4）呕吐脓血腥臭——内有痈疡。

5. 排泄物之气

（1）二便：

1）大便酸臭——热郁肠道。

2）大便溏腥——脾胃虚寒。

3）便泄臭秽——宿食停滞。

4）尿黄臊臭——膀胱湿热。

5）尿呈烂苹果香——消渴病。

（2）妇女经带：

1）月经臭秽——热证。

2）带下黄臭——湿热。

3）月经气腥——寒证。

4）带下清稀——寒湿。

5）带下/崩漏奇臭——危重病证（癌症）。

（三）病室气味

1. 臭气盈房——瘟疫病。

2. 室有血腥——失血重证。

3. 室有腐气——溃腐疮疡。

4. 室有尸臭——脏腑衰败。

5. 室有尿臊——水肿晚期。

6. 室有烂苹果气（酮体）——消渴病重症。

7. 室有蒜臭味——有机磷农药中毒。

第三章　问诊

一、概述

1. 含义

问诊——医生通过对病人或陪诊者进行有目的地询问，以了解病情的方法。

2. 简史

(1)《黄帝内经》已有问诊记载，而明确问诊列于四诊，始见于《难经》。

(2) 明·张景岳《十问篇》使问诊更系统、条理。

(3) 清·喻嘉言《寓意草》所拟病案格式，使问诊内容更趋规范。

(4) 国家中医药管理局《中医病案规范（试行)》，严格规范了问诊的内容，意义重大。

二、问诊的意义及方法

（一）问诊的意义

1. 获取的病情资料比较全面。

2. 有利于疾病的及时诊断。

3. 有助于医患之间的交流。

（二）问诊的方法和注意事项

1. 问诊的方法

(1) 抓住主症，全面询问。

(2) 边问边辨，问辨结合。

2. 问诊的注意事项

(1) 环境——安静适宜。

（2）态度——和蔼认真。

（3）语言——通俗易懂。

（3）问题——避免诱导或暗示。

（5）技巧——分清主次缓急。

三、问诊的内容

（一）一般情况

1. 姓名

2. 性别

3. 年龄

4. 婚姻

5. 职业

6. 民族

7. 籍贯

8. 工作单位

9. 家庭住址

10. 联系电话

（二）主诉

1. 含义

主诉——病人就诊时最感痛苦的症状或体征及其持续时间。如：

恶寒、发热、身痛2天。

反复发作咳嗽、吐痰2个月，加重2天。

2. 要求

（1）抓准主诉。

①主症是什么？

②是单一主诉，还是复合主诉？

（2）突出主诉的"四要素"。即主症的部位、性质、程度、时间。如：上腹部 阵发性 绞痛1天半。

（3）文字精炼，不写病程，不用病名。

1）主诉就是一句话（一般少于20字）。文字要简洁、精炼，使人一看便明其意。

2）不写病程，即不必描写诊断、治疗的过程。

3）主诉中不能使用任何病证名称（即诊断术语）。

3. 意义

（1）是疾病的主要矛盾所在。

（2）初步估计疾病的范畴、类别、病势。

（3）是进一步调查、处理疾病的线索。

（三）现病史

1. 含义

主诉所叙述的疾病从起病到就此次就诊时发生、发展、演变及诊治的全过程。

2. 内容

（1）起病情况。

（2）病变过程。

（3）诊治经过。

（4）现在症。

3. 意义

有助于辨别疾病原因、部位、性质，了解邪正斗争及病变发展趋势，为当前诊治提供参考依据。

（四）既往史

1. 含义

病人平时健康状况及患病情况（除主诉所叙疾病以外的疾病）。

2. 内容

（1）平素的健康状况

1）素体健壮——病多实证。

2）素体衰弱——病多虚证。

3）素体阴虚——易感温燥。

4）素体阳虚——多为寒证。

（2）既往患病情况（与现病的关系）：①传染病史；②预防接种史；③过敏史；④外伤手术史；⑤小儿易患疾病；⑥其他病史。

3. 意义

根据平素健康状况和既往某些疾病，分析对现患疾病的影响。

（五）个人生活史（个人史）

1. 含义

病人日常生活、工作等方面的有关情况。

2. 内容

（1）生活经历：包括出生地、居住地和经历地，判断这些地方与现病有何联系，对本病有何影响。尤其是某些地方病、传染病的流行区域。

（2）饮食起居：

1）饮食嗜好：肥甘、辛辣，烟、酒、茶、药。

2）生活起居：劳动、休息、生活规律。

（3）精神情志：性格特征及当前的精神状态。

性格内向——精神抑郁。

性格急躁——肝火上炎。

（4）婚育状况：婚否、婚龄、产育情况，配偶状况。

（六）家族史

1. 含义

病人直系家族及长期相处者的健康和患病情况。如父母兄弟姐妹。

2. 内容

（1）目前状况如何？

（2）有无传染病、遗传病？对病人影响如何？

3. 意义

判断病人所患疾病是否与传染病、遗传病有关系，为现病诊断提供参考依据。

四、问现在症

（一）概述

1. 含义

询问病人就诊时所感受到的痛苦或不适，以及与病情相关的全身情况。

2. 意义

分析了解就诊时疾病的主要矛盾及其性质，为辨证提供重要依据。

3. 方法

（1）抓住主诉，问深问透。

（2）继问主症伴随症状。

（3）再问全身其他情况。

1）根据医学知识、临床经验和已有材料而定。

2）从临床辨证、诊病的角度询问。

4. 内容

"十问歌"，作为问现在症的基本内容

一问寒热二问汗，三问头身四问便，

五问饮食六胸腹，七聋八渴俱当辨，

九问旧病十问因，再兼服药参机变，

妇女尤必问经期，迟速闭崩皆可见，

再添片语告儿科，天花麻疹全占验。

（二）问寒热

1. 含义

（1）寒：怕冷，是病人的主观感觉，其体温不一定低于正常。

1）恶寒——无风自冷，得温不解（外邪袭表，卫阳被遏，肌表失煦）。

2）恶风——遇风觉冷，避之可缓（外感风邪，腠理疏松，卫表失固）。

3）寒战——严重恶寒，伴有战栗（病邪入里，邪正剧争，卫气闭郁）。

4）畏寒——自觉怕冷，体温偏低得温可缓（阳气内虚，机体失煦）。

（2）热：发热，一般体温高于正常，亦可能体温正常，仅自觉全身或局部发热。

2. 机制

决定于病邪性质和机体阴阳盛衰两方面变化。

（1）病邪的性质：寒为阴邪，其性清冷；热为阳邪，其性炎热。

（2）机体的阴阳：阳盛则热，阴虚内热；阴盛则寒，阳虚内寒。

3. 意义

（1）辨别病邪的寒热属性。

（2）分析机体的阴阳盛衰。

4. 内容

内容包括：①有无；②关系（单独，相兼）；③轻重；④时间；⑤持续；⑥兼症。

5. 恶寒发热

（1）含义：恶寒与发热同时并见。

(2) 意义：外感表证初期。

(3) 分类：

1) 恶寒重，发热轻——风寒表证（寒性凝滞，卫阳闭郁）。

2) 发热重，恶寒轻——风热表证（风热阳邪，阳盛发热）。

3) 发热轻，而恶风——伤风表证（风性开泄，卫郁不甚）。

6. 但寒不热

(1) 含义：只感怕冷，而无发热的现象。

(2) 意义：外寒伤阳/阳虚生寒——寒证。

(3) 分类：

1) 新病恶寒，肢厥腹痛——里实寒证（寒中脏腑）。

2) 久病畏寒，得温可缓——里虚寒证（阳虚生寒）。

7. 但热不寒

(1) 含义：只感发热，而无怕冷的现象。

(2) 分类：

1) 壮热：热势壮盛，持续不退——里实热证。

2) 潮热：按时发热/按时热甚，如潮汐之有定时的症状。

日晡潮热：热势较高，日晡更甚——胃肠燥热（阳明腑实）。

阴虚潮热：午夜低热，内向外透——阴虚内热证。

湿温潮热：午后身热，身热不扬——湿热证

3) 微热：长期低热/仅自觉热（体温<38 ℃）。

气虚发热：长期低热，烦劳则甚。

阴虚发热：午夜低热，五心烦热。

气郁发热：时有低热，胸闷躁郁。

小儿夏季热：长期发热，兼有烦渴、多尿、无汗等症。

8. 寒热往来

(1) 含义：恶寒与发热交替发作。

(2) 分类：

1) 寒热往来，发无定时——少阳病。

2) 寒战高热，交替而作——疟疾病。

（三）问汗

1. 汗液的生成与调节

"阳加于阴谓之汗"。（《素问·阴阳别论》）。

名师悟道——袁肇凯中医诊断教学要点与疑难解析

汗的生成、调节与阳气、阴液、汗孔三要素有关。

2. 汗的生理病理

（1）生理：

阳气充足，津液充沛，腠理固密——无汗。

衣被过厚，体劳过甚，阳盛化津——有汗。

过食辛辣，精神紧张，开启汗孔——有汗。

（2）病理：

阳气亢盛，迫津外泄——多汗。

阳气不足，卫表不固——多汗。

阳气不足，蒸化无力——无汗。

阴液亏虚，汗无化源——无汗。

腠理固密，汗孔闭塞——无汗。

腠理疏松，汗孔开启——多汗。

3. 有汗无汗

（1）无汗：

1）表证无汗——外感风寒。

2）里证无汗——阳气亏虚/津血亏虚。

（2）有汗：

1）表证有汗——外感风邪/外感风热。

2）里证有汗——里实热证/阳气亏虚/阴虚内热。

4. 特殊汗出

（1）自汗：经常汗出，动则更甚——气虚、阳虚。

（2）盗汗：睡则汗出，醒则汗止——阴虚内热证。

（3）绝汗：病危之时，大汗不止。

1）亡阴之汗：汗出如油，热而黏手。

2）亡阳之汗：大汗淋漓，汗稀而凉。

（4）战汗：病势沉重，先见战栗，而后汗出——病情变化的转折点。

1）汗出热退，脉静身凉——邪去正复。

2）汗后烦躁，身热脉疾——邪胜正衰。

（5）黄汗：汗出沾衣，色如黄柏汁——风湿热邪交争。

5. 局部汗出

（1）头汗——上焦热盛/中焦湿热/虚阳上越/过食辛热。

（2）手足心汗——阴经郁热/阳明热盛/中焦湿热。

（3）心胸汗——心脾两虚/心肾不交。

（4）半身汗出——偏瘫、截瘫、痿病。

（四）问疼痛

1. 机制

（1）不通则痛：因实邪阻滞，气血不畅，经气不利所致之疼痛。不通则痛临床多见于实证。

（2）不荣则痛：由于精气亏虚，脏腑失养，组织失荣所致之疼痛。不荣则痛临床多见于虚证。

2. 鉴别

实证：痛势较剧，持续疼痛，痛而拒按，新病疼痛——不通则痛。

虚证：痛势较缓，时痛时止，痛而喜按，久病疼痛——不荣则痛。

3. 问疼痛的性质

疼痛的性质归纳表

性质	特点	意义
胀痛	疼痛且胀	气滞；阳亢/肝火。
刺痛	痛如针刺	血瘀。
窜痛	痛处不定	风证、气滞证。
游走痛	游走不定	痹病，风邪偏胜。
固定痛	痛处固定	寒湿痹、血瘀证。
冷痛	痛有冷感	实寒证、虚寒证。
灼痛	痛有灼感	实热证、虚热证。
绞痛	痛如绞割	实邪阻闭。
隐痛	痛而不休	气血亏虚，虚寒证。
重痛	痛且沉重	湿证/肝阳上亢。
酸痛	痛感疲软	肾虚/湿滞气血。
掣痛	痛时掣引	寒证/肝病。
空痛	痛感空虚	气血亏虚。

4. 疼痛的部位

（1）头痛：

1）头痛经络定位：

头痛连项——足太阳膀胱经。

两侧头痛——足少阳胆经。

前额头痛——足阳明胃经。

巅顶头痛——足厥阴肝经。

2）头痛原因辨析：

六淫，痰瘀，郁火，阳亢，癥积，虫积——邪滞脑窍。

脏腑组织，气血亏虚，阴精不足——脑失所养。

（2）胸痛：

1）虚里憋闷，痛如针刺——胸痹。

2）胸痛剧烈，面青肢厥——真心痛。

3）胸痛颧赤，潮热盗汗——肺痨。

4）胸痛喘促，痰黄而稠——肺热病。

5）胸痛咳唾，脓痰腥臭——肺痈。

6）胸肋引痛，皮色不变——胁肋痛。

（3）胁痛：

1）胁胀痛，太息易怒——肝郁气滞。

2）胁胀痛，身目发黄——肝胆湿热。

3）胁灼痛，面红目赤——肝胆火盛。

4）胁掣痛，肋满咳唾——饮停胸胁。

（4）脘痛：

1）病因辨析：

寒热，气滞，血瘀，食积——胃失和降（实证）。

胃阴不足，胃阳气虚——胃失所养（虚证）。

2）病性鉴别：

食后痛剧，痛处拒按——实证。

食后痛减，痛处喜按——虚证。

3）病势分析：

胃痛暴作，反跳压痛——胃脘穿孔。

胃痛不休，日渐消瘦——胃癌重证。

（5）腹痛：

1）病性辨析：

外邪，气滞，血瘀，石虫食积——不通则痛。

脏腑气虚，血虚，阴虚，阳虚——不荣则痛。

2）痛势辨析：

持续胀痛，呕吐便秘——肠痹，肠结。

全腹压痛，有反跳痛——脏器穿孔。

侧下绞痛，放射外阴——肾系结石。

小腹少腹，经期腹痛——妇女痛经。

（6）背痛：

脊痛难动——内伤督脉。

背痛连项——风寒侵袭。

肩背胀痛——寒湿入侵。

（7）腰痛：

酸软作痛——肾虚腰痛。

冷痛沉重——寒湿痹病。

刺痛难转——瘀血阻络。

放射少腹——结石阻滞。

腰痛连腹——带脉损伤。

（8）四肢痛：

游走疼痛——风寒湿痹。

红肿热痛——风湿热痹。

痿软酸痛——脾虚精亏。

足跟酸痛——年老肾虚。

（9）周身疼痛：

新病身痛，项强脉浮——外感风寒、风湿。

久病卧床，周身疼痛——营卫气血不畅。

（五）问头身胸腹不适

1. 头晕

（1）头晕而胀，烦躁易怒——肝火上炎。

（2）头晕面白，神疲体倦——气血亏虚。

（3）头晕而重，胸闷呕恶——痰湿内阻。

（4）头晕耳鸣，腰酸膝软——肾虚精亏。

（5）头晕刺痛，外伤病史——瘀血阻络。

名师悟道——袁肇凯中医诊断教学要点与疑难解析

2. 胸闷

(1) 胸闷气短——心阳气虚。

(2) 胸闷痰多——痰饮停肺。

(3) 胸闷壮热——痰热壅肺。

(4) 胸闷寒喘——寒邪客肺。

(5) 胸闷少气——肺肾气虚。

3. 心悸

(1) 含义：

1) 惊悸：因惊而悸，或心悸易惊，恐惧不安者。

2) 怔忡：心跳剧烈，或上至心胸，下至脐腹者。

(2) 病因：

1) 心悸，气短，乏力，自汗——心阳气虚，鼓动乏力。

2) 心悸，面白唇淡，头晕气短——气血两虚，心神失养。

3) 心悸，颧红、盗汗——心阴血虚，心神失养。

4) 心悸，胸闷不适，痰多胆郁痰扰，心神不宁。

5) 心悸，短气，胸痛不移——脾肾阳虚，水气凌心。

6) 心悸，短气喘息，胸痛不移——心脉痹阻，血行不畅。

4. 胁胀

(1) 胁胀，太息易怒——肝气郁结。

(2) 胁胀，口苦苔腻——肝胆湿热。

(3) 胁胀，咳唾引痛——饮停胸胁。

5. 脘痞

(1) 脘痞，肌不欲食——胃阴亏虚。

(2) 脘痞，食少便溏——脾胃虚弱。

(3) 脘痞，嗳腐吞酸——食积胃脘。

(4) 脘痞，纳呆呕恶——湿邪困脾。

(5) 脘痞，有振水声——饮停于胃。

6. 腹胀

(1) 腹胀喜按——虚证（脾胃虚弱）。

(2) 腹胀拒按——实证（食积胃肠）。

7. 身重

(1) 身重，脘闷苔腻——湿困脾阳。

（2）身重，尿少浮肿——水泛肌肤。

（3）身重，嗜卧疲乏——脾气亏虚。

（4）身重，热病后期——气阴两伤。

8. 身痒

风邪袭表、血虚风燥、湿热浸淫。

9. 麻木

（1）麻木，面白神疲——气血亏虚。

（2）麻木，头晕目眩——肝风内动。

（3）麻木，口歪偏瘫——痰瘀阻络。

10. 拘挛

挛急不舒，屈伸不利——寒邪凝滞或气血亏虚。

11. 乏力

（1）乏力，面白神疲——气血亏虚。

（2）乏力，形寒肢冷——阳气虚衰。

（3）乏力，身重困倦——脾虚湿困。

（六）问耳目

1. 问耳

（1）耳鸣：

1）突发声大，按之尤甚——实证（肝胆火盛；肝阳上亢；痰火壅结；气血瘀阻；风邪上袭；药毒损伤）。

2）渐发声小，按之减轻——虚证（肾精亏虚；脾气亏虚；肝阴亏虚；肝血不足）。

（2）耳聋：

1）暴发耳聋——实证（痰浊蒙窍；风袭耳窍）。

2）渐致重听——虚证（肝肾亏虚，精不上荣）。

（3）重听：

1）骤发重听——实证（肝胆火盛/邪壅上焦）。

2）渐致重听——虚证（肾精虚衰，耳窍失荣）。

2. 问目

（1）目痛：

1）目痛剧烈，面红目赤——肝火上炎。

2）目赤肿痛，羞明眵多——风热上扰。

3）目微赤痛，时止干涩——阴虚火旺。

（2）目痒：

1）痒甚灼热，畏光流泪——实证（肝经风火上扰）。

2）微痒势缓，揉拭则止——虚证（肝血亏虚失养目涩）。

肝阴亏虚/肝肾亏虚——目涩。

（3）目眩：

1）目眩，面赤，头胀，头痛——实证（肝阳上亢；肝火上炎；肝阳化风；痰湿蒙窍）。

2）目眩，神疲，气短，头晕——虚证（中气下陷；肝肾精亏）。

（4）目昏，雀盲，歧视——肝肾亏虚，精血不足。

（七）问睡眠

1. 失眠

（1）虚证：

1）睡后易醒，不得再睡——营血亏虚。

2）不易入睡，彻夜不眠——阴虚火旺。

3）睡不安宁，心悸神疲——心胆气虚。

（2）实证：

1）时易惊醒，不易安卧——痰热扰神。

2）夜卧不安，脘胀嗳腐——食滞内停。

2. 嗜睡

（1）嗜睡：

1）嗜睡困倦，胸闷脘痞——痰湿困脾。

2）餐后嗜睡，神疲纳呆——脾气虚弱。

3）大病之后，神疲嗜睡——正气未复。

4）精神疲惫，似睡非睡——心肾阳衰。

（2）昏睡：

1）高热神昏，昏睡不醒——热入心包。

2）中风昏睡，鼾声痰鸣——痰瘀蒙神。

（八）问饮食口味

1. 口渴与饮水

（1）口不渴——津液未伤（寒证，湿证）。

（2）口渴多饮：

1）口干欲饮，饮水则舒——津液已伤（热证，燥证）。

2）口干微渴，发热咽痛——伤津较轻（温病初期）。

3）大渴饮冷，面赤汗出——津液大伤（阳明热盛）。

4）口渴夜甚，盗汗烦热——阴虚津亏（肺痨，瘿瘤）。

5）口渴多饮，尿多消瘦——水不化津（消渴，夏季热）。

（3）渴不多饮：

1）渴不多饮，烦闷苔腻——湿热证（气化障碍）。

2）渴不多饮，身热夜甚——营分证（热蒸营阴）。

3）渴喜热饮，饮水不多——痰饮内停（津不上承）。

4）口干欲饮，漱而不咽——瘀血内阻（津失输布）。

2. 问食欲与食量

（1）食欲减退：

1）久病食欲减退，面萎神疲——脾胃虚弱。

2）食少纳呆，身困脘闷——湿邪困脾/食滞胃脘。

3）不欲饮食，兼有寒热往来，胸胁苦满——邪入少阳，影响脾胃。

（2）厌食：

1）厌恶食物，嗳腐脘胀——食积胃腑。

2）厌食油腻，脘腹胀满——脾胃湿热。

3）厌食油腻，胁肋胀痛——肝胆湿热。

4）孕妇厌食——冲气上逆/妊娠恶阻。

（3）消谷善饥：

1）多食易饥，口臭龈肿——胃火炽盛。

2）消谷善饥，多饮消瘦——消渴。

3）多食易饥，大便溏泻——胃强脾弱。

（4）饥不欲食：

1）饥不欲食，干呕脘痞——胃阴虚证。

2）饥不欲食，大便蛔虫——蛔虫内扰。

（5）胃脘嘈杂：

似饥非饥，似痛非痛——肝火横逆，克伐胃腑。

（6）饮食偏嗜：

1）嗜食生米、泥土——虫积肠道。

名师悟道——袁肇凯中医诊断教学要点与疑难解析

2）偏嗜食物口味——生痰湿；伤脾胃；病火盛。

3）娠期偏嗜酸辣——肝气偏旺。

（7）食量变化：

1）食欲渐复，食量渐增——胃气渐复，疾病向愈。

2）食欲渐退，食量渐减——胃气渐衰，疾病加重。

3）久病不食，索食暴食——胃气败绝（除中）。

3. 问口味

（1）口淡——脾胃虚寒。

（2）口苦——心火上炎/肝胆火旺。

（3）口甜——湿热蕴脾口黏——痰热/湿热。

（4）口酸——脾胃食滞/肝胃不和。

（5）口咸——肾虚水泛。

（6）口涩——燥热伤津/脏腑热盛。

（7）口黏腻——脾胃湿热、食积化热、痰湿内盛。

（九）问二便

1. 问大便

（1）便次异常：

1）便秘：

便秘，发热腹痛——胃肠积热。

便秘，口干咽燥——肠道津亏。

便秘，面白脉细——血虚失润。

便秘，乏力短气——气虚失运。

便秘，尿清肢冷——阳虚寒凝。

2）泄泻：

新病急泻，嗳腐吞酸——伤食泄泻。

久病缓泻，便稀腹胀——脾气亏虚。

泻下黄糜，腹痛肛灼——大肠湿热。

黎明痛泻，形寒肢冷——命门火衰。

腹痛作泻，情志郁郁——肝郁犯脾。

（2）便色异常：

1）大便黄褐如糜而臭——大肠湿热。

2）大便灰白——肝胆疏泄失常。

3）大便有黏冻、脓血——大肠湿热或气血瘀阻。

（3）便质异常：

1）完谷不化：

久病体弱——脾胃虚寒/肾阳虚衰。

新病体实——食滞胃肠。

2）溏结不调：

时干时稀——肝郁脾虚。

先干后稀——脾胃虚弱。

3）便血：

先血后便，便血鲜红——近血（大肠热毒）。

先便后血，便血紫暗——远血（脾不统血）。

便血的相关疾病：

肛周疾病——内痔，肛裂，直肠息肉，直肠癌。

全身疾病——疫斑热，稻瘟病，血溢病，紫癜病。

（4）排便感异常：

1）肛门灼热：

大肠湿热——湿热泄泻/湿热痢疾。

阳明腑实——热结旁流。

2）里急后重——湿热痢疾。

3）排便不爽：

腹胀矢气——肝郁脾虚（肠道气滞）。

泻下黄糜——大肠湿热（气机不畅）。

酸腐臭秽——伤食泄泻（肠滞不通）。

4）滑泻失禁：

年老体弱，久泻失禁——脾肾阳虚。

滑泄不止，腹痛喜温喜按——神失所主。

滑泄失禁，腰膝冷痛——肾阳虚。

5）肛门重坠：

脱肛，头晕乏力，面色少华——脾虚气陷。

脱肛，腹痛时时欲泻，大便黄褐臭秽——大肠湿热。

名师悟道——袁肇凯中医诊断教学要点与疑难解析

2. 问小便

（1）尿量异常：

1）尿量增多：

尿多清长——虚寒证（肾阳虚衰）。

尿多渴饮——消渴病（肾阴亏虚）。

2）尿量减少：

高热汗出，小便短少——热盛津伤。

尿量减少，面体浮肿——津液输布障碍。

（2）尿次异常：

1）尿次增多——小便频数。

小便频数，短赤急迫——湿热蕴结下焦。

小便频数，量多色清——肾阳气虚。

2）尿次减少——癃闭。

尿而不畅，尿少灼热——膀胱湿热。

尿涩疼痛，时有中断——瘀砂石淋。

点滴而出，尿少而清——肾阳不足。

小便不畅，尿而无力——肾气亏虚。

（3）尿色质异常：

1）小便清长——寒盛或阳虚。

2）小便短黄——热盛伤津或汗吐下太过。

3）尿中带血：

尿血鲜红，小便黄赤，心烦口渴——热伤膀胱血络。

尿血日久，面色不华，少气懒言——脾不统血。

久病尿血，头晕耳鸣，腰膝酸痛——肾气不固。

4）小便混浊：

小便混如膏脂，尿时疼痛，膏淋——湿热下注膀胱。

小便浊如米泔，小腹坠胀，面白——中气下陷。

5）尿中有砂石——湿热内蕴膀胱。

（4）排尿感异常：

1）小便涩痛——膀胱湿热（热迫膀胱）。

2）余沥不尽——肾气亏虚（膀胱失约）。

3）小便失禁——肾气不固（下元不固）。

4）遗尿——肾气不足（膀胱失约）。

（十）问经带

1. 问月经

（1）经期异常：

1）月经先期——阳盛血热/肝郁化热/阴虚火旺/气虚失摄。

2）月经后期——营血亏损/阳气虚衰/气滞血瘀/寒凝血瘀/痰湿阻滞/冲任不畅。

3）月经先后不定期——肝郁气滞/脾肾虚。

（2）经量异常：

1）月经过多：

月经过多半先期——血热内扰/气虚失摄。

月经过多半后期——血瘀。

2）崩漏——热伤冲任/冲任不固/瘀阻冲任。

3）月经过少——营血亏虚/肾精不足/寒凝/血瘀/痰阻。

4）闭经——肝气郁结/气滞血瘀/湿盛痰阻/阴虚。

（3）经色、经质异常：

1）经色淡红质稀——血少不荣。

2）经色深红质稠——血热内炽。

3）经色紫暗有块——寒凝血瘀。

（4）痛经：

1）经前、经期小腹胀痛/刺痛——气滞血瘀。

2）经期、经后小腹隐痛——气血两虚。

3）经前、经期小腹灼痛拒按——湿热蕴结。

4）经前、经期小腹冷痛——寒凝/阳虚。

妇女月经病理情况

病理	经期	经量	经色	经质	痛经
气虚	先期	过多/崩漏	/	/	经后隐痛
气滞	后期/愆期	闭经	/	/	经前胀痛
血热	先期	过多/崩漏	深红	质稠	小腹灼痛
血寒	后期	过少	紫暗	血块	小腹冷痛
血瘀	后期	过多/过少	紫暗	血块	经期刺痛

病理	经期	经量	经色	经质	痛经
血虚	后期	过少	淡红	质稀	经后隐痛
阳虚	后期	崩漏/闭经	/	/	小腹冷痛
阴亏	后期/愆期	崩漏/闭经	/	/	/
痰阻	后期	过少/闭经	/	/	/

2. 带下

（1）白带：色白量多，质稀如涕——脾肾阳虚。

（2）黄带：色黄自秽，质黏而稠——湿热下注。

（3）赤白带：赤白杂见，混夹血块——肝经郁热/湿毒蕴结/损伤络脉。

妇女带下病理情况

病理	带色	带量	带质	气味
阳虚	白带	量多	质稀	无臭
寒湿	白带	量多	质稀	无臭
湿热	黄带	中等	质黏	臭秽
湿毒	黄带/赤白带	中等	质黏	臭秽
郁热	赤白带/黄带	量多	质稀或稠	腥气

（十一）问小儿

1. 出生前后情况

（1）新生儿：疾病多与先天、分娩有关。

询问母亲健康、疾病及分娩情况（难产、早产）。

（2）婴幼儿：疾病多与营养、发育有关。

询问喂养（母乳、牛奶）、发育（出牙、学语、走路）等情况。

2. 预防接种及传染病史

（1）预防接种：何时何地接种何种疫苗，反应如何？

（2）传染病史：是否患何种传染性疾病，现况如何？

3. 问发病原因

（1）呼吸系统疾病：如恶寒、咳嗽、咽痛等。

（2）消化系统疾病：如伤食、呕吐、泄泻等。

（3）神经系统疾病：如惊厥、惊吓、惊风等。

第四章　切诊

一、脉诊

(一) 脉诊的原理

1. 概念

(1) 脉：脉道 $\begin{cases} \text{血液汇聚之处} \\ \text{气血运行的通道} \end{cases}$

(2) 脉搏：心脏跳动推动血气在脉道中流动时振动管壁所产生的搏动。

可见脉搏是心脏功能的具体表现。

(3) 脉象：医生指感下脉动应指的形象。是脉搏所显示的脉位（浅、深）、脉数（频率、节律）、脉形（长短、大小）和脉势（有力、无力）等各方面的综合形象。

(4) 脉诊：又称切脉，是医生用手指切按病人动脉，根据脉动应指的形象，以了解病情，辨别病证的诊察方法。

2. 简史

(1) 先秦医家扁鹊擅长候脉诊病。

(2) 脉诊的具体记载始见于《黄帝内经》。

(3)《难经》提出"独取寸口"诊法。

(4) 张仲景确立了"平（凭）脉辨证"。

(5) 王叔和《脉经》是现存最早脉学专著。

(6) 唐宋明清脉学发展迅速。

(7) 应用现代科学，整理发展脉学。

3. 脉诊原理

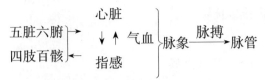

（1）心脏搏动是形成脉象的主要动力。

1）心搏状态是影响脉象的动力。

2）脉管的功能直接影响脉象。

（2）气血运行是形成脉象的基础，气血的质量可反映于脉象。

（3）脏腑协同是脉象正常的前提。

1）肺主宗气，贯通心脉；肺朝百脉，助心行血。

2）脾主运化，化生心血；脾主统血，影响血行。

3）肝主疏泄，调节心神；肝主藏血，调节血量。

4）肾精化髓，充脑全神；心肾相交，水火既济。

（二）诊脉部位

1. 遍诊法

（1）含义：又称三部九候诊法，是诊察人体上、中、下三部有关动脉的诊脉方法。

头、手、足×天、地、人→三部九候诊法。

（2）部位：见教材第四章第一节。

（3）特点：

1）了解各个局部的气血状况。

2）各处血管粗细、厚薄、浅深不一，性状标准不一/不便随意诊察

2. 三部诊法

（1）含义：是以人迎、寸口、趺阳三部相参诊法。亦有加太溪候肾气者。

（2）运用：寸口——脏腑病变；人迎、趺阳——胃气。

1）寸口无脉或微弱，趺阳有力——胃气尚存，可救。

2）寸口无脉或微弱，趺阳亦弱——胃气已绝，难治。

（3）特点：适用于寸口无脉或危重病人。

3. 寸口诊法

（1）含义：单独切按桡骨茎突内侧一段桡动脉之脉象，以诊察人体生理病理状况的诊察方法。

（2）机制：寸口诊法仍是脉诊原理。①寸口是脉之大会。②寸口部脉气明显。③可反映宗气盛衰。④固定浅显且易诊。

（3）寸口脉三部九候：

1）部位确定：寸关尺×浮中沉→三部九候。

注意：此处"三部九候"与遍身诊法的"三部九候"名同而意异。

2）分候脏腑：左手心肝肾，右手肺脾命。

3）分候理由：

气血阴阳理论：气为阳，血为阴。

右手旺于气，左手旺于血。

脏腑所在部位：心肺居上应于寸；肝脾居中应于关；肾命位下应两尺。

4）临床运用——"独异"主病

含义：独异——六脉之中，独有一部异于它部。

运用：

a. 综观三部（寸关尺）共同特征，确定病性。

如：濡脉——湿病；数脉——热病；涩脉——血瘀。

b. 比较六脉，有否一部独特变化，以定病位。

如：右关——脾病；左寸——心病；左关——肝病。

（三）诊脉的方法和注意事项

1. 诊脉的方法

（1）时间：息匀宁静，五十脉动。

（2）体位：正坐平臂，仰掌直腕。

（3）指法：

布指——医患侧坐，左右交诊，中指定关，随按尺寸。

调指——臂长宜疏，身矮要密，指目候脉，三指齐平。

运指——举轻按重，中取为寻，三指总按，一指单诊。

平息——医息调匀，以息计数，五十脉动，脉方清晰。

察脉——指息之后，位数形势，反复操练，细心体察。

2. 诊脉的注意事项

（1）保持诊室的安静：注意环境安静。

（2）注意精心凝神：医生应安神定志，集中注意力体察脉象。

（3）选择正确体位：病人坐位，手与心脏同一水平。

3. 脉象要素

古代医家将脉象从"位、数、形、势"四方面分析。

四要素	八方面	含义	指感特征
脉位	脉位	脉动部位的浅深位置	位浮 / 位中 / 位沉
脉数	至数	脉搏频率的快慢程度	脉数 / 脉中 / 脉迟
	均匀度	脉动节律的均匀程度	节律整齐 / 节律不齐
脉形	脉宽	脉搏径向的粗细程度	宽大 / 适中 / 细小
	脉长	脉搏轴向的长短范围	偏长 / 适中 / 偏短
脉势	脉力	脉搏应指的力量强弱	有力 / 适中 / 无力
	流利度	脉搏来势的通畅程度	滑利 / 适中 / 滞涩
	紧张度	脉道张力的大小程度	紧张 / 适中 / 松弛

（四）正常脉象

1. 正常脉象的特点

含义：人在生理相对稳定条件下出现的脉象是正常脉象。又称"平脉"、"常脉"。

意义：脏腑健运，气血充盈，阴阳平衡，气机调畅。

（1）有胃：

1）含义：脉搏反映了脾胃运化正常，营养良好的形象。

2）特点：脉势从容、和缓、柔滑，关键是和缓。

3）意义：判断机体健康状况和疾病预后。

胃气充足之脉（平脉）——"有胃则平"。

缺少胃气之脉（病脉）——"胃少为病"。

失去胃气之脉（死脉）——"无胃为死"。

（2）有神：

1）含义：脉象中显示出精气充沛，脏腑健运之象。

2）特点：应指有力，节律整齐，关键是有力。

3）意义：辨别心气的强弱和疾病的进退。

有神之脉——心气充盛，气血充盈，病情好转。

无神之脉——心气衰败，气血亏虚，病情恶化。

（3）有根：

1）含义：脉中显示出有根基（肾间动气）之象。

2）特点：尺脉有脉；沉取不绝，关键是"尺脉有脉"，而显现"三部有脉"。

3）意义：辨别肾气的有无，病情的轻重。

脉之有根——肾气未绝，尚有生机。

脉之无根——肾气已衰，病情重笃。

胃、神、根的基本含义与正常脉象的特点相符。

有胃——和缓，有神——有力，有根——三部有脉。

"有胃""有神""有根"既是对平脉特征的高度概括，也阐述了脉象形成的机制。

2. 脉象的生理变异

由于人体内外环境及某些因素的影响，使平脉产生变化，称生理变异。

无论怎样变异，"和缓有力，三部有脉"的基本特点必须存在，否则为病脉。

（1）影响因素：

1）四季气候——四时平脉

含义：人随春夏秋冬四时变动而出现相应变脉象。

特点：是在从容和缓之中稍带季节变异。春脉微弦、夏脉微洪、秋脉微浮、冬脉微沉。

机制：四季中人体阳气随季节而生长收藏变化。

2）地理环境：北方之人——脉多强实。

　　　　　　　南方之人——脉多软弱。

3）性别：男子——脉较有力，稍慢。

　　　　　女子——脉较濡细，稍快。

4）年龄：老年人——脉多弦硬。

　　　　　青壮年——脉多平滑。

　　　　　婴幼儿——脉象偏快。

5）体质：

身材高大——脉部偏长；身材矮小——脉部偏短。

肥胖之人——脉多沉细；消瘦之人——脉多浮大。

常见六脉沉细等同，而无病象——六阴脉。

常见六脉洪大等同，而无病象——六阳脉。

6）情志：过喜——脉缓；过怒——脉急；过惊——脉动；过悲——脉短；

过恐——脉沉。

  7）劳逸：速行——脉多急数；剧动——脉偏洪大；久逸——脉多沉弱。

  8）饮食：餐后——脉洪有力；酒后——脉多滑数；饥饿——脉多软弱。

  9）昼夜：白日——脉稍浮而有力。

夜间——脉稍沉而细缓。

（2）脉位变异：

  1）斜飞脉——寸口无脉，由尺部斜向手背。

  2）反关脉——脉搏出现于寸口部的背侧。

总之，上述平脉的生理变异：

1）有变异因素，而无病证。

2）变异是暂时，微而不显。

3）脉象仍具有胃、神、根特点。

（五）病理脉象

病脉——由于机体病理变化而产生的脉象。

1. 常见病理脉象

（1）浮脉：

1）特征：轻取即得，重按稍减而不空（浅）。

2）脉理：

外邪袭表，正气抗邪，鼓动于外 脉道充斥
久病阳衰，虚阳外越，脉气浮散 脉位表浅 } 浮脉

3）主病：表证；虚阳外越证。

脉浮有力——表实证；脉浮无力——表虚证。

脉浮而紧——表寒证；脉浮而数——表热证。

脉浮无根——虚阳外越。

4）相类脉：

a. 散脉：

特征：浮大无根，稍按则无，至数不齐。

主病：元气耗散，精气欲绝（病危）。

b. 芤脉：

特征：浮大中空，如按葱管（如按葱管）。

主病：失血津伤，阳气浮散（大出血，吐泻）。

c. 革脉

特征：浮而搏指，中空外坚，如按鼓皮（边硬中空）。

主病：亡血，失精，小产，崩漏。

5）说明：

秋令脉象微浮；瘦人脉偏浮。

体肥、素弱、水肿严重者，表证脉可不浮。

（2）沉脉：

1）特征：轻取不应，重按始得（深）。

2）脉理：

邪郁于里，气血内困
阳气内虚，气血失运 ｝体表脉道失充→沉脉

3）主病：里证。

脉沉有力——里实证。

脉沉无力——里虚证。

4）相类脉：

a. 伏脉：

特征：重按推筋着骨始得，甚则暂伏而不显。

主病：里证，邪气内伏，脉气不宣（邪闭、厥病、痛极）。

b. 牢脉：

特征：沉而实大弦长，坚牢不移。

主病：阴寒内盛，阳气沉潜（疝气、癥积）。

5）说明：

沉脉而无病象者，并非病人。如：肥胖人、冬季之脉、六阴脉者。

沉脉不可概言为里证。如感寒过重，寒束皮毛，致脉气不达到地表，则表证脉象可沉。

（3）迟脉：

1）特征——脉来缓缦，息不足四（慢）。

脉搏频率<60 次/min。

2）脉理：

阴寒内积，气血凝泣
阳虚内寒，气血失运 ｝心搏减慢→迟脉
邪热结聚，脉道阻滞

3）主病：寒证；里实热证。

脉迟有力——实寒证。

脉迟无力——虚寒证。

脉迟有力，发热便秘——胃肠实热证。

4）相类脉——缓脉：

a. 平缓脉：

特征：脉来和缓，一息四至（60~70 次/min）

意义：脉有胃气（健康人）。

b. 势缓脉：

特征：脉势纵缓，缓怠无力。

意义：脾胃虚弱/湿困阳遏。

5）说明：

迟脉与缓脉区别：

迟脉——息不足四；缓脉——一息四至。

健康人可见迟脉。如运动员，体力劳动者。

健康人入睡之后。

（4）数脉：

1）特征：脉来急促，息五六至（快）。

脉搏频率>90 次/min。

2）脉理：

邪热亢盛，阳气亢旺 ⎫
阴虚内热，热斥心脉 ⎬心搏加快→数脉
虚阳外越，鼓动脉气 ⎭

3）主病：热证，亦见里虚（实热、虚热、假热）。

脉数有力——实热证。

脉数无力——虚热证。

浮大虚数——假热证（虚阳外越）。

4）相类脉——疾脉：

特征：脉来急疾，息七八至（特快）。

主病：阳极阴竭，元气欲脱。

脉疾有力——真阴垂绝（阳亢无制）。

脉疾无力——阳气将绝（残阳外越）。

5）说明：

疾脉与数脉的区别：疾脉更快；疾脉多无"和缓"胃气，病情危重；疾脉多为数脉的发展。

小儿脉搏一息六至左右（110 次/min），婴儿更快，不属数脉，是生理之征。

（5）虚脉：

1）特征：举之无力，按之虚软（无力）。

虚脉是一切无力脉的总称。

脉宽大无力类——芤脉、散脉；

脉细小无力类——弱脉、微脉、濡脉。

2）脉理：

阳气虚：不运血行，不敛脉道 ⎫
阴血虚：不充脉道，血行无力 ⎭ 脉软空虚→虚脉

3）主病：虚证（多为气血两虚）。

脉软无力——气虚。

脉细无力——血虚。

脉迟无力——阳虚。

脉数无力——阴虚。

4）相类脉——短脉：

特征：脉部较短，不足本位（短）。

主病：气病（气虚/气郁）。

脉短有力——气郁血瘀。

脉短无力——气虚不足。

（6）实脉：

1）特征：举按有力，应指充盛（有力）。是一切有力脉的总称。

2）脉理：

邪气亢盛 ⎫
正气未衰 ⎭ 邪正剧争，气血壅盛→脉道坚满→实脉

3）主病：实证，亦见于常人。

脉实偏浮数——实热证、表实证。

脉实偏沉迟——实寒证，里实证。

久病体虚，反见实脉——孤阳外脱（预后不良）。

平人脉实，且兼和缓——气血旺盛（体质偏强）

平人两手六脉洪大偏实——六阳脉（平脉）

4）相类脉——长脉：

特征：脉体较长，超过三部（长）。

超逾寸部——溢脉；下逾尺部——履脉。

主病：阳、实、热证；健康人。

（7）洪脉：

1）特征：脉形宽大，来盛去衰（大盛大落）。

2）脉理：

邪热亢盛，内热充斥——气盛血涌 ⎫
　　　　　　　　　　　　　　　　⎬脉体扩大→洪脉
正气不衰，邪正剧争——气盛血涌 ⎭

3）主病：阳明热盛/气分热盛。

4）相类脉——大脉：

特征：脉体宽大，并无涌势（大）。

意义：脉大和缓——体魄健壮

病中脉大——病情加重

（8）细脉：

1）特征：细小如线，应指明显（小）。

2）脉理：

气血亏虚，不盈脉道 ⎫
　　　　　　　　　　⎬脉体细小→细脉
脾虚生湿，湿遏脉道 ⎭

3）主病：

脉细无力——气血两虚。

脉细而缓——脾虚湿阻。

4）相类脉：

a. 濡脉（软脉）：

特征：浮而细软，应指少力（浮细无力）。

主病：诸虚、湿困。

脉濡体虚——诸虚证（崩漏、失精、久泄、气怯）

脉濡而缓——湿困脾胃。

b. 弱脉：

特征：沉细而软（沉细无力）。

主病：久病虚弱（阳气虚衰/气血俱衰）。

c. 微脉：

特征：极细极软，按之欲绝。

主病：正气将绝（久病）/阳气暴脱（新病）

（9）滑脉：

1）特征：往来流利，应指圆滑，入盘走珠（流利）。

2）脉理：

痰饮/食积，阴邪内盛——气实血涌⎫\
热迫血涌，血行加速——往来流利⎬ 脉道流畅→滑脉\
体健/妊娠，气血充实——充斥脉道⎭

3）主病：

脉滑而沉实——痰饮、食积。

脉滑而数——实热诸证。

青壮之年，脉滑和缓——常脉（气血充实）。

妇人停经，脉滑冲和——妊娠（聚血养胎）。

4）相类脉——动脉：

特征：脉形如豆，滑数有力，厥厥动摇。

意义：惊恐、疼痛。

（10）涩脉：

1）特征：形细而行迟，往来艰涩不畅，脉势不匀。

2）脉理：

气滞血瘀，血脉痹阻⎫\
痰湿内停，脉道不畅⎬ 脉细迟不畅→涩脉\
精亏血少，不充脉道⎭

3）主病：

脉涩有力——气滞血瘀/痰食内停。

脉涩无力——精伤血少。

（11）弦脉：

1）特征：端直以长，如按琴弦（硬）。

"轻虚以滑，端直以长"——平弦脉。

"如按琴弦"——病弦脉（轻）。

"如张弓弦"——病弦脉（重）。

名师悟道——袁肇凯中医诊断教学要点与疑难解析

"如循刀刃"——病弦脉（危）。

2）脉理：

寒热诸邪 ⎫
痰饮内停 ⎬ 肝气失疏 气血敛束 ⎫
七情不遂 ⎬ 经脉拘急 脉道劲急 ⎬→弦脉
虚实疼痛 ⎭

3）主病：肝胆病/诸痛证/痰饮病。

寒郁肝脉——脉多弦紧。

肝火止炎——脉多弦数。

痰饮内积——脉多弦滑。

肝气犯脾——脉多弦缓。

肝肾阴虚——脉弦而细。

胃气衰败——脉弦如刃。

4）相类脉——紧脉：

特征：脉来绷急弹指，如按转索（弹指）。

主病：实寒，疼痛，宿食（寒性收引，脉道拘急）。

（12）结脉：

1）特征：脉来缓慢，时有中止，止无定数（迟止无定数）。

2）脉理：

痰瘀气食，阴盛气结，脉气阻滞——脉迟 ⎫
⎬结脉
阴阳不和，心阳不顺，脉失接顺——间歇 ⎭

3）主病：阴盛气结、寒痰血瘀（血瘀、痰闭、食阻、寒凝）。

4）相类脉：

a. 代脉：

特征：脉来一止，止有定数，良久方还（迟止有定数）。

脉理：

脏气衰微，气血虚衰，脉气不续——脉迟 ⎫
⎬代脉
痹伤七情，阻抑脉道，血行涩带——间歇 ⎭

主病：

脉代无力——脏气衰微（时间较长）。

脉代有力——痹伤七情（时间较短）。

b. 促脉：

特征：脉快有歇止，止无规律（数止无定数）。

脉理：

阳热亢盛，热迫血行——脉数
实邪阻滞，脉气不续——间歇
} 促脉

主病：阳盛实热/气血痰食停滞。

说明：促、结、代脉的比较。

促脉 } 脉动 { 数止无定数——阳盛实热/实邪阻滞
结脉 } 时有 { 迟止无定数——阴盛气结/气结痰凝
代脉 } 歇止 { 缓止有定数——肝气衰微/痹伤七情

（13）说明：上述 28 脉中，浮、沉、迟、数、虚、实六种脉象称六纲脉，分别在脉位、脉数、脉势诸方面统领诸脉，而其他各脉亦是分属于各纲之下发生变化。

2. 相似脉的鉴别

脉象比类：即相类脉比较，或称相似脉比较。

相类脉（相似脉）：即在脉象的位、数、形、势某一方面相似，临证易于混淆的脉象。

前面 28 脉的学习，是以位、数、形、势 4 要素为纲，进行了相类脉的学习，此处以脉象特点归纳。

（1）类比法：

1）归类：

浮脉类 [5]：（与书统一，补充洪脉）

浮脉 } 重按稍减
洪脉 } 脉体阔大
芤脉 } 脉位浅显 { 浮大中空
濡脉 } 轻取即得 { 浮而细软
革脉 } 浮弦中空
散脉 } 浮散无力

沉脉类 [4]：

沉脉 } 轻取不应
伏脉 } 脉位较深 { 着骨乃得
牢脉 } 重按始得 { 实大弦长
弱脉 } 沉而细软

迟脉类〔5〕：

$$
\left.\begin{array}{l}
迟脉 \\
缓脉 \\
涩脉 \\
结脉
\end{array}\right\}脉率较慢
\left\{\begin{array}{l}
息不足四至 \\
一息四至脉 \\
细迟而不畅 \\
迟止无定数
\end{array}\right.
$$

数脉类：

$$
\left.\begin{array}{l}
数脉 \\
疾脉 \\
促脉 \\
动脉
\end{array}\right\}脉率较快
\left\{\begin{array}{l}
一息五六至 \\
一息七至上 \\
数止无定数 \\
滑数而短脉
\end{array}\right.
$$

虚脉类：

$$
\left.\begin{array}{l}
虚脉 \\
细脉 \\
微脉 \\
代脉 \\
短脉
\end{array}\right\}脉搏无力
\left\{\begin{array}{l}
按之虚软 \\
脉细如线 \\
极细而软 \\
迟而中止 \\
首尾俱短
\end{array}\right.
$$

实脉类：

$$
\left.\begin{array}{l}
实脉 \\
滑脉 \\
弦脉 \\
紧脉 \\
长脉 \\
大脉
\end{array}\right\}脉搏有力
\left\{\begin{array}{l}
来去俱盛 \\
往来流利 \\
弛张力大 \\
绷急弹指 \\
脉逾三部 \\
脉体宽大
\end{array}\right.
$$

2）辨异：

浮脉：

浮脉		重按不空
濡脉		重按若无
芤脉	位置均表浅	中间独空
革脉		外急中空
散脉		浮而无根

沉脉：

沉脉		重按乃得
伏脉	位置均沉	筋骨乃得
牢脉		实大弦长
弱脉		沉而细软

迟脉：

迟脉		不足四至
缓脉	脉率均小于五至	怠缓无力
结脉		不规则歇止

数脉：

数脉		一息五至以上
疾脉	脉率均快	一息七八至
滑脉		往来流利
促脉		不规则的歇止

细脉：

细脉		应指明显
微脉	脉形细小	按之欲绝
弱脉	脉势软弱	搏动无力
濡脉		浮细无力

弦脉：

弦脉		如按琴弦
紧脉	前两者脉气均紧张	端直绷急
长脉		首尾俱端，过于本位

实脉：

实脉	充实有力	来去俱盛
洪脉		来盛去衰

动脉：

短脉	搏动范围俱小	常兼迟涩
动脉		脉形如豆

名师悟道——袁肇凯中医诊断教学要点与疑难解析

结脉：

结脉		脉缓中止
促脉	均有歇止	脉数中止
代脉		脉来一止，歇止有规则

（2）对举法：

1）含义：在脉象的位、数、形、势的某一方面完全相反的两种脉象。

2）内容：举例如下

浮脉→沉脉（脉位对举）。

数脉→迟脉（脉率对举）。

实脉→虚脉（脉力对举）。

滑脉→涩脉（流利度对举）。

洪脉→细脉（脉宽对举）。

长脉→短脉（脉长对举）。

紧脉→缓脉（紧张度对举）。

散脉→牢脉（脉位和气势相反对举）。

3. 相兼脉与主证

（1）相兼脉的概念：

1）含义：凡由二种或以上的单因素脉相兼出现，复合构成的脉象。

2）分类：根据组成复合脉单因素脉的数目分为二合脉（如浮数脉）；三合脉（如浮滑数脉）；四合脉（如浮数滑实脉）。

3）说明：在前述的病脉中大部分是属于单因素脉，而还有几种脉象本身就是相兼脉。如：

弱脉——沉、细、虚（三合）。

濡脉——浮、细、虚（三合）。

涩脉——细、迟、结（三合）。

动脉——滑、数、短（三合）。

牢脉——沉、实、大、弦、长（五合）。

（2）理由：①多种致病因素相兼为患（如风热、风湿、痰热）；②病邪侵犯的部位可以是两处或以上（如表里同病、上下同病，脏腑兼证）；③疾病邪正斗争的性质亦随时变化（如虚实夹杂，寒热错杂，阴阳转化）。

（3）相兼原则：除脉象位数形势的性质上完全相反的脉（即对举脉）之

外，其他单因素脉均可随病情变化相兼组合。

浮——沉、伏、牢、弱。

沉——浮、芤、濡、洪、革、散。

数——迟、缓、结、代、涩。

迟——数、疾、促、动、滑。

（4）相兼脉及主病：相兼脉之主病，是组成该相兼脉的各单因素脉主病的综合。例如：

浮紧——表寒或风寒痹症疼痛。

浮缓——太阳中风证。

浮数——表热。

浮滑——表证夹痰。

沉迟——里寒。

沉弦——肝郁气滞或水湿内停。

沉涩——血瘀。

沉缓——脾虚。

沉细数——阴虚内热或血虚。

弦数——肝郁化火或肝胆湿热、肝阳上亢。

弦紧——寒滞肝脉或肝郁气滞。

弦滑数——肝火夹痰。

滑数——痰热或食积内热。

洪数——气分热盛或外感热病。

（5）说明：

1）脉象均为相兼脉。

浮脉——脉位偏浅，而数、形、势均属正常。

浮数——脉位偏浅，脉率偏快，而形、势正常。

2）某些脉象常以固定结构出现。如上述病脉中的相兼脉（如弱、濡、牢、涩等）是以固定结构同时出现，故以习惯命名。

4. 真脏脉

（1）含义：由于无胃气而真脏之气外泄的脉象。

特点是：无胃、无神、无根。

（2）分类：

1）釜沸脉：浮数不清，如釜沸水——三阳热极，阴液枯竭。

2）鱼翔脉：头定尾摇，如鱼翔游——三阴寒极，亡阳于外。

3）虾游脉：须臾一跃，如是游水——阴绝阳败，主死。

4）屋漏脉：良久一滴，如漏残滴——胃气荣卫俱绝。

5）雀啄脉：连连搏指，如雀吸食——脾之谷气绝于内。

6）解索脉：乍疏乍密，如解乱索——肾与命门之气皆亡。

7）弹石脉：急促坚硬，如指弹石——肾水枯竭。

（3）意义：真脏脉（十怪脉）多见于各种严重的器质性病变。

（六）妇人脉与小儿脉

1. 诊妇人脉

（1）诊月经脉：

1）月经将至：左关尺脉＞右关尺脉；无病象（无腹胀、口苦和发热）。

2）月经不调：寸关脉调和；尺脉弱或细涩。

3）闭经：

尺脉虚细涩——精亏血少（虚闭）。

尺脉弦涩者——气滞血瘀（实闭）。

脉象弦滑者——痰阻胞宫。

（2）诊妊娠脉：怀孕

1）已婚妇女，突然停经——聚血养胎。

2）脉象滑数冲和——气血充盛。

3）饮食偏嗜——嗜酸以滋肝。

2. 诊小儿脉

（1）方法：一指总候三部诊法（一指定三关）。

＜3 岁：拇指按高骨，定数不分部。

3～5 岁：高骨中为关，滚转寻三部。

6～8 岁：移动大拇指，分别诊三部。

9～10 岁：依次下指诊，寸关尺三部。

＞10 岁：诊法如成人，寸口部诊脉。

（2）特点：脉软而速。

2～3 岁：6～7 次/息（100～120 次/min）。

5～10 岁：6 次/息（100 次/min）。

（3）主：八脉诊法。

浮沉（表里）、迟数（寒热）、强弱（虚实）。

1）浮脉——表证；浮而有力——表实；浮而无力——表虚。

2）沉脉——里证；沉而有力——里实；沉而无力——里虚。

3）迟脉——寒证；迟而有力——实寒；迟而无力——虚寒。

4）数脉——热证；浮数——表热；沉数——里热；数而有力——实热；数而无力——虚热。

（七）脉诊的临床意义及临床应用

1. 脉诊的临床意义

（1）辨别病证部位：

1）浮脉——表证；沉脉——里证。

2）左手心肝肾，右手肺脾命（如两尺弱/右关弱）。

3）促、结、代脉——心病。

（2）判断病证性质：

1）寒证——迟脉、紧脉；热证——数脉、疾脉。

2）虚证——弱脉、细脉；实证——洪脉、弦脉。

（3）分辨邪正盛衰：

1）急病：浮，洪，数，实脉——正气充盛，正气抗邪。

久病：沉，细，迟，虚脉——正气不足，邪气不盛。

2）新病：沉，细，迟，虚脉——正气虚衰，正不抗邪。

老病：浮，洪，数，实脉——正气已衰，邪气未减。

（4）推断病证进退：

1）外感病：浮脉→沉脉——由表入里。

紧脉→数脉——由寒化热。

2）内伤病：脉趋和缓，脉力渐强——胃气渐复。

脉渐虚大，脉象躁急——病情加重。

2. 脉症的顺逆与从舍

（1）舍脉从症：在脉症不相应的情况下，医生经过分析，认为症状反映了疾病的本质，而脉象与疾病本质不相符。即"症真脉假"。

（2）舍症从脉：在脉症不相应的情况下，医生经过分析，认为脉反映了疾病的本质，而症状与疾病本质不相符。即"症假脉真"。

二、按诊

（一）按诊的意义

1. 概念

按诊是医生用手直接触摸按压痛人某些部位，测知局部异常变，从而推断病情的一种诊察方法。

部位：胸胁、脘腹、肌肤、手足、俞穴。

异常：冷热、润燥、软硬、压痛、肿块。

2. 简史

（1）《黄帝内经》中已有"按诊"记载。

（2）张仲景广泛运用按诊于临床。

（3）后世医家拓宽了范围，创新了方法。

（4）封建礼教及习俗制约了按诊的发展。

（5）应用现代科学，发展整理中医按诊。

（二）按诊的方法和注意事项

1. 按诊的方法

（1）触法——额部、四肢、胸腹皮肤。手指或手掌，轻轻触皮肤，凉热或内燥，外感或内伤。

（2）摸法——胸腹、腧穴、肿胀局部。指掌稍用力，寻抚某局部，疼痛与肿物，形态及大小。

（3）按法——胸腹、肿物部位。重手之按压，推寻某局部，深部痛或肿，形质及动度。

（4）叩法——医生用手叩击病体局部，以其产生的叩击音，振动感，波动感辨别疾病情况。

1）直接叩击法——胸腔、腹腔病变者。四指并拢，直接叩击体表部位，通过听音响和手感进行判断。

2）间接叩击法——腰部、胸腹部。

·掌拳叩击法——肾区痛、骨折痛。左手平贴病体，右拳叩击左手，边叩边问感觉，推测病位性质。

·指指叩诊法——胸背肋间（如气胸，悬饮等）。左中指贴病体，右中指微弯曲，指端垂直叩击，细听声音清浊。

2. 按诊的注意事项

（1）体位：

1）坐位——皮肤，手足，腧穴按诊。

医患对坐，医生左手扶病体，右手触摸某局部。

2）仰卧位——胸腹按诊。

病人仰卧，全身宜放松，双腿直伸或屈膝，医生右立，右手或双手，触按胸腹某部位。

3）侧卧位——胸腹按诊（难以触摸者）。

病人侧卧，一腿伸直，另腿曲膝，医生立其背后进行检查。

4）肘膝位（膝胸位）——腹部肿块。

病人双肘双膝趴于床上，医生立于病人左侧检查。

对于不同病人可选取不同的体位，需要时可几种体位结合运用。

（2）态度：举止稳重大方，态度严肃认真，手法轻巧柔和。

（3）手法：触、摸、按、叩四种手法的选择应具有针对性，注意观察病人的反应。

（三）按诊的内容

1. 按胸胁

（1）虚里按诊：

1）方法：

体位：病人坐位/仰卧，医生位于病人右侧。

手法：右手全掌/小鱼际部平抚虚里部。

注意：虚里搏动的位（位置）、数（次数/节律）、形（范围）、势（强弱）。

2）正常：

特点：搏动不显，按之应手，动而不紧，缓而不怠。（$\varphi 2.0 \sim 2.5 cm$）。

变异：

激动、运动——虚里动高（易于恢复）。

肥胖之人——虚里搏动不显（胸壁较厚）。

意义：心气充盛，宗气积胸。

3）异常：

a. 位置：虚里搏动位移。

左移——心位向左（心痹，先心病）。

名师悟道——袁肇凯中医诊断教学要点与疑难解析

上移——心位抬高（鼓胀，癥积）。

下移——心位降低（气胸，悬饮，胸部肿瘤）。

不定——胸部畸形（漏斗胸，脊柱弯曲）。

b. 次数/节律：

搏动急数，时有一止——宗气不守（心气不顺）。

搏动迟弱/久病动数——心阳不足（心神失控）。

c. 范围：

搏动散漫，胸高气喘——心肺气绝（肺心病）。

搏聚不散，虚里动高——热证，食滞、痘疹。

d. 强弱：

增强：按之弹手，洪大而搏——心肺气绝。

胎前产后，虚里动高——产后心力衰竭。

虚损劳瘵，虚里动高——病情加重。

减弱：按之微弱——宗气内虚（心力衰竭，支饮）。

绝而不应——心肺气绝。

（2）胸部按诊：

1）方法：

体位：坐位；仰卧位→侧卧位。

手法：触法，摸法，指指叩击法（因心肺而异）。

顺序：由上至下；由远及近；由前至后。

注意：两侧对称比较进行。

2）正常：

正常肺部——清音。背部、上方叩音较浊。

肺下界——从上至下，浊音实音交界处（锁中 6 肋；腋中 8 肋；腋后 10 肋）。

变异：胸厚、肥胖、乳房较大者叩音较浊。

3）异常：

a. 肺下界改变：

下移——肺胀/腹腔内脏下垂。

上移——肺痿/悬饮/鼓胀/腹部肿瘤。

b. 胸部叩音改变：

前胸高起，叩之音清——肺胀/气胸。

按之胸痛，叩之音浊——悬饮/肺痈/肺热/肺痨/肿瘤。

c. 胸痛拒按，局部青紫——胸部外伤。

附乳房按诊：

检查项目——乳房肿块。

检查内容：

名称	边界	形体	活动	疼痛	疾病
乳癖	不清	不硬	较好	伴有	乳腺囊性增生
乳核	光滑	鸡卵	较好	不痛	乳腺纤维腺瘤
乳痨	不清	梅李	相联	疼痛	乳房结核
乳癌	不清	质硬	相联	剧痛	乳腺癌
乳疬	清楚	乳晕	较好	触痛	乳房异常发育

（3）胁部按诊：

1）方法：

体位：仰卧位/ 侧卧位。

手法：按诊，叩诊；循按（上腹至肋缘）。

注意：内脏状况，肿瘤（大小、质地、形态、压痛）。

2）正常：

特点：不能触及内脏，无压痛。

变异：瘦人深吸气时，肋下可及肝脏（质软无痛）。

3）异常：

a. 肝脏：

胁痛喜按，胁下空虚——肝虚寒证。

胁下肿块，刺痛拒按——肝郁血瘀。

胁下肿块，质软压痛——肝热病/肝著病。

胁下肿块，边锐不痛——肝积。

胁下肿块，表面不平——肝癌。

b. 胆腑：右胁囊物，并有压痛——胆石，胆胀。

c. 脾脏：

左胁痞块，巨大而软——肥气（巨脾症）。

疟后胁肿，痞块较硬——疟母（久疟脾大）。

2. 按脘腹

（1）脘腹分区：剑突的下方，称为心下；心下至脐上为大腹，其上半部称

名师悟道——袁肇凯中医诊断教学要点与疑难解析

为胃脘部。脐周部位称为脐腹，脐下至耻骨上缘称为小腹；小腹两侧称为少腹。

（2）按脘部：

脘部痞满——实证。

濡软无痛——胃腑虚弱。

有形胀痛——胃中水饮。

（3）按腹部：

正常：腹壁柔软，张力适度；大肠、膀胱可触及，其他脏腑不能及。

1）一般规律：

腹痛喜按——虚证。

腹痛拒按——实证。

肤凉喜温——寒证。

肤热喜凉——热证。

2）腹部肿块：注意肿块的部位、形态、大小、硬度、压痛、移动。

a. 移动度：

肿块不移，痛有定处——癥积（病属血分）。

肿块可移，痛无定处——瘕聚（病在气分）。

b. 形态：

肿块增大——病深病进。

肿块不整——病情深重。

肿块坚硬——癌肿恶候。

聚散不定——虫积腹中。

按大腹：

饱满充实，有弹性压痛——实满。

手下虚软，无弹性夺痛——虚满。

拍有波感，按之如囊——水鼓。

拍无波感，叩之如鼓——气鼓。

腹大如鼓，按之柔软——肥胖。

按小腹和少腹：

小腹胀痛，尿后消失——尿积膀胱。

妇女停经，小腹肿胀——胞宫怀孕。

小腹胀痛，非孕非尿——石瘕/膀胱肿瘤。

右少腹痛，包块应手——肠痈（阑尾炎）。

局部肿胀，疼痛拒按——内痈。

左少腹痛，按之有块——肠中宿类。

腹中结块，按之聚散——虫积。

腹中凸起，按之可回——疝气。

3. 按肌肤

（1）诊寒热：

1）肌肤寒冷，体温偏低——阳气衰（虚寒证）。

肌肤厥冷，汗冷面白——亡阳证。

2）肌肤灼热，体温升高——阳气盛（实热证）。

肌肤尚温，汗热脉疾——亡阴证。

3）身热肢厥——真热假寒（阳盛格阴）。

身热无汗——阳热亢盛（阻闭气机）。

4）初按热甚，久按反轻——邪热在表。

初按热轻，久按热盛——邪热在里（身热不扬）。

5）皮肤不热，红肿不显——阴证。

皮肤灼热，红肿疼痛——阳证。

6）热退身凉——表邪已解。

（2）润燥滑涩：

1）皮肤干燥——尚未出汗。

皮肤湿润——身已出汗。

2）肌肤润滑——气血津液充盛。

肌肤枯涩——气血津液不足。

肌肤甲错——瘀血内阻，新血不生

（3）疼痛：

1）肌肤濡软，按之痛减——虚证。

肌肤硬胀，疼痛拒按——实证。

2）肌肤轻按即痛——病在表浅。

肌肤重按感痛——病在深部。

（4）肿胀：

重手按压，按之凹陷：举手不起——水肿；举手即起——气肿。

（5）疮疡：

1）疮疡硬肿不热——寒证；疮疡灼手压痛——热证。

2）根盘平塌漫肿——虚证；根盘收束隆起——实证。

3）疮疡坚硬——无脓；疮疡顶软——有脓。

（6）尺肤：

1）正常尺肤——温润滑爽，富有弹性。

2）异常尺肤：

尺肤热甚——温病热证；尺肤发凉——泄泻少气。

窅而不起——风水肤胀；枯涩如鳞——精亏/瘀血。

4. 按手足

（1）正常：手足温润。

（2）异常：

1）阳虚病人，四肢犹温——阳气尚存（可治）。

阳虚病人，四肢厥冷——阳气衰脱（难治）。

2）手足俱冷——阳虚寒盛。

手足俱热——阳盛热炽。

3）热证者手足温热——顺证。

热证者手足逆冷——逆证。

4）手足心热>手足背热——内伤发热。

手足背热>手足心热——外感发热。

5）额上热>手心热——表热。

手心热>额上热——里热。

5. 按腧穴

（1）正常：按压时有酸胀感，无压痛和异常感觉及反应，无结节和条索状物。

（2）异常：

1）肺病：

中府：（手太阴肺经）第1肋间，距正中线6寸。

肺俞：（足太阳膀胱经）第3胸椎棘突下旁开1.5寸。

太渊：（手太阴肺经）腕掌横纹桡侧端凹陷处。

2）心病：

巨阙：（任脉）腹中线脐上6寸。

膻中：（任脉）两乳中连线中点，又称上气海。

大陵：（手厥阴心包经），腕横纹中点。

3）肝病：

期门：（足厥阴肝经）第 6 肋间，距正中 3.5 寸。

肝俞：（足太阳膀胱经）第 9 胸椎旁开 1.5 寸。

太冲：（足厥阴肝经）足拇趾骨间隙之点。

4）脾病：

章门：（足厥阴肝经）腹侧 11 肋骨端稍下处。

太白：（足太阴脾经）足内侧缘拇趾骨后下凹处。

脾俞：（足太阳膀胱经）第 11 胸椎棘突下旁开 1.5 寸。

5）肾病：

气海：（足太阳膀胱经）三腰椎旁开 1.5 寸。

太溪：（足少阴肾经）内踝尖与跟腱水平连线中点。

6）大肠病：

天枢：（足阳明胃经）脐中旁开 2 寸。

大肠俞：（足太阳膀胱经）第 4 腰椎旁开 1.5 寸。

7）小肠病：

关元：（任脉）脐下 3 寸。

8）胆病：

日月：（足少阳胆经）第 7 肋间距正中线 3.5 寸。

胆俞：（足太阳膀胱经）第 10 胸椎旁开 1.5 寸。

9）胃病：

胃俞：（足太阳膀胱经）第 12 胸椎旁开 1.5 寸。

足三里：（足阳明胃经）外膝眼下 3 寸。

10）膀胱病：

中极：（任脉）腹正中线上，脐下 4 寸。

第五章　八纲辨证

一、概述

(一) 八纲辨证的概念

1. 含义

（1）八纲：是指表、里、寒、热、虚、实、阴、阳八个纲领。

（2）八纲辨证：根据诊法资料，运用八纲理论进行分析综合，从而辨别疾病部位的浅深（表、里）、病情的性质（寒、热）、邪正的盛衰（虚、实）及病证类别的阴阳，以作为辨证纲领的方法。

2. 源流

（1）《黄帝内经》：散述八纲内容。

（2）《伤寒杂病论》：运用八纲分析。

（3）《景岳全书》："阴阳篇""六变篇"，提出"二纲六变"即八纲辨证内容。

（4）《伤寒质难》（祝味菊）：首次提出"八纲"名称。

（5）《中医诊断学》（全国二版教材）：正式将"八纲"作为专章论述，八纲辨证得以推广。

(二) 八纲辨证的意义

1. 八纲是对辨证提出的基本原则性要求。

表里辨别病位的基本纲领——找出疾病的关键。

寒热辨别病性的基本纲领——确定证候的类型。

虚实辨别邪正的基本纲领——预决病变的趋势。

阴阳辨别归类的基本纲领——提出治疗的方向。

2. 八纲辨证具有执简驭繁，提纲挈领的作用。

3. 八纲反映了中医辨证逻辑思维的基本内容。

4. 八纲辨证对疾病认识不深刻，不具体。

但其他辨证方法，则均是八纲辨证的具体深化。

二、八纲基本证

（一）表里辨证

1. 概念

（1）表证：外邪经皮毛、口鼻侵入体表，正气抗邪所表现的轻浅证候。

（2）里证：病变部位在里，由脏腑、气血、精髓等受病所反映的证候。

（3）半表半里证——外邪由表入里，病位处于表里进退变化之中的证候。

2. 临床表现

证名	病史	寒热	内脏证候	舌象	脉象
表证	新病程短，病急位浅。	寒热并见	身痛、流涕，内脏症不显。	舌苔变化不显	脉浮
里证	久病程长，病缓位深。	但热不寒，但寒不热	咳喘、心悸、腹痛、呕泻。	舌苔多有变化	沉脉等脉
半表半里	外邪入里，病位进退。	往来寒热	胸胁苦满，口苦，烦呕。	舌苔变化不显	脉弦

3. 表证与里证的鉴别

鉴别要点	表证	半表半里证	里证
寒热	恶寒发热	寒热往来	但热不寒或但寒不热
脏腑症状	不明显	胸胁苦满	明显
舌象	变化不明显	变化不明显	多有变化
脉象	浮脉	弦脉	沉脉或其它脉象

（二）寒热辨证

1. 概念

（1）寒证：因感受寒邪或阳虚阴盛，机体机能活动衰减所表现的证候。

（2）热证：因感受热邪或阳盛阴虚，机体机能活动亢进所表现的证候。

2. 临床表现

证名	寒热	渴饮	面肢	二便	舌象	脉象
寒证	恶寒喜温	口淡不渴	面白肢凉	尿清便溏	舌淡苔白	脉迟或紧
热证	恶热喜凉	口渴喜饮	面赤肢热	尿赤便结	舌红苔黄	脉数或滑

名师悟道——袁肇凯中医诊断教学要点与疑难解析

3. 寒证与热证的鉴别

（1）寒证与热证的鉴别：

寒证：感寒/伤阳病史+冷、凉特征的主症（冷、白、稀、润、静）。

热证：受热/伤阴病史+温、热特征的主症［热、红（黄）、稠、干、动］。

（2）寒证、热证的真假辨别：

1）真热假寒证：是指疾病的本质为热证，却出现某些"寒象"，又称"热极似寒"。

假寒：四肢厥冷，恶寒寒战，神识昏沉，面色暗紫，脉象沉迟。

真热：胸腹灼热，口渴尿黄，口臭息粗，舌红苔黄，脉搏有力。

2）真寒假热证：是指疾病的本质为寒证，却出现某些"热象"，又称"寒极似热"。

假热：发热——反欲盖被；面红——时隐浮现；口渴——但不欲饮；咽痛——但不红肿；躁扰——但觉疲乏；脉大——但按无力。

真寒：肢厥身冷；便溏尿清；舌质苔白。

（三）虚实辨证

1. 概念

（1）虚证：对人体正气虚弱或不足为主所产生的各种虚弱证候的概括。

（2）实证：以感受外邪，疾病过程中邪气充盛（但正气尚未虚衰），体内病理产物停积为主的各种临床证候的概括。

2. 临床表现

证名	病程	形体	精神	声息	疼痛	舌象	脉象
虚证	久病程长	形衰体弱	欠佳	声低息微	痛缓喜按	舌嫩苔薄	脉弱无力
实证	新病程短	形壮体实	亢奋	声高息粗	痛剧拒按	舌老苔厚	脉实有力

3. 虚证与实证的鉴别要点

（1）虚证与实证的鉴别要点：

1）虚证：久病渐起；耗损较多；体质素弱。

2）实证：新病暴起；病情激剧；体质壮实。

鉴别	虚证	实证
胸腹胀满	按之不痛，胀满时减。	按之疼痛，胀满不减。
发热	多为潮热、微热。	多为高热。

续表

鉴别	虚证	实证
恶寒	畏寒，添衣近火得温可减。	恶寒，添衣近火得温不减。
舌象	舌质嫩。苔少或无。	舌质老，苔厚。
脉象	无力。	有力。

（2）虚证与实证的真假辨别：

1）真实假虚证：是指疾病的本质为实证，却出现某些"虚羸"的现象，即所谓"大实有羸状"。

神情默默——语高气粗；身体倦怠——稍动反舒；

身体消瘦——腹满拒按；脉象沉细——按之有力。

2）真虚假实证：是指疾病的本质为虚证，反出现某些"盛实"的现象，即所谓"至虚有盛候"。

腹部胀满——时缓喜按；咳喘气促——气短息促；

大便秘结——腹不硬满；脉弦苔厚——无力淡胖。

（四）阴阳辨证

1. 概念

（1）阴证：凡符合"阴"的一般属性的证候属阴证范畴。

（2）阳证：凡符合"阳"的一般属性的证候属阳证范畴。

2. 基本证型

（1）临床表现：

证名	表里	寒热	虚实
阴证	无恶寒＋脏腑、气血病变。	冷白迟清蜷	久病，势缓，损多，体弱。
阳证	外感病史＋寒、热、浮、薄。	热赤数干烦	新病，势急，激剧，体实。

（2）辨证要点：

1）阴证——里证；寒证；虚证。

2）阳证——表证；热证；实证。

三、八纲证之间的关系

（一）证的相兼

1. 概念

证候相兼：疾病在病位（表、里）、性质（寒、热）、邪正盛衰（虚实）三者之间相互联系，所形成的综合性证候。

2. 类型

（1）表实寒证（表寒证）：恶寒重，发热轻，无汗，脉浮紧。

（2）表实热证（表热证）：发热重，恶寒轻，有汗，脉浮数。

（3）表虚寒证（卫表不固证）：乏力、短气，食少、便溏＋自汗，易感。

（4）表虚热证（风邪袭表证）：恶风，轻发热，汗出，脉浮缓。

（5）里实寒证（里寒证）：冷、白、迟、清、蜷。

（6）里实热证（里热证）：热、赤、数、干、烦。

（7）里虚寒证（虚寒证）：详见阴阳虚损证候之"阳虚证"。

（8）里虚热证（虚热证）：详见阴阳虚损证候之"阴虚证"。

（二）证的错杂

证候错杂：在疾病的某一阶段中，同时存在八纲中对立两纲的证。

1. 表里同病

（1）表里俱寒——寒湿困脾，复伤风寒。

（2）表里俱热——素有内热，又感风热。

（3）表寒里热——表寒未罢，入里化热。

（4）表热里寒——阳气不足，复感风热。

（5）表里俱实——饮食停滞，复感风寒。

（6）表实里虚——气血虚弱，复感风寒。

2. 寒热错杂

（1）上热下寒——胸中烦热，脾胃虚寒。

（2）上寒下热——胃中感寒，下焦湿热。

3. 虚实夹杂

（1）虚中夹实——指以正虚为主，邪实为次。

例如：脾胃虚弱，脾虚食滞。

（2）实中夹虚——指以邪实为主，正虚为次。

例如：外感温病，实热伤津。

（3）虚实并重——指正虚与邪实均表现明显。

例如：外喘病人，肺实肾虚并重。

（三）证候转化

证候转化：疾病中，八纲相互对立的证候在一定条件下，互易其位，转化成相对立一纲的证候，称证候转化。如：表证→里证；寒证→热证；虚证→实证。

1. 表里出入

（1）表邪入里：指先出现表证，因表邪不解，内传入里，致使表证消失而出现里证。

例如：外感风热，化热入里。

（2）里邪出表：指某些里证因治疗及时、护理得当，机体抵抗力增强，驱邪外出，从而表现出病邪向外透达的症状或体征。

例如：热毒内陷→麻毒外透。

2. 寒热转化

（1）寒证化热：指原为寒证，后出现热证，而寒证随之消失。

例如：外感风寒，化热入里，里热炽盛。

（2）热证转寒：指原为热证，后出现寒证，而热证随之消失。

例如：湿热痢疾，邪阻气机，重病亡阳。

3. 虚实转化

（1）实证转虚：指原为实证，后出现虚证，而实证随之消失。

例如：风寒表实，发汗伤阳，心气亏虚。

（2）因虚致实：指正气不足，脏腑机能衰退等原因导致病理产物蓄积，邪实上升为矛盾的主要方面，而表现以实为主的证。

例如：脾气亏虚，脾虚生湿，水湿内停。

（四）证候真假

证候真假：在疾病危重阶段，出现一些与病理本质相反的"假象"症状或体征，称为证候真假。

1. 寒热真假

（1）真热假寒证（阳盛格阴证，热极肢厥证）：

假寒：四肢厥冷，恶寒寒战，神识昏沉，面色暗紫，脉象沉迟。

真热：胸腹灼热，口渴尿黄，口臭息粗，舌红苔黄，脉搏有力。

（2）真寒假热证（阴盛格阳证，虚阳浮越证）：

假热：发热——反欲盖被；面红——时隐浮现；

口渴——但不欲饮；咽痛——但不红肿；

躁扰——但觉疲乏；脉大——但按无力。

真寒：肢厥身冷；便溏尿清；舌质苔白。

2. 虚实真假

（1）真实假虚证（大实有羸状）：

神情默默——语高气粗；身体倦怠——稍动反舒；

身体消瘦——腹满拒按；脉象沉细——按之有力。

（2）真虚假实证（至虚有盛候）：

腹部胀满——时缓喜按；咳喘气促——气短息促；

大便秘结——腹不硬满；脉弦苔厚——无力淡胖。

第六章 病性辨证

一、概述

(一) 概念

1. 含义

病因：导致疾病发生的原始病因。

病因辨证：以中医病因、病机理论为指导，根据各种病因致病特点对病人的病情资料（症状、体征、病史、检验）进行综合分析，以推求疾病当前证候病因属性的辨证方法，即所谓"审症求因"，是属于辨证学的范畴。

2. 区别

（1）原始病因与辨证病因的区别：在名称上可以相同，亦可以不同。外感风寒（原始病因）→风寒表证（辨证病因），外感风寒（原始病因）→肺热壅盛证（辨证病因）

（2）与相关概念的区别：

①病性：疾病当前证候的病理性质。

②病势：病情的轻重缓急与演变的趋势。

③病机：疾病发生、发展和变化的机理。

（3）注意：近些年来，有学者将中医辨证学中的"病因""病性""病势"和"病机"等统一称之为大"病性"，而将以前辨证学中的"病因辨证""气血津液辨证"，合而为一，统称之为"病性辨证"。

(二) 分类

根据疾病的原始病因分类，病因辨证的内容包括六淫辨证、七情辨证、劳伤辨证、食积辨证、虫积辨证、外伤辨证等内容。

(三) 意义

1.病因辨证是对疾病当前病因属性的认识，是辨证的关键。病因辨证属于"基础证"范畴。

2. 病因辨证的结论直接关系到临床治法的确定。

都须针对当前辨证病因而确定治法。

二、六淫辨证

（一）概述

1. 含义

辨六淫证候是根据六淫各自的自然特性和致病特点，探求疾病所属何因的辨证方法。

2. 特点

（1）六淫证候的发生与季节有关。

（2）六淫证候的表现常复杂多变。

3. 注意

与"内六淫"鉴别。

（二）风淫证

1. 证候表现与证候分析

外风侵袭→	风邪袭表，腠理疏松→汗出，恶风，脉浮缓。	
	风邪犯肺，肺气失宣→咳嗽，咽痒，喷嚏。	
	风客肌肤，走窜不定→肤痒，丘疹，瘾疹。	
	风邪中络，经气阻滞→肌肤麻木，口眼㖞斜。	
	风袭筋骨，阻痹经络→肢体关节游走疼痛。	
	风犯肺卫，通调失职→面睑肢体浮肿。	

2. 辨证要点

（1）外感风邪病史。

（2）卫表/肺咽/肤腠/经络/关节/肢体之一症状群。

（三）寒淫证

1. 证候表现与证候分析

外寒侵袭→	寒袭肤表，阻遏卫阳→	恶寒，身疼，无汗，脉浮紧。	→伤寒证
	内侵脏腑，遏伤阳气→ ↓	畏寒，肢冷，便溏，尿清，冷痛，拘急，面白，苔白，脉沉。	→中寒证
	寒邪客肺，寒滞胃肠→	咳喘，咯痰稀白，腹痛，腹泻，呕吐。	

2. 辨证要点

（1）病史：感寒病史，新病突起，病势较剧。

（2）症状：恶寒肢冷、无汗、局部冷痛、苔白、脉紧或沉迟有力。

（四）暑淫证

1. 证候表现与证候分析

感受暑湿→	暑性炎热→恶热，汗多，舌红，脉数。 暑伤津气→口渴，尿少，神疲，身困。	→伤暑
	暑湿困扰→身困，体倦，苔腻。 暑闭心神→神昏，卒倒，肢厥，惊厥。 暑闭气机→胸闷，腹痛，恶心，气喘。	→中暑

2. 辨证要点

（1）夏暑季节，感暑病史。

（1）症状：发热、汗出、口渴、疲乏、尿黄等。

（五）湿淫证

1. 证候表现与证候分析

外湿→阻滞侵袭　经气→	头重身困，肢体酸痛， 恶寒微热，皮肤湿痒，脉濡。	→肢体肤表为主
湿浊→阻滞内生　气机→	胸闷脘痞，纳呆，面垢， 苔腻口腻，便溏尿浊，脉缓。	→脾胃失运为主

2. 辨证要点

（1）感湿病史。

（2）症状：身体困重、酸楚、痞闷、腻浊，脉濡缓等。

（六）燥淫证

1. 证候表现与证候分析

外感燥邪 →	燥遏卫表→恶寒，发热，脉浮。
	燥伤肺系→唇鼻咽燥，干咳少痰，肤燥皲裂。
	燥热伤津→苔干口渴，便结尿少，痰黏难咯。

2. 辨证要点

（1）秋燥时令，感燥病史。

（2）症状：干燥不润的证候特点。

（七）火淫证

1. 证候表现与证候分析

阳邪侵袭		气血沸涌→发热恶热，面赤舌红，脉数（热）。
高温劳作		热迫津伤→口渴，汗多，便结，尿少（干）。
温热邪毒	→	迫血妄行→吐衄便崩血，尿血，痰血（血）。
火热灼伤		火扰心神→烦躁，神昏，谵语，狂乱（乱）。
过食辛辣		热极动风→颈项强硬，四肢抽搐，惊厥（风）。
七情化火		灼血腐肉→痈肿，溃烂，脓疡，流脓（疡）。

2. 辨证要点

（1）外感火热病史。

（2）症状：以发热、口渴、便秘、尿黄、出血、舌红苔黄、脉数为主要表现。

三、阴阳虚损辨证

（一）阳虚证

1. 证候表现

畏冷，肢凉，口淡不渴，或喜热饮，或自汗，小便清长或尿少不利，大便稀薄，面色白，舌淡胖，苔白滑，脉沉迟无力。

2. 辨证要点

畏寒肢冷、小便清长、面色白，常与气虚症状共见。

（二）阴虚证

1. 证候表现

形体消瘦，口燥咽干，两颧潮红，五心烦热，潮热盗汗，小便短黄，大便干结，舌红少津或少苔，脉细数等。

2. 辨证要点

口咽干燥、五心烦热、潮热盗汗、两颧潮红、舌红少苔、脉细数等为主要表现。

（三）亡阳证

1. 证候表现

冷汗淋漓、汗质稀淡，神情淡漠，肌肤不温，手足厥冷，呼吸气弱，面色苍白，舌淡而润，脉微欲绝等。

2. 辨证要点

汗（冷汗淋漓）、息（息微神萎）、肢（肤冷肢厥）、脉（脉微欲绝）。

（四）亡阴证

1. 证候表现

汗热味咸而黏、如珠如油，身灼肢温，虚烦躁扰，恶热，口渴饮冷，皮肤皱瘪，小便极少，面赤颧红，呼吸急促，唇舌干燥，脉细数疾。

2. 辨证要点

汗出如油、身热口渴、面赤唇焦、脉数疾为主要表现。

四、气血辨证

（一）气病辨证

1. 气虚证

（1）含义：因元气不足，气的推动、温煦、固摄、防御、气化等功能减退，脏腑组织的机能活动减退所表现的虚弱证候。

（2）辨证要点：神疲乏力、少气懒言、脉虚、动则诸症加剧为主要表现。

2. 气陷证

（1）含义：气虚升举无力，清阳不升，以自觉气坠，或内脏下垂为主要表现的证。

（2）辨证要点：气坠、脏器下垂与气虚症状共见。

3. 气不固证

（1）含义：气虚而失其固摄功能所表现的虚弱证候。

（2）辨证要点：气虚＋某脏"不固"症状（汗、涎、血、便、精、胎）。

4. 气脱证

（1）含义：元气亏虚已极，气息欲脱之危重证候。

（2）辨证要点：气息微弱、汗出不止、脉微与气虚症状共见。

5. 气滞证

（1）含义：人体某一部分，或某一脏腑经络的气机阻滞、运行不畅所表现的证候，又称为气郁证、气结证。

（2）辨证要点：胀闷、胀痛、窜痛、脉弦为主要表现。

6. 气逆证

（1）含义：气机升降失常，气上冲逆不调所表现的证候。

（2）辨证要点：咳喘、呕吐呃逆、头痛眩晕与气滞症状共见。

7. 气闭证

（1）含义：因某些病理原因，或病理产物阻塞而致气机逆乱，闭塞不通，突发神昏晕厥、绞痛等为主要表现的证。

（2）辨证要点：突发神昏晕厥，或脏器绞痛，或二便闭塞为主要表现。

（二）血病辨证

1. 血虚证

（1）含义：血液亏少，不能濡养而表现的虚弱证候。

（2）辨证要点：面、睑、唇、舌色淡白，脉细等为主要表现。

2. 血脱证

（1）含义：突然大量出血或长期反复出血，致使血液亡脱的危重证候。

（2）辨证要点：有血液严重耗失的病史，面色苍白、心悸、脉微或芤等表现共见。

3. 血瘀证

（1）含义：瘀血内阻，血行不畅所产生的证候。

（2）辨证要点：疼痛、肿块、出血与肤色、舌色青紫等表现共见。

4. 血热证

（1）含义：脏腑火热炽盛，热迫血分所表现的实热证候（血分热证）。

（2）辨证要点：出血与实热症状共见。

5. 血寒证

（1）含义：寒客血脉，凝滞气机，血行不畅所表现的实寒证候。

（2）辨证要点：拘急冷痛、形寒、肤色紫暗、妇女痛经或月经愆期与实寒症状共见。

（三）气血同病辨证

1. 气血两虚证

（1）含义：指气血不能互相化生，气虚证与血虚证同时并存的虚弱证候。

（2）辨证要点：气虚证（弱、疲、淡、虚）＋血虚证（淡、晕、细、弱）。

2. 气虚血瘀证

(1) 含义：气虚运血无力而致血行瘀滞的证候。

(2) 辨证要点：气虚（弱、疲、淡、虚）＋ 胁下痞块/胸胁刺痛。

3. 气不摄血证

(1) 含义：气虚不能摄血而致血溢脉外的证候。

(2) 辨证要点：气虚（弱、疲、淡、虚）＋ 出血（吐、衄、便、崩）。

4. 气随血脱证

(1) 含义：由于大量出血而致元气暴脱的证候。

(2) 辨证要点：大出血＋亡阳证（汗、息、肢、脉）。

5. 气滞血瘀证

(1) 含义：由气滞而致血行瘀阻所表现的证候。

(2) 辨证要点：肝气久郁（胁痛，郁燥）＋ 胁下痞块/闭经痛经。

五、津液辨证

（一）津液亏虚证

1. 含义

机体津液不足，脏腑组织失其滋润、充养所表现的证候。

2. 辨证要点

以口渴、尿少、便干，口、鼻、唇、舌、皮肤干等为主要表现。

（二）痰证

1. 含义

由于痰浊停聚或流窜于脏腑、组织之间所表现的证候，是为痰证。

2. 辨证要点

以咳吐痰多、胸闷、呕恶、眩晕、体胖、局部圆韧包块、苔腻、脉滑等为主要表现。

例如：

肺脏——咳嗽，胸闷，咯痰。

中阻——脘痞，纳呆。

局部——瘰疬，瘿瘤。

清窍——头晕，目眩。

心神——痰鸣神昏。

名师悟道——袁肇凯中医诊断教学要点与疑难解析

（三）饮证

1. 含义

由饮邪停聚于胃肠、心肺、胸胁等处腔隙所致的证候。

2. 辨证要点

胸闷脘痞、呕吐清水、咳吐清稀痰涎、肋间饱满、苔滑、脉弦等为主要表现。

例如：

心肺（支饮）——胸闷心悸，咳喘痰多。

胸胁（悬饮）——胸胁饱胀，咳唾引痛。

胃肠（痰饮）——脘腹痞胀，泛吐稀涎。

肢体（溢饮）——肢体困重，肢节疼痛。

（四）水停证

1. 含义

病理性水液停聚，泛滥于肌肤所形成的证候。

2. 辨证要点

肢体浮肿、小便不利、腹胀如鼓、周身困重、舌胖苔滑等为主要表现。

第七章　病位辨证

一、脏腑辨证

（一）概述

1. 含义

脏腑辨证——根据脏腑的生理功能、病理特点，对四诊资料进行综合分析，从而判断出脏腑病位及具体的病理性质的一种辨证方法称为脏腑辨证。

2. 简史

（1）《黄帝内经》——脏腑辨证观点。

（2）《金匮要略》——脏腑病机立论辨证。

（3）唐宋时期——脏腑辨证初具系统性。

（4）明清时代——确立脏腑辨证的地位。

（5）中医高等教育——建立了脏腑辨证体系。

3. 意义

（1）是中医临床各科辨证的基本方法。

（2）是其他辨证方法的深入运用。

4. 方法

（1）掌握各脏腑生理功能和病理特点是学习脏腑辨证的基础。

（1）熟悉脏腑之间的相互联系，整体分析脏腑证候。

（3）抓住主症，联系八纲，结合因性，深入分析。

1）抓准主症，确定脏腑病位。

2）运用八纲，病因、气血津液辨证，深入分析病因病性。① 有明显寒热者，从阴阳盛衰辨之。② 无明显寒热者，从气血虚实辨之。

（4）理论联系实际，注重临床实例分析。

(二) 心与小肠病辨证

1. 常见症状

（1）心病：

1）心本身及主血脉异常——心悸，怔忡，心慌，心烦，心痛，脉结代等。

2）精神神识异常——失眠、多梦、健忘、神昏、谵语、癫狂等。

3）舌体病变——舌痛，舌疮。

（2）小肠病：受盛、泌别失常——腹胀，腹痛，肠鸣，泄泻。

2. 主要证型

（1）心血虚证：

1）含义：血液亏虚，心失濡养，以心悸、失眠、多梦及血虚症状为主要表现的证。

2）辨证要点：心悸、失眠、多梦＋血虚症（淡、晕、细、弱）。

3）治疗：养血生脉，安神定志——炙甘草汤（《伤寒论》）。

（2）心阴虚证：

1）含义：阴液亏损，心失滋养，虚热内扰，以心悸、心烦、失眠及阴虚症状为主要表现的证。

2）辨证要点：心悸，心烦，失眠＋虚热症（潮热盗汗，脉细而数）。

3）治疗：滋阴养血，养心安神——补心丹（《摄生秘剖》）。

（3）心气虚证：

1）含义：心气不足，鼓动无力，以心悸怔忡及气虚症状为主要表现的证。

2）辨证要点：心悸怔忡＋气虚症（弱、疲、淡、虚）。

3）治疗：补益心气，养心安神——养心汤（《证治准绳》）。

（4）心阳虚证：

1）含义：心阳虚衰，温运失司，虚寒内生，以心悸怔忡，或心胸疼痛及阳虚症状为主要表现的证。

2）辨证要点：心悸怔忡/胸闷心痛＋阳虚症（形寒，面㿠，唇青，苔滑）。

3）治疗：温通心阳，养心安神——桂枝人参汤（《伤寒论》）。

（5）心阳暴虚脱证：

1）含义：心阳衰极，阳气欲脱，以心悸、胸痛、冷汗肢厥、脉微欲绝为主要表现的证。

2）辨证要点：心悸胸痛、神志模糊/昏迷＋亡阳症（汗、息、肢、脉）。

3）治疗：回阳固脱——参附汤（《世医得效方》）。

（6）心火亢盛证：

1）含义：心火内炽，扰神迫血，火热上炎下移，以心烦失眠、舌赤生疮、吐衄、尿赤及火热症状为主要表现的证。

2）辨证要点：心烦失眠、舌赤生疮、吐衄、尿赤＋实热症（热，赤，数，干，烦）。

3）治疗：清心泻火——泻心汤（《金匮要略》）／导赤散（《小儿药证直诀》）／犀角地黄汤（《千金方》）／清营汤（《温病条辨》）。

（7）心脉痹阻证：

1）含义：瘀血、痰浊、阴寒、气滞等因素阻痹心脉，以心悸怔忡、心胸憋闷疼痛为主要表现的证。

2）辨证要点：心悸怔忡、心胸憋闷疼＋血瘀／痰阻／寒凝／气滞症。

3）治疗：宣痹通阳——瓜蒌薤白桂枝汤（《金匮要略》）。

（8）痰蒙心神证：

1）含义：痰浊内盛，蒙蔽心神，以神志抑郁、错乱、痴呆、昏迷及痰浊症状为主要表现的证。痰蒙心神证又称痰迷心窍证。

2）辨证要点：神志抑郁、错乱、痴呆、昏迷＋痰浊症。

3）治疗：化痰开窍——清气化痰汤（《统旨方》）。

（9）痰火扰神证：

1）含义：火热痰浊交结，扰乱心神，以狂躁、神昏及痰热症状为主要表现的证。痰火扰神证又称痰火扰心（闭窍）证。

2）辨证要点：烦躁不宁、失眠多梦、狂躁、神昏谵语＋痰热症。

3）治疗：清心豁痰，开窍安神——礞石滚痰丸（《丹溪心法附余》）。

（10）瘀阻脑络证：

1）含义：瘀血阻滞脑络，以头痛、头晕及血瘀症状为主要表现的证。

2）辨证要点：头痛、头晕＋血瘀症（痛、肿、血、涩）。

3）治疗：通窍活血——通窍活血汤（《医林改错》）。

（11）小肠实热证：

1）含义：心火下移小肠，热迫膀胱，气化失司，以小便赤涩疼痛、心烦、舌疮及实热症状为主要表现的证。

2）辨证要点：小便赤涩疼痛、心烦、舌疮＋实热症。

3）治疗：利尿通淋，清心降火——导赤散（《小儿药证直诀》）。

（三）肺与大肠病辨证

1. 常见症状

（1）肺病：

1）主气司呼吸功能异常——咳嗽、气喘、哮鸣、胸满。

2）宣降通调水道功能异常——咯吐痰涎，胸闷胸痛，面目浮肿，小便不利。

3）卫外功能失职——自汗出，易感冒。

4）所属肺系病症——鼻、咽、喉（流涕，咽痛，声嘶）。

（2）大肠病：

1）传导失常——便秘、泄泻、下痢脓血。

2）通降失常——腹胀，腹痛，肠鸣。

2. 主要证型

（1）肺气虚证：

1）含义：肺气虚弱，宣肃、卫外功能减退，以咳嗽、气喘、自汗、易于感冒及气虚症状为主要表现的证。

2）辨证要点：咳、喘、痰稀＋气虚症（弱、疲、淡、虚）。

3）治疗：补气固表——正元饮（《秘旨方》）/玉屏风散（《世医得效方》）。

（2）肺阴虚证：

1）含义：肺阴亏虚，虚热内生，肺失滋润，清肃失司，以干咳无痰，或痰少而黏及阴虚症状为主要表现的证。

2）辨证要点：干咳无痰、痰少而黏＋阴虚症。

3）治疗：滋阴润肺——百合固金汤（《医方集解》）。

（3）风寒犯肺证：

1）含义：风寒侵袭，肺卫失宣，以咳嗽及风寒表证症状为主要表现的证。

2）辨证要点：咳嗽、痰稀色白＋风寒表症。

3）治疗：宣肺散寒——杏苏散（《温病条辨》）。

（4）风热犯肺证：

1）含义：风热侵犯，肺卫失宣，以咳嗽及风热表证症状为主要表现的证。

2）辨证要点：咳嗽、痰黄稠＋风热表症。

3）治疗：疏风清热止咳——桑菊饮（《温病条辨》）。

（5）燥邪犯肺证：

1）含义：燥邪侵犯，肺失清润，肺卫失宣，以干咳无痰，或痰少而黏及口鼻干燥症状为主要表现的证。

2）辨证要点：干咳无痰/痰少而黏＋燥淫症。

3）治疗：清肺润燥——清燥救肺汤（《医门法律》）。

（6）肺热炽盛证：

1）含义：热邪壅肺，肺失清肃，以咳嗽、气喘及里实热症状为主要表现的证。肺热炽盛证又称热邪壅肺证。

2）辨证要点：咳嗽、气喘、胸痛＋里实热症（热、赤、数、干、烦）。

3）治疗：清肺化热，止咳平喘——麻杏石甘汤（《伤寒论》）。

（7）痰热壅肺证：

1）含义：痰热交结，壅滞于肺，肺失清肃，以咳喘、痰黄稠及痰热症状为主要表现的证。

2）辨证要点咳嗽、气喘息粗＋痰热症。

3）治疗：泻肺平喘，解毒排脓——千金苇茎汤（《千金方》）。

（8）寒痰阻肺证：

1）含义：寒痰交阻于肺，肺失宣降，以咳嗽气喘、痰多色白及寒证症状为主要表现的证。寒痰阻肺证又名寒饮停肺证、痰浊阻肺证。

2）辨证要点：咳喘、气喘＋寒痰症（痰、闷、腻、滑）。

3）治疗：健脾化痰——二陈汤（《和剂局方》）。

（9）饮停胸胁证：

1）含义：水饮停于胸胁，阻滞气机，以胸廓饱满、胸胁胀闷或痛及饮停症状为主要表现的证。即属痰饮病之"悬饮"。

2）辨证要点：胸廓饱满、胸胁胀闷/痛＋饮停症。

3）治疗：温阳化饮——苓桂术甘汤（《金匮要略》）。

（10）风水搏肺证：

1）含义：于风邪袭肺，宣降失常，通调水道失职，水湿泛溢肌肤，以突起头面浮肿及卫表症状为主要表现的证。

2）辨证要点：骤起面、睑浮肿＋卫表症（寒、热、浮、薄）。

3）治疗：疏风宣肺利水——麻黄连翘赤小豆汤（《伤寒论》）。

（11）大肠湿热证：

1）含义：湿热壅阻肠道气机，大肠传导失常，以腹痛、泄泻及湿热症状为主要表现的证。大肠湿热证又称肠道湿热证。

2) 辨证要点：腹痛、泄泻+湿热症。

3) 治疗：清热利湿——葛根芩连汤（《伤寒论》）/白头翁汤（《伤寒论》）。

（12）肠热腑实证：

1) 含义：邪热入里，与肠中糟粕相搏，以腹满硬痛、便秘及里热炽盛症状为主要表现的证。肠热腑实证即六经辨证中的阳明腑实证。

2) 辨证要点：腹满硬痛、便秘+里热炽盛症（热，赤，数，干，烦）。

3) 治疗：通腑泻热，急下存阴——大承气汤（《伤寒论》）。

（13）肠燥津亏证：

1) 含义：津液亏损，肠失濡润，传导失职，以大便燥结难下及津亏症状为主要表现的证。肠燥津亏证又名大肠津亏证。

2) 辨证要点：大便燥结难下+津亏症。

3) 治疗：润肠通便——麻子仁丸（《伤寒论》）/增液承气汤（《温病条辨》）/益血润肠丸（《沈氏尊生书》）。

（14）肠虚滑泻证：

1) 含义：大肠阳气虚衰不能固摄，以大便滑脱不禁及阳虚症状为主要表现的证。肠虚滑泻证又称大肠虚寒证。

2) 辨证要点：大便失禁+阳虚症。

3) 治疗：温阳涩肠——赤石脂禹余粮汤（《伤寒论》）/附子理中丸（《景岳全书》）。

（15）虫积肠道证：

1) 含义：蛔虫等寄居肠道，阻滞气机，噬耗营养，以腹痛、面黄体瘦、大便排虫及气滞症状为主要表现的证。

2) 辨证要点：腹痛、面黄体瘦、大便排虫+气滞症。

3) 治疗：驱蛔安中——化虫丸（《和剂局方》）。

（四）脾与胃病辨证

1. 常见症状

（1）脾病：

1) 精微失运：食少，腹胀，腹泻。

2) 水湿停聚：水肿，腹水，痰饮，带下，白浊。

3) 气陷下垂：气坠，脱肛，内脏下垂。

4) 失于统血：便血，尿血、肌衄，崩漏。

5）气血亏虚：神疲，懒言，面萎，形瘦，舌淡，脉虚。

（2）胃病：

1）受纳腐熟障碍：纳差，脘胀，易饥，脘痛。

2）胃气不降上逆：呕吐，恶心，呃逆，嗳气。

2. 主要证型

（1）脾气虚证：

1）含义：脾气不足，运化失职，以纳少、腹胀、便溏及气虚症状为主要表现的证。

2）辨证要点：纳少、腹胀、便溏＋气虚症（弱、疲、淡、虚）。

3）治疗：补气健脾——参苓白术散（《和剂局方》）。

（2）脾虚气陷证：

1）含义：脾气虚弱，升举无力而反下陷，以眩晕、泄泻、脘腹重坠、内脏下垂及气虚症状为主要表现的证。脾虚气陷证又名中气下陷证。

2）辨证要点：眩晕、泄泻、脘腹重坠、内脏下垂＋气虚症。

3）治疗：补气健脾，升阳举陷——补中益气汤（《脾胃论》）。

（3）脾阳虚证：

1）含义：脾阳虚衰，失于温运，阴寒内生，以纳少、腹胀、腹痛、便溏及阳虚症状为主要表现的证。

2）辨证要点：腹胀、腹痛、大便清稀＋阳虚症。

3）治疗：温中健脾——理中汤（《伤寒论》）加味。

（4）脾不统血证：

1）含义：脾气虚弱，统血失常，血溢脉外，以各种出血及脾气虚症状为主要表现的证。脾不统血证又名气不摄血证。

2）辨证要点：各种出血＋脾气虚症。

3）治疗：健脾摄血——归脾汤（《济生方》）。

（5）湿热蕴脾证：

1）含义：湿热内蕴，脾失健运，以腹胀、纳呆、便溏及湿热症状为主要表现的证。

2）辨证要点：腹胀、纳呆、便溏＋湿热症。

3）治疗：清热利湿健脾——甘露消毒丹（《温热经纬》）。

（6）寒湿困脾证：

1）含义：寒湿内盛，困阻脾阳，运化失职，以脘腹痞闷、纳呆、便溏、身重与寒湿症状为主要表现的证。

2）辨证要点：脘腹痞闷、纳呆、腹胀、便溏、身重＋寒湿症（晦、重、腻、缓）。

3）治疗：健脾化湿——胃苓汤（五苓散＋平胃散）（《证治准绳》）。

（7）胃气虚证：

1）含义：胃气虚弱，胃失和降，以纳少、胃脘痞满、隐痛及气虚症状为主要表现的证。

2）辨证要点：胃脘痞满、隐痛喜按、纳少＋气虚症（弱、疲、淡、虚）。

3）治疗：健胃益气——升阳益胃汤（《内外伤辨惑论》）。

（8）胃阳虚证：

1）含义：胃阳不足，胃失温养，以胃脘冷痛及阳虚症状为主要表现的证。

2）辨证要点：胃脘冷痛＋阳虚症。

3）治疗：益气温胃——黄芪建中汤（《金匮要略》）。

（9）胃阴虚证：

1）含义：胃阴亏虚，胃失濡润、和降，以胃脘隐隐灼痛、饥不欲食及阴虚症状为主要表现的证。

2）辨证要点：胃脘隐隐灼痛、饥不欲食＋阴虚症（轻症）。

3）治疗：滋阴养胃——益胃汤（《温病条辨》）。

（10）寒滞胃脘证：

1）含义：寒邪犯胃，阻滞气机，以胃脘冷痛、恶心呕吐及实寒症状为主要表现的证。

2）辨证要点：脘腹冷痛恶心呕吐＋实寒症（冷白迟痛蜷）。

3）治疗：温胃散寒——厚朴温中汤（《内外伤辨惑论》）。

（11）胃热炽盛证：

1）含义：火热壅滞于胃，胃失和降，以胃脘灼痛、消谷善饥及实热症状为主要表现的证。

2）辨证要点：胃脘灼痛，消谷善饥＋实热症（热，赤，灼，干）。

3）治疗：清胃泻火——清胃散（《兰宝秘藏》）/玉女煎（《景岳全书》）。

（12）食滞胃脘证：

1）含义饮食停积胃脘，以胃脘胀满疼痛、拒按、嗳腐吞酸、泻下臭秽及气滞症状为主要表现的证。

2）辨证要点：胃脘胀满疼痛、嗳腐吞酸/呕吐酸馊食物/泻下酸腐臭秽＋

气滞症。

3) 治疗：消食导滞——保和丸（《丹溪心法》）。

（五）肝与胆病辨证

1. 常见症状

（1）肝病：

1）肝失疏泄——胁胀痛，肝胆肿大，抑郁，易怒。

2）肝不主筋——抽搐，震颤，麻木，项强。

3）肝不藏血——吐血，衄血。

4）肝不养目——目赤肿痛，涩物昏花，失明。

5）肝经不利——巅顶痛，侧身痛，少腹冷痛，外阴不适。

（2）胆病：

1）胆汁失疏——黄疸，口苦。

2）胆气不足——胆怯，易惊。

2. 主要证型

（1）肝血虚证：

1）含义：肝血不足，机体失养，以眩晕、视力减退、肢体麻木及血虚症状为主要表现的证。

2）辨证要点：眩晕、视力减退、肢体麻木＋血虚症。

3）治疗：养血补肝——补肝汤（《医宗金鉴》）。

（2）肝阴虚证：

1）含义：肝阴不足，虚热内生，以眩晕、目涩、胁痛及虚热症状为主要表现的证。

2）辨证要点：眩晕、目涩、胁肋隐痛＋阴虚症。

3）治疗：滋阴养肝——一贯煎（《柳州医话》）。

（3）肝郁气滞证：

1）含义：肝失疏泄，气机郁滞，以情志抑郁，胸胁、少腹胀痛及气滞症状为主要表现的证。肝郁气滞证又名肝气郁结证。

2）辨证要点：情志抑郁，胸胁、少腹胀痛，脉弦＋气滞症（痛、胀、郁、弦）。

3）治疗：疏肝解郁——柴胡疏肝散（《景岳全书》）。

（4）肝火炽盛证：

1）含义：火热炽盛，内扰于肝，气火上逆，以头痛、胁痛、烦躁、耳鸣及实热症状为主要表现的证。肝火炽盛证又名肝火上炎证。

2）辨证要点：头目胀痛、胁痛、烦躁、耳鸣＋实热症。

3）治疗：清泻肝胆——龙胆泻肝汤（《医宗金鉴》）。

（5）肝阳上亢证：

1）含义：肝肾阴亏，阴不制阳，阳亢于上，以眩晕耳鸣、头目胀痛、头重脚轻、腰膝酸软等上盛下虚症状为主要表现的证。

2）辨证要点：头目胀痛、眩晕耳鸣、急躁易怒、头重脚轻、腰膝酸软等上盛下虚症状共见。

3）治疗：滋阴潜阳——天麻钩藤饮（《杂病证治新义》）。

（6）肝风内动证：

含义：因阳亢、火热、阴虚、血亏等所致，出现以眩晕、麻木、抽搐、震颤等以"动摇"症状为主要表现的一类证。肝见内动证属内风证。一般分为四类：

1）肝阳化风证：

含义：阴虚阳亢，肝阳升发无制，引动肝风，以眩晕头痛、肢麻震颤、祸僻不遂为主要表现的证。

辨证要点：眩晕欲仆、肢麻震颤、口眼祸斜、半身不遂等为主要表现。

治疗：平肝潜阳熄风——镇肝熄风汤（《医学衷中参西录》）。

2）热极生风证：

含义：邪热亢盛，燔灼筋脉，引动肝风，以高热、神昏、抽搐与实热症状为主要表现的证。

辨证要点：高热、神昏、抽搐＋实热症。

治疗：清热熄风——羚角钩藤汤（《通俗伤寒论》）。

3）阴虚动风证：

含义：肝阴亏虚，筋脉失养，虚风内动，以手足震颤或蠕动及虚热症状为主要表现的证。

辨证要点：手足震颤/蠕动＋阴虚症。

治疗：养阴熄风——大定风珠（《温病条辨》）。

4）血虚生风证：

含义：血液亏虚，筋脉失养，虚风内动，以手足颤动、肢体麻木及血虚症状为主要表现的证。

辨证要点：手足颤动、肢体麻木＋血虚症（淡、晕、细、弱）。

治疗：养血熄风——四物汤（《和剂局方》）。

肝风内动四证的区别

证型	共同点	动风特点	兼症	治疗
血虚生风	均为肝风内动均有眩麻抽颤	肢麻震颤，瞤动瘙痒	面白甲淡，舌淡脉细	四物汤
阴虚动风		手足蠕动	潮热颧红，咽干消疲	大定风珠
肝阳化风		晕仆项强，卒昏偏瘫	躁晕痛赤，腰膝酸软	镇肝熄风汤
热极生风		抽搐项强，上视反张	高热神昏，舌红脉数	羚角钩藤汤

（7）寒滞肝脉证：

1）含义：寒邪侵袭，凝滞肝经，以少腹、前阴、颠顶冷痛及实寒症状为主要表现的证。

2）辨证要点：少腹、前阴、颠顶冷痛＋实寒证（冷、白、迟、清、蜷）。

3）治疗：暖肝散寒——暖肝煎（《景岳全书》）。

（8）胆郁痰扰证：

1）含义：痰热内扰，胆气不宁，以胆怯易惊、心烦失眠及痰热症状为主要表现的证。

2）辨证要点：惊悸失眠、胆怯易惊＋痰热症。

3）治疗：化痰解郁，清胆和胃——黄连温胆汤（《六因条辨》）。

（六）肾与膀胱病辨证

1. 常见症状

（1）肾病：

1）生长、发育、生殖障碍——腰膝酸软；早衰、五迟、五软；阳萎、遗精；不育、不孕、女子经少经闭。

2）下元不固——尿失禁、遗尿滑精、带下量多、滑胎、余沥不尽。

3）肾失摄纳肺气——喘息，呼多吸少。

4）肾不主水——浮肿，尿少，腰下肿甚。

（2）膀胱病：排尿功能异常——尿频，尿急，尿痛，尿闭。

2. 主要证型

（1）肾阳虚证：

1）含义：肾阳亏虚，机体失其温煦，以腰膝酸冷、性欲减退、夜尿多及阳虚症状为主要表现的证。

2）辨证要点：腰膝冷痛、性欲减退、夜尿多＋虚寒症。

3）治疗：温补肾阳——金匮肾气丸（《金匮要略》）。

（2）肾虚水泛证：

1）含义：肾的阳气亏虚，气化无权，水液泛溢，以浮肿下肢为甚、尿少及肾阳虚症状为主要表现的证。

2）辨证要点：浮肿以腰以下为甚、小便不利＋肾阳虚症。

3）治疗：温肾利水——真武汤（《伤寒论》）。

（3）肾阴虚证：

1）含义：肾阴亏损，失于滋养，虚热内扰，以腰酸而痛、遗精、经少、头晕耳鸣及阴虚症状为主要表现的证。

2）辨证要点：腰酸耳鸣、男子遗精、女子月经失调＋阴虚症。

3）治疗：滋阴补肾——六味地黄丸（《小儿药证直诀》）/知柏地黄丸（《医宗金鉴》）。

（4）肾精不足证：

1）含义：肾精亏损，脑与骨、髓失充，以生长发育迟缓、生育机能低下、成人早衰等为主要表现的证。

2）辨证要点：小儿生长发育迟缓、成人生育机能低下、早衰为主要表现。

3）治疗：补益肾精——河车大造丸（《扶寿精方》）。

（5）肾气不固证：

1）含义：肾气亏虚，失于封藏、固摄，以腰膝酸软，小便、精液、经带、胎气不固及肾虚症状为主要表现的证。

2）辨证要点：腰膝酸软、小便频数清长、滑精、滑胎、带下量多清稀＋肾气虚症。

3）治疗：补肾固摄——菟丝子丸（《济生方》）。缩泉丸（《补遗方》）/金锁固精丸（《医方集解》）/白带丸（《内科摘要》）/右归丸（《景岳全书》）/胶艾安宫汤（《景岳全书》）。

（6）肾不纳气证：

1）含义：肾气亏虚，纳气无权，以久病咳喘、呼多吸少、动则尤甚及肾虚症状为主要表现的证。肾不纳气证又称肺肾气虚证。

2）辨证要点：久病咳喘、呼多吸少、动则尤甚＋肾气虚症（声低、自汗、腰膝软酸）。

3）治疗：补肾纳气——人参蛤蚧散（《卫生宝鉴》）。

（7）膀胱湿热证：

1) 含义：湿热侵袭，蕴结膀胱，以小便频急、灼涩疼痛及湿热症状为主要表现的证。

2) 辨证要点：尿频、尿急、尿道灼痛、尿短黄＋湿热症。

3) 治疗：清利湿热，利尿通淋——八正散（《和剂局方》）。

（七）脏腑兼证辨证

1. 常见症状

（1）脏腑兼病证候：凡两个或两个以上脏腑的病证同时并见的证候。如：心脾两虚、心肾不交、肺肾阴虚、胃肠实热等。

（2）脏腑兼病辨证：根据病变脏腑的病理特点、相互关系分析脏腑兼病证候指导临床辨证的方法。

2. 主要证型

（1）心肾不交证：

1) 含义：心肾水火既济失调，以心烦、失眠、梦遗、耳鸣、腰膝酸软等为主要表现的证。

2) 辨证要点：心烦、失眠、腰膝酸软、耳鸣、梦遗＋虚热/虚寒症。

3) 治疗：滋阴降火，交通心肾——黄连阿胶汤（《伤寒论》）。

（2）心肾阳虚证：

1) 含义：心与肾的阳气虚衰，温煦失职，以心悸、腰膝酸冷、浮肿及阳虚症状等为主要表现的证。其浮肿明显者，可称为水气凌心证。

2) 辨证要点：心悸怔忡、腰膝酸冷、肢体浮肿＋虚寒症。

3) 治疗：温补心肾，壮阳利水——真武汤（《伤寒论》）＋桂枝。

（3）心肺气虚证：

1) 含义：心肺两脏气虚，功能减退，以心悸、咳嗽、气喘及气虚症状为主要表现的证。

2) 辨证要点：心悸、咳喘、胸闷、气喘＋气虚症（弱疲淡虚）。

3) 治疗：补益心肺——正元饮（《秘旨方》）。

（4）心脾两虚证：

1) 含义：脾气亏虚，心血不足，以心悸怔忡、失眠多梦、食少、腹胀、便溏及气血两虚症状为主要表现的证。

2) 辨证要点：心悸怔忡、失眠多梦、食少便溏、慢性出血 ＋ 气血两虚症

（弱，疲，淡，虚，晕，细）。

3）治疗：补益心脾——归脾汤（《济生方》）。

（5）心肝血虚证：

1）含义：血液亏少，心肝失养，以心悸、多梦、眩晕、爪甲不荣、肢麻及血虚症状为主要表现的证。

2）辨证要点：心悸、失眠、眩晕、爪甲不荣、肢麻等＋血虚症。

3）治疗：补养阴血，安神镇静——酸枣仁汤（《金匮要略》）。

（6）肺脾气虚证：

1）含义：脾肺两脏气虚，以咳嗽、气喘、食少、腹胀、便溏及气虚症状为主要表现的证。

2）辨证要点：咳嗽气喘、痰液清稀、食少便溏＋气虚证症（弱，疲，淡，虚）。

3）治疗：补益脾肺——参苓白术散（《和剂局方》）。

（7）肺肾阴虚证：

1）含义：肺肾阴液亏虚，虚热内扰，以干咳、少痰、腰酸、遗精及阴虚症状为主要表现的证。

2）辨证要点：干咳少痰、腰酸、遗精＋阴虚内热虚热症。

3）治疗：滋补肺肾——百合固金汤（《医方集解》）＋六味地黄汤。

（8）肝火犯肺证：

1）含义：肝火炽盛，上逆犯肺，肺失清肃，以胸胁灼痛、急躁易怒、咳嗽阵作或咳血及实热症状为主要表现的证。

2）辨证要点：胸胁灼痛、急躁易怒、咳嗽阵作/咳血＋实热症。

3）治疗：清肝泻肺——化肝煎（《景岳全书》）。

（9）肝胃不和证：

1）含义：肝气郁结，横逆犯胃，胃失和降，以脘胁胀痛、嗳气、吞酸、情绪抑郁及气滞症状为主要表现的证。

2）辨证要点：脘胁胀痛、嗳气、吞酸、情志抑郁＋气滞症。

3）治疗：疏肝和胃——柴胡疏肝散（《景岳全书》）。

（10）肝郁脾虚证：

1）含义：肝失疏泄，脾失健运，以胸胁胀痛、腹胀、便溏、情志抑郁症状为主要表现的证。

2）辨证要点：胸胁胀痛、腹胀、便溏＋情志抑郁症。

3）治疗：疏肝健脾——逍遥散（《和剂局方》）。

（11）肝胆湿热证：

1）含义：湿热内蕴肝胆，肝胆疏泄失常，以身目发黄、胁肋胀痛及湿热症状为主要表现的证。以阴痒、带下黄臭及湿热症状为主要表现者，称为肝经湿热（下注）证。

2）辨证要点：

肝胆湿热——胁肋胀痛、身目发黄等＋湿热症。

肝经湿热——阴部瘙痒、带下黄臭等＋湿热症。

3）治疗：清利肝胆湿热——茵陈蒿汤（《伤寒论》）/茵陈五苓散（《金匮要略》）/龙胆泻肝汤（《医宗金鉴》）。

（12）肝肾阴虚证：

1）含义：肝肾两脏阴液亏虚，虚热内扰，以腰酸胁痛、两目干涩、眩晕、耳鸣、遗精及阴虚症状为主要表现的证。

2）辨证要点：胸胁隐痛、腰膝酸软、眩晕耳鸣、两目干涩＋虚热症。

3）治疗：滋肝补肾——杞菊地黄汤（《医芨》）。

（13）脾肾阳虚证：

1）含义：指脾肾阳气亏虚，温化失职，虚寒内生，以久泄久痢、浮肿、腰腹冷痛及阳虚症状为主要表现的证。

2）辨证要点：腰腹冷痛、久泄久痢、五更泄泻＋虚寒症。

3）治疗：温阳止泄利水——附子理中汤（《三因方》）/实脾饮（《济生方》）。

二、六经辨证

（一）概述

1. 含义

（1）六经：太阳经、阳明经、少阳经、太阴经、少阴经、厥阴经。

（2）六经病证：外感病过程中所表现的以六经所系的经络、脏腑生理病理为基础的六类病证（太阳病、阳明病、少阳病、太阴病、少阴病、厥阴病）。

（3）六经辨证：东汉医家张仲景在《素问·热论》的基础上，在其《伤寒杂病论》中确立起来的用以说明外感病证候特点和传变规律的一种辨证方法。

名师传道——袁肇凯中医诊断教学要点与疑难解析

2. 特点

（1）病因：以外感风寒之邪为主（原始病因）。

（2）病位：以经络、脏腑为病理基础。

三阳病（膀胱、胃肠、胆）——六腑病变为基础。

三阴病（脾、心肾、肝）——五脏病变为基础。

（3）病性：

三阳病——多实、多热（病势亢奋，抗病力强）。

三阴病——多虚、多寒（病势衰减，抗病力弱）。

（二）辨六经病证

1. 太阳病证

（1）太阳经证：

含义：指六淫之邪侵袭人体肌表，正邪相争，营卫失和所表现的证。太阳经证为外感病的初起阶段。

特点：伤寒病初期；病在肌表。

要点：感寒史；主症：脉浮，头项强痛，恶寒。

1）太阳中风证：

含义：指以风邪为主的风寒之邪侵袭太阳经脉，致使卫强营弱所表现的证。临床又称外感表虚证。

辨证要点：发热，恶风，汗出，脉浮缓。

治疗：解肌祛风，调和营卫——桂枝汤（《伤寒论》）。

2）太阳伤寒证：

含义：以寒邪为主的风寒之邪侵袭太阳经脉，使卫阳被遏，营阴郁滞所表现的证。临床又称伤寒表实证。

辨证要点：恶寒，无汗，头身疼痛，脉浮紧。

治疗：辛温发汗，宣肺平喘——麻黄汤（《伤寒论》）。

太阳伤寒证与太阳中风证鉴别

证名	共同点	病因	体质	症状	性质
太阳伤寒证	太阳经病证，恶风寒，头身痛，脉浮。	寒邪为主	较强	无汗，脉浮紧	表实证
太阳中风证		风邪为主	较弱	有汗，脉浮缓	表虚证

（2）太阳腑证：

1）太阳蓄水证：

含义：太太阳经证不解，病邪循经内传太阳之腑所表现的证。因其病位、病机和证候表现不同，临床又分为太阳蓄水证和太阳蓄血证。

辨证要点：小腹满、小便不利＋太阳经证症。

治疗：通阳化气，利水解表——五苓散（《伤寒论》）。

2）太阳蓄血证：

含义：太阳经证未解，邪热内传，邪热与瘀血互结于少腹所表现的证。

辨证要点：少腹急硬，小便自利，便黑。

治疗：泄热行瘀——桃仁承气汤（《伤寒论》）/代抵当汤（《证治准绳》）。

2. 阳明病证

（1）阳明经证：

1）含义：邪热亢盛，充斥阳明之经，弥漫于全身，而肠中糟粕尚未结成燥屎所表现的证。

2）辨证要点：壮热，汗出，口渴，脉洪大。

3）治疗：清热生津——白虎汤（《伤寒论》）。

（2）阳明腑证：

1）含义：邪热内炽阳明之腑，并与肠中糟粕相搏，燥屎内结，阻滞肠道所表现的证。

2）辨证要点：潮热汗出，腹满硬痛，大便秘结，苔黄燥，脉沉实。

3）治疗：通腑泻热——大承气汤（《伤寒论》）。

3. 少阳病证

（1）含义：邪犯少阳，正邪分争，枢机不利，胆火内郁，经气不畅所表现的证。

（2）辨证要点：寒热往来，胸胁苦满，口苦，咽干，目眩，脉弦。

（3）治疗：和解表里，轻宣胆热——小柴胡汤（《伤寒论》）。

4. 太阴病证

（1）含义：脾阳虚弱，邪从寒化，寒湿内生所表现的证。

（2）辨证要点：腹满时痛、自利、口不渴＋虚寒症。

（3）治疗：温中散寒——理中汤（《伤寒论》）。

5. 少阴病证

（1）少阴寒化证：

1）含义：病邪深入少阴，心肾阳气虚衰，从阴化寒，阴寒独盛所表现的虚寒证。

2）辨证要点：无热恶寒，四肢厥冷，下利清谷，脉微细。

3）治疗：温化少阴，回阳救逆——四逆汤（《伤寒论》）。

（2）少阴热化证：

1）含义：病邪深入少阴，心肾阴虚，从阳化热所表现的虚热证。

2）辨证要点：心烦失眠，口燥咽干，舌尖红，脉细数。

3）治疗：滋阴清热——黄连阿胶汤（《伤寒论》）。

6. 厥阴病证

（1）含义：疾病发展传变到较后阶段，所出现的阴阳对峙、寒热交错、厥热胜复所表现的证。

（2）辨证要点：消渴，心中疼热，饥而不欲食。

（3）治疗：调理寒热，和胃安蛔——乌梅丸（《伤寒论》）。

（三）六经病证的传变

1. 传经

（1）含义：病邪从外侵入，由表及里，或正气来复，由里出表，由某一经病证转变为另一经病证。

（2）分类：

1）循经传：按伤寒六经的顺序相传。

2）越经传：不按循经传次序，隔一经甚或隔两经相传。

3）表里传：六经中互为表里的阴阳两经相传。

2. 直中

（1）含义：凡外感病邪不从阳经传入，而直接侵袭阴经者，称为直中。

（2）分类：①直中太阴（脾）；②直中少阴（心肾）；③直中厥阴（肝）。

3. 合病

（1）含义：疾病发病之初，两经或三经的病证同时出现，称为合病。

（2）分类：①太阳阳明合病；②太阳少阳合病；③三阳合病。

4. 并病

（1）含义：疾病凡一经病证未罢，又出现另一经病证，两经病证合并出现。

（2）分类：①太阳阳明并病；②太阳少阳并病；③阳明/少阳并病。

三、卫气营血辨证

（一）概述

1. 含义

（1）卫气营血辨证：是清代叶天士在伤寒六经辨证的基础上，在其《外感湿热篇》中所创立的一种论治外感温热病的辨证方法。

（2）温热病：由外温热病邪（如风、热、暑、燥、湿）所引起的，以热象偏重，并具有季节性和传染性的一类外感疾病的总称。

2. 区别

温热病与伤寒病的区别：

疾病	发病	特点	温病前	温病后	辨证
伤寒	寒邪外袭	传变较慢，易伤阳气	伤寒义广	伤寒义狭	六经辨证
温病	温邪上受	传变迅速，易于内陷	温病义狭	温病义广	卫气营血辨证

（二）辨卫气营血证

1. 卫分证

（1）含义：温热病邪侵袭肌表，卫气功能失常所表现的证。常见于外感温热病的初起阶段。

（2）辨证要点：感受风热的病史＋表热证（发热、微恶风寒、舌边尖红、脉浮数）。

（3）治疗：辛凉透表——银翘散（《温病条辨》）/桑菊饮（《温病条辨》）。

2. 气分证

（1）含义：温热病邪内传脏腑，正盛邪炽，阳热亢盛所表现的里实热证。

（2）辨证要点：实热证＋（肺／心神／大肠／胆经）邪盛症状。

（3）治疗：清气泄热——麻杏石甘汤（《伤寒论》）/栀子豉汤（《伤寒论》）/增液承气汤（《温病条辨》）/清肝汤（《类证治裁》）。

3. 营分证

（1）含义：温病邪热内陷，营阴受损，心神被扰所表现的证。营分证是温热病发展过程中较为深重的阶段。

（2）辨证要点：身热夜甚、心烦、舌红绛、脉细数等为主要表现。

（3）治法：清营透热——清营汤（《温病条辨》）。

名师悟道——袁肇凯中医诊断教学要点与疑难解析

4. 血分证

（1）含义：温病邪热深入阴血，导致动血、动风、耗阴所表现的一类证。血分证是温热病发展过程中最为深重的阶段。

（2）分类：

1）血分实热证：

含义：温热病邪深入血分，闭扰心神，迫血妄行，或燔灼肝经所表现的证。本证多为血分证的前期阶段。

辨证要点：身热夜甚、躁扰神昏、舌质深绛、脉弦数＋出血/动风症（热盛动风）。

治疗：凉血散瘀——犀角地黄汤（《千金方》）。

清肝熄风——羚角钩藤汤（《通俗伤寒论》）。

2）血分虚热证：

含义：血热久羁，耗伤肝肾之阴，以持续低热，并见机体失养，或虚风内动等所表现的证。本证多为血分证的后期阶段。

辨证要点：低热持续不退＋形体干瘦，或手足蠕动、瘛疭等症状。

治疗：养阴清热——青蒿鳖甲汤（《温病条辨》）。

养阴熄风——大定风珠（《温病条辨》）。

（三）卫气营血证的传变

1. 顺传

（1）含义：温热病邪依次从卫分，至气分、营分、血分。

（2）意义：①由表入里；②由浅入深；③由轻到重；④由实致虚。

2. 逆传

（1）含义：温热病邪不按照上述次序及规律传变，如邪入卫分后，不经过气分阶段而直接深入营分、血分，出现神昏、谵语等重笃病情。

（2）意义：邪气太盛或正气大虚，病势更加危急凶险。

四、三焦辨证

三焦辨证——是清代吴鞠通根据《黄帝内经》中三焦部位，功能特点的概念，在卫气营血辨证的基础上将外感温热病的证候归纳为上、中、下三焦病证，用以阐明三焦所属脏腑在温热病过程中的病理变化、证候表现及传变规律，以指导治疗的辨证方法。

（一）辨三焦病证

1. 上焦病证

（1）含义：是温热病邪侵犯手太阴肺经和手厥阴心包经所表现的证。

（2）分类：

1）邪犯肺卫证：

辨证要点：发热、微恶风寒、舌边尖红、脉浮数为主要表现。

治疗：辛凉解表——银翘散。

2）邪热壅肺证：

辨证要点：但热不寒、咳喘、苔黄、脉数为主要表现。

治疗：清热宣肺——麻杏石甘汤。

3）邪陷心包证：

辨证要点：高热、神昏、肢厥、舌质红绛为主要表现。

治疗：清营透热——清营汤。

2. 中焦病证

（1）含义：温热之邪侵犯中焦脾胃，从燥化或从湿化所表现的证。

（2）分析：

1）阳明燥热证：

辨证要点：身热、腹满、便秘、苔黄燥、脉沉实等为主要表现。

治疗：清热存津——白虎汤。

2）太阴湿热证：

辨证要点：身热不扬、脘痞欲呕、头身困重、苔黄腻、脉濡数等为主要表现。

治疗：化湿清热——连朴饮（《霍乱论》）。

3. 下焦病证

（1）含义：温热之邪犯及下焦，以劫夺肝肾之阴为主所表现的证。

（2）分析：

1）热灼真阴证（肾阴亏虚）：

辨证要点：身热颧红、神倦耳聋等＋阴虚症。

治疗：养阴清热——青蒿鳖甲汤。

2）虚风内动证（肝阴亏虚）：

辨证要点：手足蠕动、瘛疭、舌绛苔少、脉虚等＋阴虚症。

治疗：养阴熄风——大定风珠。

（二）三焦病证的传变一般规律

1. 顺传：由上焦手太阴肺经开始，继而传入中焦，最后传入下焦，此为"顺传"。提示病邪由浅入深，病情由轻转重。

2. 逆传：温热病邪由肺卫直接传入手厥阴心包经，此为"逆传"。说明邪热炽盛，病情重笃。

五、经络辨证

（一）概述

1. 含义

以经络学说为理论依据，对疾病所反映的症状、体征进行综合分析，判断病变所属经络脏腑及其病因病性的辨证方法。

其内容一般包括十二经脉病证和奇经八脉病证。

2. 方法

（1）经络所经部位的痛、麻、酸、胀、不仁、不用等，均为经气失常的表现，即可辨别所伤之经络。

（2）经络所属脏腑的各种症状，体征，可辨别相关经络的病位（如肺经病变，见喘咳，逆气）。

（二）辨十二经脉病证

1. 含义

手足三阴三阳十二经脉所循行和所属脏腑的病变，称为十二经脉病证。

2. 病症分类

（1）是动病——本经经脉受邪发生病变而出现的症状、体征。

（2）所生病——本经所属脏腑发生病变出现的症状、体征。

3. 症状特点

（1）经络循行部位的症状：经脉受邪，经气不利，所现病证多与其循行部位有关。

（2）经络及所属脏腑症状：经络受病可影响脏腑，脏腑病变可反映于经络，而常表现为所属脏腑的病候与经脉循行部位的症状相兼。

（3）多经合病的症状：一经受邪可影响他经，表现为多经合病的症状。

（三）奇经八脉病证要点

1. 含义

冲、任、督、带、阳维、阴维、阳跷、阴跷等八条经脉的病变，称奇经八脉病证。奇经八脉具有联系十二经脉，调节人体阴阳气血作用。

奇经八脉病证由其所循行的部位和所具有的特殊功能所决定。

2. 症状特点

（1）冲、任、督脉病征——常与人的先、后天真气有关，并常反映为生殖功能的异常。

（2）带脉病征——常见腰脊绕腹而痛、子宫脱垂、赤白带下等。

（3）阴跷、阳跷病变——病多表现为肢体痿痹无力、运动障碍。

（4）阳维、阴维病变——恶寒、发热；心胸、脘腹、阴中疼痛。

附：诊断综合运用

1. 概念

将中医诊断过程中病情资料的采集、整理和分析，辨证方法的选用并作出病、证结论的各个环节有机地结合，称为"诊断的综合运用"。

2. 理由

（1）是诊法与辨证结合的需要。

（2）是临床诊断思维的必经之路。

3. 内容

（1）诊断思路：病情资料的综合处理；证候诊断思路；疾病诊断思路；辨证与辨病相结合。

（2）病历书写：病历的沿革与意义；病历的要求与内容；病历的书写格式。

第八章 中医诊断思维与应用

一、中医诊断思维方法

（一）中医诊断基本思维方法

1. 比较法

（1）含义：是区分病人的某些临床症状之间或某些证之间的相同点或不同点。

（2）特点：①可以提高临床资料来源的准确性。②可以进一步确定证的性质、部位和所处阶段。

2. 类比法

（1）含义：将病人临床表现和已知的某一种常见病证进行比较，若二者主要特征相吻合，则其诊断成立。

（2）特点：①熟练掌握常见病证的临床表现及诊断要点是其先决条件。②属直接对应式思维，迅速、简捷、准确率高。

3. 分类法

（1）含义：根据临床症状或病证之间的共同点和差异点，将其区分为不同种类的方法。

（2）特点：①分类法以比较法为基础，必须遵循相应相称、统一标准、逐级进行的原则。②反映认识水平的深浅。

4. 归纳法

（1）含义：是将病人表现的各种症状、体征，按照辨证的基本内容进行归类，归纳出各症状、体征所反映的共性特征，从而抓住病证本质的思维方法。

（2）特点：适用于症征较多，表现复杂的病证分析。

5. 演绎法

（1）含义：是运用从一般到个别、从抽象到具体的思维，对病情进行层层深入的辨证分析、推理的方法。

（2）特点：①常由大范畴推向小范畴。②可依据脏腑生理、病理推导。③根据病证所适方剂，反推该证的诊断。

6. 反证法

（1）含义：寻找不属于某另证的依据，而达到确诊某证的思维方法。

（2）特点：多用于疑似证之间的鉴别。

7. 模糊判断法

（1）含义：对多个不够精确、且非特异性的一般性症状，进行模糊的综合评判，而达明确诊断的思维方法。

（2）特点：将这些症状或体征有机地结合进行模糊运算，则能求出病证的"近似值"，从总体上达到认识病证本质的目的。

8. 其他法

（1）预测法——根据疾病发展变化的规律，判断或预测新的证型。

（2）试探法——即诊断性治疗，通过治疗的结果肯定或否定某病证。

（3）经验再现法——所诊治的某疑难病证与现诊治病证相似，按此经验进行诊治。

（4）逐一追索法——对病情复杂的病情，通过逐一排除各种不可能的诊断，逐步达到病证诊断的目的。

（二）中医诊断的思维过程

1. 四诊信息的采集与分析

（1）必要性资料：

1）含义：对某些病证诊断是必见的资料，一旦缺失就不能诊断为该病或该证。

2）特点：为病证的主症；非排他性资料。

（2）特征性资料：

1）含义：仅见于某病或某证，而不见于其他病或证的资料。

2）特点：但见即可诊断该病证。可由"非特异性资料"的有机组合。

（3）偶见性资料：

1）含义：出现概率较少，随个体差异而定的资料。

2）特点：诊断价值不大。可提示病证转化。

（4）一般性资料：

1）含义：既非必要性，又非特异性资料。

2）特点：①可引导出某些有意义的相关资料。②与其他资料组合可显示其意义。

（5）否定性资料：

1）含义：对某些病证诊断具有否定意义的资料。

2）特点：对相似的病证予以鉴别。

2. 辨证方法的综合应用

（1）辨证方法的关系：

八纲辨证（基本纲领）——各类辨证的共性总结

病因辨证（各种病因）　　病性/病因辨
气血津液辨证（病性）　　证深入运用

脏腑辨证
经络辨证　　病位　　"空间"位置辨别病位
六经辨证　　辨证　　（用于"内伤杂病"）
卫气营血辨证　深入　　"时间"层次辨别病位
三焦辨证　　运用　　（用于"外感时病"）

（2）辨证素：

1）辨证素的概念：指在中医学理论指导下，对证候及相关资料进行分析，辨别疾病当前的病位和病性证素，并做出证名诊断的思维过程与方法。

2）证素的基本特征：①证素为具体诊断单元。②证素根据中医学理论确定。③证素有相应的治法方药。

3）常见证素辨识：

辨病位证素的内容：辨病位证素即辨别病变现阶段的位置，如：心神、心、肺、脾、肝等。

辨病性证素的内容：病性证素，是指证的本质属性，是疾病当前的病理本质如：风、寒、暑、湿、燥火、痰、饮、水停、虫积、食积、脓、气滞等33项。

4）规范证名的构成：一个完整、规范的证名必须由病位证素和病性证素组成。

（3）辨证诊断的要求：

1）内容要准确全面：包括病位和病性。

2）证名要精炼规范：要求简洁扼要、精练确切、结构严谨、符合逻辑。

3）证候变则证名亦变。

4）不受证型的拘泥。

3. 疾病诊断的思路与方法

（1）病的含义：

1）广义的"病"（或称疾病）——在病因的作用下，机体邪正交争，阴阳失调，出现具有一定发展规律的演变过程。特点是：①疾病是相对健康而言的，二者之间没有截然的界线。②疾病具体表现在若干特定的症状和各阶段。

2）狭义的"病"（常以病名表示）——对具体疾病全过程的特点（如病因、病机、主要表现）与规律（趋势、转归、预后）等所作的病理性概括。病名是该具体疾病的代名词。其特点是：①代表着该病种的本质与特征。②根据各种具体病种、病状、病机特点而定。

3）辨病的概念：在中医学理论的指导下，按照有关"病"的定义，对病人的各种病情资料进行分析、综合，确定病人所患病种的思维过程，称之为"辨病"。

（2）病和证关系：

1）病和证的确立均是以"症"为依据。

2）病的本质一般规定着症的临床表现和证的演变规律。如"肺痈"的四个阶段。

3）病和证均为对疾病本质的认识，但认识的角度不同。即"全过程规律"（纵向）和"当前病理阶段"（横向）。

4）病的全过程中可形成不同的证（同病异证）；同一证又可见于不同的病之中（异病同证）。

（3）辨病诊断的意义：

1）把握病变规律：①根据疾病全过程的规律认识疾病的本质。②指导临床辨证。

2）针对疾病治疗：①以辨病为主进行专方专药治疗。②辨证施治配合辨病用药。

（4）疾病诊断一般途径：

1）主要依据发病特点辨病：①年龄，如"黄疸"。②性别，如妇女月经期疾病。③发病趋势，如水肿。

2）主要依据病因病史辨病：①特殊致病原因，如食生蚕豆——蚕豆黄。②病情演变趋势，如根据"昏厥"原发病史。

3）主要依据主症或特征症辨病：如阵发呛咳、鸡鸣回声——顿咳。

4）主要依据特发人群辨病：如妇女——经、带、胎、产、乳疾病。

二、中医诊断思维的应用

（一）辨症

1. 症的有无：四诊合参是保证四诊信息可靠性的前提。

2. 症的轻重：症的轻重的判断是把握疾病主要矛盾和矛盾主要方面的重要依据

3. 症的真假：临床所表现的症状或体征存在着真假的现象。

4. 症的偏全：四诊信息的全面与否决定了诊断的完整性和正确性。

（二）辨证

1. 证的有无：证是立法的重要依据。

2. 证的轻重：证有轻、有重，如果不考虑证的轻重，必然影响立法用药和疗效判断。

3. 证的缓急：证有急、有缓，采取机械的辨证分型，难以体现证的缓急。

4. 证的兼杂：证常常是相兼错杂的，主次关系也不同。

5. 证的演变：中医的证是动态变化的。

6. 证的真假：证的真假须详辨。如"大实有羸状""至虚有盛候"。

（三）辨病

1. 病有中西：中医、西医的病名有本质的区别，把传统的中医病名和西医病名完全等同起来，是不全面的。

2. 病有因果：疾病的发生有因果关系。

3. 病有善恶：对病人的病情或预后做出判断。

4. 病有新久：不同阶段中医病名不一样。不同阶段、不同病名的基本病理特点、病机不同，治疗立法原则也有区别。

（四）辨人

1. 性别差异：某些疾病的发生和性别有关，如"女子多郁"。

2. 年龄差异：不同年龄阶段的生理病理特点是有区别的。

3. 体质差异：体质和疾病的发生、发展有着内在的联系。

4. 习惯差异：疾病与习惯也有很大的关系，如期吸烟者多伤于肺；长期

名师悟道——袁肇凯中医诊断教学要点与疑难解析

酗酒者多伤于肝。

5. 体型差异：体型不同，对疾病的发生、证候的特征、预后转归的影响也有不同。如肥人多痰，易患中风，瘦人多火，易患痨瘵。

（五）辨机

1. 病证之机：症是辨病和辨证的依据。

2. 动态先机：以整体观念为指导，充分考虑疾病的动态变化，把握疾病发展的趋势。

第九章　中医医案与病历书写

一、中医医案

（一）中医医案的特点

1. 含义

医案又称诊籍、脉案、方案、病案，是中医临床医生实施辨证论治过程的文字记录，是保存查核考评乃至研究具体诊疗活动的档案资料。

2. 特点

（1）体现医生的中医理论与临床技能水平。

（2）是临证经验的总结与学术思想的传承。

（二）中医医案的内容

1. 一般情况：就诊时间、姓名、性别、年龄、婚姻状况、职业、居处环境。

2. 诊疗过程：初诊的主诉、伴随症状、体征、病情变化和诊疗经过。

3. 辨证分析与立法。

4. 处方：写出主方名称，药味、剂量、特殊煎法、用法，内服、外用药要分别注明，写明用药天数。

5. 医嘱。

6. 体会：论述对本病的思辨特点，是医案的重点和精华所在。

二、中医病历书写

（一）中医病历书写的基本要求

1. 含义

病历是有关临床治疗的书面记录。

病历是临床医生对病人的诊断依据、治疗方案，疗效观察和总结认识等内容的真实、原始的记载。

2. 沿革

2010 年卫生部、国家中医药管理局制定了《中医病历书写基本规范》，从 2010 年 7 月起施行。

3. 意义

（1）是中医诊疗的原始档案，为医疗、教学、科研提供信息和资料。

（2）是复诊、会诊、转诊，医疗纠纷，法律责任和医疗保险的证据。

（3）是考察临床工作的医疗质量、科学态度和业务水平的重要依据。

（二）中医病历书写的重点内容

1. 主诉的确定和书写要求

（1）主诉的确定：

1）确定方法：医生问诊或检查、分析思考之后确定。

2）确定主诉的意义：提示轻重缓急及救治原则；确定询问和检查主次；确定病种和辨证的主要依据；决定现病史和既往史的书写。

（2）主诉的书写要求：①简洁规范。②重点突出。③时间准确。

2. 现病史与既往史的划分

二者界定是根据主诉所述病症及其所记时间为准。

主诉所述病症及其时间之内者——现病史内容；

主诉所述病症及其所定时间之外的其他疾病——既往史内容。

3. 现病史的书写要求

（1）发病原因、诱因、缓急要记录确切。

（2）详细记录入院前在其他医院的诊治情况。

（3）现在症状应书写清楚。

4. 诊断结论书写要求

（1）使用中医病名、证名。

（2）病名证名不能合一诊断。

（3）多病并存，按重要、急性、本科在先的排列。

（4）不能即时确诊者可用"××症待查"。

（5）证名诊断的要求：①证名诊断一般应将病位、病性等综合为一个完整名称。②多病并存，应辨一个全面、统一证名。③证名不能只有病位而无病性，如"里证""手太阴肺经证"。④不能将证名写成病机分析，如"气血不利""不通则痛"等。

（三）中医病历书写的格式

1. 门诊病历

（1）门诊初诊记录：

1）内容：

门诊手册封面：姓名、性别、年龄、工作单位、住址、药物过敏史。

正文记录：就诊时间、科别、主诉、现病史、既往史、中医四诊情况、阳性体征、必要的阴性体征、辅助检查结果、诊断和治疗意见、医生签名。

2）时间：由接诊医生在病人就诊时及时完成。

（2）门诊复诊记录：

1）内容：就诊时间、科别、中医四诊情况、必要的体格检查和辅助检查结果、诊断和治疗处理意见、医生签名。

2）时间：由接诊医生在病人就诊时及时完成。

（3）格式体例：

1）门诊初诊病历的格式：详见教材第 361~362 页。

2）门诊复诊病历的格式：详见教材第 362 页。

2. 住院病历

（1）含义：病人入院后，由经治医生通过四诊及查体、辅助检查等获取有关资料，并对这些资料归纳分析后书写成的记录。俗称"大病历""完整病历"。

（2）分类及完成时间：

1）入院记录：入院后 24 小时内完成。

2）再次入院记录：入院后 24 小时内完成。

3）多次入院记录：入院后 24 小时内完成。

4）24 小时内入出院记录：出院后 24 小时内完成。

5）24 小时内入院死亡记录：死亡后 24 小时内完成。

（3）首次入院记录的内容及要求：

1）一般情况：

姓名： 出生地：

性别： 职业：

年龄： 　　　　　　　民族：

婚况： 　　　　　　　入院日期： 　年　月　日　时

病史陈述者： 　　　　记录日期： 　年　月　日　时

发病节气： 　　　　　可靠程度：

2）主诉：病人就诊的主要症状、体征及持续时间。要求重点突出，高度概括，简明扼要。

3）现病史：系统记录病人本次疾病从发病到就诊前疾病的发生、发展、变化和诊治经过。应当按时间顺序书写，记录的内容要求准确具体，具有鉴别意义的阴性症状亦应列入。内容应包括：

起病情况：发病时间地点、起病缓急、前驱症状、可能的病因和诱因。

主要症状、特点及演变情况：要准确具体地描述每一个症状的发生、发展及其变化。

伴随症状：描述伴随症状的有关情况。

结合中医“十问”，记录目前情况。

诊治情况：如果入院前经过诊治，应按时间顺序记录与本病有关的重要检查结果及所接受过的主要治疗方法（药物治疗应记录药物名称、用量、用法等）及其使用时间、效果。诊断名称应加引号。

与本次疾病虽无紧密关系、但仍需治疗的其他疾病情况，可在现病史后另起一段予以记录。

如果怀疑自杀、被杀、被打或其他意外情况者，应注意真实记录，不得加以主观推断、评论或猜测。

4）既往史：系统全面记录既往健康与疾病情况，防止遗漏。包括以下内容：

既往健康状况：虚弱还是健康。

疾病史，传染病、地方病、职业病史，按时间顺序记录诊断、治疗情况。

预防接种史、手术外伤史、输血史、药物（及食物）过敏史等。

5）个人史和家族史：病人的出生地及经历地区，特别要注意自然疫源地及地方病流行区，说明迁徙年月。

居住环境和条件：

生活及饮食习惯、烟酒嗜好程度，性格特点。

过去及目前的职业及其工作情况，粉尘、毒物、放射性物质、传染病接触史等。

其他重要个人史：

婚育史：结婚年龄、配偶健康情况等。女性病人要记录经带胎产情况。

家族史：直系亲属及与本人生活有密切关系亲属的健康状况与患病情况。

6）中医望闻切诊：应记录神色、形态、语声、气息、舌象、脉象，等等。

7）体格检查：

生命体征：体温（T），脉博（P），呼吸（R），血压（BP）。

一般状况：望神、望色、望形、望态、声音、气味、舌象、脉象。

皮肤、黏膜：皮肤、黏膜。

全身浅表淋巴结：淋巴结。

头部及其器官：头颅、眼、耳、鼻、口腔。

颈部：形、态、气管、甲状腺、颈脉。

胸部：胸廓、肺脏、心脏、血管。

腹部：肝脏、胆囊、脾脏、肾脏、膀胱。

直肠肛门：直肠、肛门。

外生殖器：外生殖器。

脊柱：脊柱。

四肢：四肢、指（趾）甲。

神经系统：感觉、运动、浅反射、深反射、病理反射。

经络与输穴：经络、输穴、耳穴。

8）专科检查：根据专科需要记录专科特殊情况。

9）辅助检查：采集病史时已获得的与本次疾病相关的主要检查及其结果。应当写明检查日期，如系在其他医疗机构所作检查，应当写明该机构名称。

10）初步诊断：

中医诊断：疾病诊断（包括主要疾病和其他疾病）。

证候诊断（包括相兼证候）。

11）医生签名：书写入院记录的医生（实习医生/经治医生）签名。

（4）再次或多次入院记录的内容及要求：

1）含义：病人因同一种疾病再次或多次住入同一医疗机构时所书写的入院记录。

2）要求：

要求及内容基本同入院记录。

主诉记录本次入院的主要症状或体征及持续时间。

现病史首先对本次住院前历次有关住院诊疗经过进行小结后再书写本次入院的现病史。

3. 病程记录

（1）含义：病程记录是指继入院记录之后，对病人病情和诊疗过程所进行的连续性记录。

（2）内容：

1）首次病程记录：

病例特点：应当在对病史、四诊情况、体格检查和辅助检查进行全面分析、归纳和整理后写出本病例特征，应当在病人入院 8 小时内完成。

拟诊讨论：根据病例特点，提出初步诊断和诊断依据，对诊断不明的写出鉴别诊断并进行分析，并对下一步诊治措施进行分析。

诊疗计划：提出具体的检查、中西医治疗措施及中医调护等。

2）日常病程记录：是指对病人住院期间诊疗过程的经常性、连续性记录。对病重病人，至少 2 天记录 1 次病程记录；对病情稳定的病人，至少 3 天记录 1 次病程记录。

3）上级医生查房记录：是指上级医生查房时对病人病情、诊断、鉴别诊断、当前治疗措施疗效的分析及下一步诊疗意见等的记录。

4）疑难病例讨论记录：是指由科主任或具有副主任医生以上专业技术任职资格的医生主持、召集有关医务人员对确诊困难或疗效不确切病例讨论的记录。

中篇

《中医诊断学》疑难解析

绪　论

1. "黑箱"理论与中医"司外揣内"的诊断原理

"黑箱"理论是控制论的一个重要概念，他是指内部结构不能或是不便被直接观察，但可以从外部去认识，通过考察对象的输出输入及其动态过程，以推测、探求系统内部结构和运动规律的一种现代科学方法。"黑箱"理论是认识和研究事物的有效方法，尤其对那些内部结构非常复杂的系统。推导联系，是"黑箱"理论中控制复杂系统的重要方法之一。中医诊断学的"司外揣内"原理，正是从外部进行观察，而不破坏机体结构的诊断方法，与"黑箱"理论有着惊人的相似之处。

中医学认为人体的体征、症状，或是体表的变化，都不是孤立的，是连动的，与疾病的主症互相联系，再由连动的变化，推导他们内在的生理以及病理的规律。中医的望闻问切四诊，就是人体这个黑箱各项输出的综合考察，透过中医理论的破译，确定系统的定性、定量和定位，再进行诊治。尽管中医学没有精细的解剖学和生化理论来说明每一个器官的功能，可是经过系统化的观察，中医发现这个快捷方式来解决存在的问题，这样越过解剖学、生化学、分子生物学，以及物理、化学各个方面的阻碍，直接由观察功能变化，判断脏腑的病理改变。

2. "生物全息律"与中医"见微知著"的诊断原理

全息生物学是研究全息胚生命现象的科学，是生物学的一个重要分支。从胚胎学观点看，由于在受精卵通过有丝分裂分化为体细胞的过程中，DNA 经历了半保留复制过程，所以体细胞也获得了与受精卵相同的一套基因，它也有发育成一个新机体的潜能。这在植物界表现得十分明显，如切下一块长芽的马铃薯，便可培育出一棵马铃薯，而更有力的证据是用胡萝卜的一个分离细胞或细胞团成功地培养成一棵胡萝植株。在动物界也可发现许多证据，如出芽繁殖，全息学说认为生物体的整体由部分组成，部分在结构和组成上与整体相似，含有整体的全部信息（简称"全息"），每一个机体包括成体都是由若干全息胚组成的。任何一个全息胚都是机体的一个独立的功能和结构单位；或者说，机体的一个相对完整而独立的部分，就是一个全息胚。在每个全息胚内部镶嵌着机体各种器官或部位的对应点，或者全息胚上可以勾画出机体各器官或部位的定位图谱。这些对应点分别代表着相应的器官或部位，甚至可以把它们看做是处于滞育状态的器官或部位。因此，其内不仅含有全身的遗传信息和生理信息，而且在病理条件下，全身或局部的病理信息，也相应地出现在全息胚或其对应点内。映射到人体，面、目、舌、耳、脉等部位都是一个全息胚，它包含有人体各器官或部位的定位图谱，即反射区分布图。因此，观察、刺激反射区可以查出相应的病证。这一理论也揭示了中医学所寓藏的科学原理，为中医学"见微知著"的诊断原理提供了一定的理论依据。

第一章　望诊

1. 怎样理解"望而知之谓之神"

《难经·六十一难》曰："望而知之谓之神，闻而知之谓之圣，问而知之谓之工，切脉而知之谓之巧。""望"列为四诊之首。"神"者，指具有极高水平的境界。其理解有二：一指病人就诊时，通常给医生的第一临床现象就是望诊所得，再经过四诊互参而使其丰富起来；二是学识渊博且经验丰富的医生，根据第一临床现象，就可以形成一定的方向性诊断，或已知其病之大概，再经四诊合参，分析其病因病机，鉴别有关诊断，就能使诊断明确起来。故元·滑寿《难经本义》曰："望而知之者，望见其五色以知其病。"

2. 望诊应远近结合，动态观察

《灵枢·五色》曰："明堂者鼻也，阙者眉间也，庭者颜也，蕃者颊侧也，蔽者耳门也，其间欲方大，去之十步，皆见于外，如是者寿必中百岁。"这说时望色之始，先从远处作整体的全面观察，如果五官明晰可辨，多是先天禀赋较好，其病易治。反之"五官不辨，阙庭不张，小其明堂，蕃蔽不见，又婢其墙，墙下无基，垂角去外，如是者，虽平常殆，况加疾哉"（《灵枢·五阅五使》）。此外，这种远距离的观察，还容易发现面部较突出的色泽和其他异常，独见的颜色必是病色，结合部位即可以做出相应的诊断。

3. 望神须注意"一会即觉""以神会神"

"一会即觉""以神会神"是望神的方法，这种提法见于清·石寿棠《医源·望神须察神气论》。

"一会即觉"是说医者在望神时，要在刚一接触病人，病人还未注意（有意无意之间）时，平心静气，冷眼观察，在非常短暂的时间内凭自己的直觉即可获得对病人神的衰旺的真实印象。"以神会神"是说望神的方法，以己之神会彼之神，以医生的意识与病人的意识进行交会、交流。即用医生的神识来观察病人的神识，以此来了解病人的精神意识状态和机体的整体功能状态。因此，要求医者在望神时，神应专一，善于用自己的神去察病人的神气，否则所察非真，甚至有误。

人是有思维、有情感的，当病人发现医生在注意自己时，往往会表现拘谨，有所掩饰，掩盖了其神的真实情况。而医生如果过于用意，进行长时间的观察，也往往容易产生主观想法，而影响了观察所得的客观印象，反而不易作出正确的判断。所以，望神的最佳时机是医生刚一接触病人，病人尚未注意、毫无拘谨、没有掩饰、流露真实表情的时候，此时所表现的神气最为可靠。这种"一会即觉""以神会神"的能力，需要平时在临床和生活实践中不断加以训练才能获得。

4."神乱"不等于"失神"

神乱与失神都有精神症状，但神乱与精气衰竭的失神有着本质的不同。

神乱即精神错乱或神志失常。其临床表现有焦虑恐惧、狂躁不安、精神痴呆、卒然昏倒等症状，多见于癫、狂、痫、脏躁等病人，其特点是大多反复发作而缓解期不出现神志失常。这些都是由特殊的病因病机和发病规律所决定的，多为邪气干扰心神所引起的神气变化，如痰火扰乱心神而狂躁不安、痰浊蒙蔽心神而淡漠痴呆、肝气夹痰上逆阻闭清窍而卒然昏倒等，多为实证。其一般发生在疾病的发展过程中，不一定是疾病的末期，也不一定预示着病情危重。其神志失常表现只能作为疾病诊断的依据，而不具有下述"失神"的临床意义。例如癫、狂、痫等，其病程均较长，但全身检查无明显的正气虚损或虚损不甚之候，一般不会很快出现死亡。

失神，又称"无神"。失神包括"精亏神衰的失神"和"邪盛扰神的失神"。临床上失神虽有语言错乱、神昏谵语、卒然昏仆、烦躁不安、循衣摸床、撮空理线等精神失常的表现，但它却是脏腑功能衰败、正气大伤、精气严重亏损时出现的神气变化，多见于久病病人，多为虚证。而且失神多发生于疾病病变过程的末期，疾病的危重阶段，属于精气严重亏损、机体功能严重衰减，多预后不良。邪盛扰神之失神，多因邪陷心包，内扰神明，或肝风夹痰，蒙蔽清窍，皆属于病情危重。

因而"神乱"不等于"失神"，两者有着本质的区别。

5. 假神与病情好转的鉴别

假神是指垂危病人出现的暂时性精神"好转"的假象，为临终的预兆。据某些临床观察发现，病人在出现假神后 4～48 小时内死亡。《黄帝内经》中"真脏之气独见""五色精微象见"及张仲景《伤寒论》中"除中"等，均属假神的现象。假神的出现，是由于精气衰竭已极，阴不敛阳，虚阳无所依托而外越，以致暴露出一时"好转"的假象。这是阴阳即将离绝的危候，古人比做"残灯复明""回光返照"，好比灯油将尽时，灯光忽而转亮再熄灭，太阳将落时，由于空气的折射作用，天空暂时转亮，很快就会暗下来。《素问·脉要精微论》指出："五色精微象见矣，其寿不久也。"《素问·玉机真藏论》也曰："真藏之气独见，独见者病胜藏也，故曰死。"这种精气暴露之象属于恶候，是因为不能久持。

假神与病情好转的区别在于：假神的出现比较突然，如本已神志不清而突然神志清楚，本已久不能食而突欲进食甚至食之颇多，其"好转"与整个病情不相符，只是局部、暂时的。由无神转为有神，是整个病情的好转，有一个逐渐好转、全身状况同步好转的过程。

6. 如何理解"有气不患无色，有色不可无气"

气指脏腑精气，脏腑精气充足，能够上荣于面，则面色荣润光泽，称为"有气"。脏腑精气虚衰，不能上荣于面，则面色晦暗枯槁，称为"无气"。所以面色有无光泽可反映脏腑精气的盛衰，对判断病情的轻重和预后有重要意义。色指面色，是面部脉络中的血色与肤色相兼表现于外的颜色，不同面色可反映不同性质和不同脏腑的疾病。

病人面色荣润光泽，说明虽病而脏腑精气未伤，功能亦无大碍，即使缺乏血色，属阴血不足，但因气能化生血液，经过适当治疗亦易恢复，预后良好，故曰"气至色不至者生""有气不患无色"。病人面色晦暗枯槁，说明脏腑精气虚衰，功能亦严重损伤，不论何种面色，皆属久病重病，难于治疗，预后不佳，故曰"有色不可无气""色至气不至者死"。

7. 关于"㿠"字和"㿠白"的含义

查东汉·许慎《说文解字》和《中华大字典》《辞海》等书，均无"㿠"字，而有"晄"字。"晄"字之义与"晃"字相同。如《广韵》曰："晃者，明也，辉也，光也，亦作晄"。《说文解字注》曰："晃者，动之明也，凡光必动，会意兼形声字也。"《辞海》曰："晄同晃，其意有三，其一明亮，基二闪耀，其三闪过。""㿠"字何时出现于中医医籍之中，尚无查证。但是根据"㿠"字与"晄"的字形和《说文解字注》的解释分析，则"㿠"字可能就是"晄"字。

目前，中医对"㿠"字的含义有不同的理解，主要反映在望面色之"㿠白"的解释上，有三种解释：①白而发光；②白而无光；③灰白色。如果"㿠"字与"晄"相通，则"㿠白"应作第一种解释为宜。究其机制有二：

①多由阳虚阴盛，水湿不得温运而留于肌肤，导致皮肤因水气过多而发亮，故㿠白多伴有面部虚浮。②亡阳病人，因阳气极度衰微，失于温煦所致。

8. 注意部位色泽合参望色

部位有明堂周身部位相应，面貌分应脏腑，五官分应五脏，此外还有明堂六部变化。色泽则有五色分应五脏，五色交错合参，五色十法合参等等。于是气色与部位合参，再运用阴阳五行理论加以推演，就能对错综复杂的病情进行多方面的分析。诸如常色病色、主色客色、浮沉清浊、太过不及、生克顺逆、轻重吉凶、六淫七情、脏腑经络、寒热虚实，等等。如此全面分析，诸般因素合参，则任凭证候千变万化，皆可包罗无遗。例如，青为风，青色见于肝部，为风中肝，余脏类推，此为相应；青又属肝，青见肺部，又是肝乘肺，余脏皆然，此又为相乘。再如本部见本色，浅谈为不及，深浓为太过，皆为病态，属本经自病，为正邪；若见所生之色，则子盗母气，为虚邪；若见生我之色，是母助子气，为实邪；若见克我之色，金贼邪；若见我克之色，为微邪。此外五色与六部合参，则阳部见阴色是阴乘阳位，为阴盛阳虚，或为阳中之阴邪，则寒起于上。若阳色见于阴位，是阳乘阴位，为阴虚阳盛；阳色见于阳部为重阳，阴色见于阴位为重阴。还有太过者属腑，不及者属脏，脏腑相乘，也可由此而推之。再参伍望色十法，以辨阴阳表里、寒热虚实、轻重生死，合之四时，参之四诊，其变化实属无穷。

9. 望头发诊病的原理

发为血之余，肾之华，头发的生长与精血盛衰有关。故观察头发的正常生长或色泽的改变，可知肾之精血的盛衰。脾为后天之本，脾胃为气血生化之源。肝为藏血之脏，主疏泄，脾统血，头发的生长，需要血液的濡养，故头发的生长与脾胃、肝等脏腑的关系密切，头发的荣枯可以反映肝脾等脏腑的功能正常与否。头发与经脉之关系密切，如足阳明胃经、足太阳膀胱经、手少阳三焦经、足厥阴肝经以及督脉、阳维脉、阳跷脉等，均在发际内有固定的循行部位，故内在脏腑的病变，可以通过其经脉，在其循行部位的头皮或头发上反映出来。头发与脏腑盛衰关系密切。在人的生命过程中，随着脏腑气血的盛衰变化，而有生、长、壮、老的生理过程，头发是反映这一过程的明显标志。肾之精气、阳明经气血盛衰的情况均可从头发的变化上反映出来。

此外，头发的生长过程，还受精神情志活动、机体阴阳盛衰、外邪侵袭等因素的影响，某些皮肤病或使用某种药物后也可影响头发的生长，故观察头发的生长情况可作为临床诊病、辨证的重要依据之一。

10. 鱼际络脉诊法的原理

鱼际络脉诊法是观察手拇指本节后内侧肌肉丰满处浅表络脉的色泽变化以诊察病情的方法。诊鱼际络脉，不但要看色泽，还要看长短和变化的快慢。由于望鱼际络脉，显而易见，比较方便，因而在小儿疾病的诊断中尤为重要。

鱼际属手大阴肺经之部，在小儿推拿中，则属脾胃。其诊病原理与切脉独取寸口的原理是一致的。又因肺经起于中焦，与脾胃关系密切，而鱼际络脉中的气血，是以脾胃为化源，胃气上至于手太阴肺，才能布施全身，所以望鱼际络脉还可以候胃气及诊察胃中之寒热。一般而言，临床上见鱼际络脉色青，多属寒、属痛，是因寒而血脉凝涩，或因痛而络脉郁滞不通的表现；鱼际络脉色赤，多属里热证，是因热而络脉扩张，气血充盈所致；鱼际络脉色黑，多属血络郁闭，或痹病日久，属病重；如果大小鱼际及指端腹面肤色鲜红，皮肤变薄，压之褪色，则称为朱砂掌，多见于肝郁血瘀病人。

11. 望甲诊病的原理

甲诊法是根据指（趾）甲的色泽、形态等的变化以诊断疾病的一种方法。其诊病原理主要有以下三方面。

（1）爪甲与肝关系密切：爪甲为手指与足趾的覆盖，是筋的延伸，五脏之中，爪甲与肝的关系最大，为肝胆之外候，为筋之余，筋为肝之血气所生，爪甲的荣养来源于肝，肝胆之病变与筋的虚实可以从爪甲的变化反应出来。

（2）爪甲与肺、心等其他脏器亦有密切关系：爪甲的荣润，需秉承肺气，荣贯血脉。若肺气衰，血脉不利，则爪甲枯。《灵枢·厥论》曰："真心痛，手足青至节，心痛甚，旦发夕死，夕发旦死。"并指出，临床出现唇口青紫，指甲青紫，为真心痛之急候。现代医学也证实指甲青紫是肺心病的危重表现。《诸病源候论》曰："手足爪甲皮剥起，谓之逆。风邪入于腠理，气血不和故也。"说明爪甲与人体内在脏腑、气血的盛衰密切关联，甲相是脏腑气血功能状态的外露。

（3）爪甲是十二经脉起止交结的枢纽：爪甲虽是人体四肢的末端，为皮部之附庸，但在经络系统中有着重要的作用，是十二经脉起止交结的枢纽，手足三阳经与手足三阴经皆于甲床处相交以沟通表里之气，因此甲床上分布有丰富的经络网，气血极为充盈，是洞察经络及其相应脏腑政结的部位。

12. 白㾦与汗疹的区别

白㾦与汗疹均是高出皮肤的疱疹，但白㾦是晶莹如粟的白色小颗粒，汗疹则是尖状红色小粒，实质不同。暑湿、湿温病人，往往皮肤上出现一种白色小疱疹，晶莹如粟，高出皮肤，擦破流水，多发于颈胸部，四肢偶见，面部不发，兼有身热不扬等湿热证表现者，称为白㾦。因外感湿热之邪，郁于肌表，汗出不彻而发。由于湿温病，湿蕴热伏，一时难以透发，故白㾦可反复多次出现。若皮肤发生密集的尖状红色小丘疹，很快变为小水疱或小脓疱，后干燥成细小鳞屑，有瘙痒及灼热感，常因搔抓而继发感染引起痱毒（汗腺炎），称为汗疹，或称痱子、痱疮、痱疮等。多见于炎夏，以小儿及肥胖之人易患。分布于头面、颈项、腹、背、肩、股等处。多因暑湿蕴蒸，汗泄不畅，湿热之邪郁于肌肤而发。

13. 白痰并非尽主寒，黄痰亦非皆属热

在辨证意义上，就痰之色而论，一般是色白者属寒，色黄者属热。但也有不尽然者。

临床实际中有些病人证候虽不属寒，而其痰却见白色。因痰为津液所化，受热煎熬其色始黄，因此痰色由白转黄有一个转化过程。此过程的快慢与邪热的微盛、来势的缓急和人体津液耗损程度及其生化能力有关。临床常见的外感风热证，虽见身热、口干、咽喉红痛、舌红脉数等热证表现，但却咳吐白痰，显然若从痰色辨证为寒，则与全身症状难以吻合。此乃感受外邪来势较急，津液虽受热灼而成痰，但频咳频出，留存尚暂，且病在初期津液化源尚充，故痰液未能致稠变黄。

此外，当人体正气驱邪外出，病情的好转，痰色由白转黄，亦可是咳嗽向愈的佳兆。清·陈士铎《石室秘录》曰："已病之痰，必观其色之白与黄，而辨之最宜分明，黄者乃火之将退也，白者火正炽也。"即指此而言。反之，其病本属寒，而痰却黄调者，临床亦可见到，此乃阳虚水液气化失司，水液停聚日久而成痰，痰积既久，其色因郁遏而变黄，病本为寒，而其标见热。

14. 尿黄不尽属热证

尿黄，是指小便颜色呈深黄、黄赤或黄褐色，甚至尿如浓茶的异常表现。在临床辨证中，常把尿黄作为有热的症状。作为热证症状的尿黄又有湿热、实热和虚热之不同。但尿黄并不均属热证，也有因寒湿内蕴，脾阳受损，气机郁滞，湿邪受阻而尿黄者，其特点是起病缓而病程长，表现为小便黄赤如茶；但量不短少，面色晦暗，身目俱黄，神疲肢倦，纳呆腹胀，形寒畏冷，大便不实，舌淡苔白腻，脉濡缓。此外，夏日天气炎热，排汗较多，尿少且稍黄一点，是完全正常的，不属热证。服用一些药物如阿的平、核黄素等，也会引起尿黄，更非热证。至于小儿尿黄，是因为小儿发育旺盛，代谢物排泄较多所

致，是正常现象，也并非热证，如果一味地服用凉药，势必影响小儿的发育，导致疾病的产生。

15. 望小儿食指络脉诊病的原理

食指内侧络脉是由手太阴之脉分支而来，《灵枢·经脉》曰："肺手太阴之脉……入寸口，上鱼，循鱼际，出大指之端；其支者，从腕后直出次指内廉，出其端。"故望食指络脉，与切寸口脉、望鱼际络脉是同出一辙的，其原理和意义也相似。手指食指部位不仅有手太阴肺经的分支循行此，而且是手阳明大肠经的起源部位以及手阳明经筋所出，因此亦为气血较为集中的部位，加之小儿皮肤嫩薄，脉络易于显露，食指络脉更是显而易见。近代有人通过解剖学观察，指出食指部位的指掌侧静脉注汇于头静脉，更证实了食指络脉的诊断价值。

现代医学也同样认为手指能及早反映整体的信息。如伦敦皇家医学院医学系的科学家发现，人的肢体末端的供血量是随着血液中某些激素水平的变化而上下波动的，这些激素对肢体末端的血流量，以及血管对体温的反应性变化，均有明显的影响。英国医生韦伯还报道（《大众医学》）1985 年 9 期）查手指以测排卵期，称不久将有一种用综合手法预测排卵期的装置问世，它不仅测量妇女清晨的体温，而且每天测定流经手指的血流量，以便确实可靠地对育龄妇女进行生育报道。这些均表明了手指络脉和人体内部是密切相关的，通过观察手指络脉能预测内脏的状况。

16. 食指络脉的色泽及形成机制

小儿食指络脉的颜色有白、黄、红、紫、青、黑 6 种。色红浮露者，主外感表证，多属风寒；色紫者，主内热，多属邪热郁滞；色青紫者，多为风热；色青者，主风、主惊、主各种痛证；色淡红者，为虚寒；色白主疳证；色黄为伤脾；色黑为中恶；色深紫或紫黑者，主血络郁闭，为病危之象。

既病之后，则外感风寒初起，其脉纹多色红而浮。如邪气化热，则随着体温的升高，络脉的颜色也由浅而深，变为深红，或由红而紫。若病情进一步发展加重，则食指络脉可变青变黑。据临床统计，寒证呈淡红色脉纹者占 95%，热证呈紫色或青紫色脉纹者占 96.87%，而食指络脉色青者中 83.3% 的主惊证。至于虚弱之体，其气血每多不足，则食指络脉色多淡，常见淡红或兼黄色，脉络隐而不现。但也有学者认为小儿食指络脉色红不主寒证，应为络脉色青主寒，色紫主热。具体分类为。色青而浮主外感风寒，色紫而浮主外感风热，色青显露主风寒邪盛，色青而透气关偏重于风邪，色红艳而浮属寒热转折之际，色青转紫主邪从热化，色紫隐青为惊风之变，色青而沉滞主寒极痛证或气血瘀阻，色淡青而沉属脾气虚弱。

17. 食指络脉的"三关"及形成机制

食指络脉出现的部位及其形色随邪气入侵的浅深而变化。若络脉显于风关时，是邪气入络，邪浅而病轻；若络脉从风关透至气关，其色较深，则是邪气入经，主邪深而病重；若络脉显于命关，是邪气深入脏腑，可能危及生命，故曰命关。若络脉直达指端，称为透关射甲，病更凶险，预后不佳。对于内伤杂病的诊断，也是如此。

临床观察表明，健康小儿指纹除隐而不显外，88.5%的到风关或过风关（未到气关）。轻症疾病一部分指纹隐而不显，大部分过风关1/2以上，乃至气关、命关者在比例上明显增加。对健康儿童指纹的大量观察表明，虽然其指纹大多在风关及风关以下，但亦有部分达气关或命关，其中风关以下者占37.6%，风关者占40%，气关者占20%，命关者占2.4%。虽然病儿及健康儿的指纹均可现于三关，但其分布比例则有显著差别，其发生率之比为4.5：1。

小儿食指络脉的三关与病情有密切关系。关于食指络脉延长的机制，现代研究发现，主要与静脉压升高升高有关。根据实验，观察到食指络脉达风关时的静脉压平均为 98～1471Pa，气关时为 686～1961Pa，命关时为 1569～3432Pa，提示静脉压与食指络脉的长短成正比关系。静脉压的升高，临床上表现为血液的瘀滞，如心功能不佳，则血流速度减慢，末梢循环衰退，血液在静脉内瘀滞，使远侧端不能看到的细小静脉扩张而显现出来。

18. 怎样理解"舌既为心之苗，又为脾之外候"

舌为心之苗主要体现在生理、病理两方面。从生理上看，舌体分布着丰富的脉络和旺盛的血液循环，能够较好地反映机体的血液循环状态；舌体的运动，执行神明之心的意志，具有协助完成说话发音的功能。在病理上，心血的失常，如心气虚弱，心血失荣，则舌质浅淡；心火上炎，血热里盛，舌肿糜烂；心血瘀阻，血行不畅，舌暗或有瘀斑。心神的失常，如痰迷心窍，则舌强语謇；热闭心包，舌卷不语；心情不畅，又常舌不知味。可见，舌既能表现出"心主血脉"，又能反映"心主神明"的生理病理变化，故《素问·金匮真言论》曰："心开窍于舌。"唐容川在《血证论》中指出："舌为心之苗。"

舌为脾之外候，主要体现脾开窍于口。因为脾主运化功能，与饮食、口味有关，脾的经脉循口夹舌，故脾气通于口，达于舌，使舌能主味觉。故《灵枢

·脉度》曰："脾气通于口，脾和则口知五谷矣。"若脾失健运，则食欲不振，舌淡乏味；湿热困脾，常口腻舌甜。此外，脾主肌肉，"唇舌者，肌肉之本也"（《灵枢·经脉》），若脾虚生化无源，气血不足，舌体失于气血充养，则舌萎软无力，舌色淡嫩。故《灵枢·经脉》指出："肌肉软，则舌萎。"

19. 舌诊和望舌有何异同

舌诊和望舌都是以舌作为诊察疾病的部位。但望舌是通过观察舌象（包括舌体和舌苔）进行诊断的一种望诊方法；而舌诊虽以望舌为主，还包括问舌（如舌觉）、闻舌和切舌（如扪、擦、揩、刮舌）等诊法，其含义较望舌更广泛。

（1）问舌：是询问病人有无异常舌部感觉以辨别病情的诊法。由于舌具有感受味觉的功能，询问口舌的酸、甜、苦、咸、淡不同味觉就可以判断病因病性的寒热虚实所属和病变脏腑之所在。此外，"心气通于舌"，病人舌痒、舌痛、舌麻等异常舌觉，均可反映心神所支配的经脉病变。

（2）闻舌：是闻听病人所发之声以判断是否音之功能异常，判别病情的诊法。《灵枢·忧恚无言》曰："舌者，声之机也……横骨者，神气所使，主发舌者也。"表明舌由心神所主，语言是经过思维，支配舌动而发出的。当人体患病后，心神被扰，舌失所主，故语言异声，发声障碍。

（3）切舌：是用一定的方法，触按舌体以诊察病情的方法。切舌之法根据手法之不同，一般又分扪舌、揩舌和刮舌。所谓扪舌，是将手指用酒精等消毒后，直接触摸舌面，以了解润燥滑涩和粗糙芒刺等情况。所谓揩舌，是用消毒纱布卷在食指上，蘸少许生理盐水或薄荷煎水，使其湿润，以适中的力量，从舌根向舌尖连续揩拭四五次。所谓刮舌则是用消毒刮舌板或压舌板，以轻重适中的力量由舌根向舌尖慢慢推刮，连续三五次，观察刮下之苔垢及舌面情况。揩舌和刮舌都是为了检查舌苔是否易剥脱，显露舌体的色泽情况以及舌苔再生情况，等等。一般较薄的浮松苔可用揩舌法，较坚实的厚腻苔可用刮舌法。

20. 刮舌与揩舌的区别

刮舌是用消毒的压舌板，用力适中地由舌根向舌尖慢慢推移刮动，连续三五次，以观察刮下的苔垢及舌面的情况，一般用于观察较为坚实的厚腻苔。揩舌是用消毒棉签蘸少许生理盐水（使其湿润），以适中的力量，从舌根至舌尖，连揩四五次，一般用于较薄的松浮苔。

21. 舌上点、刺、星、斑的区别及意义

凡舌面有鼓起之小点，无论红、黑、白、黄，皆称点；若舌面之软刺及颗

粒增大，且渐成尖峰，高起如刺，摸之棘手，则称刺。点和刺多见于舌之边尖部分，以红点多见，芒刺少见。点刺主病，一是热毒炽盛；二是营血郁热，或热毒乘心；三是湿热蕴于血分。

凡舌面突起的小点进一步增大者，即谓星，如红星舌、白星舌等；若舌面出现大小不等，形状不一的青紫色或紫黑色斑点，并不突起，则称为斑，或称瘀斑、瘀点。星斑的形成，多由脏腑血分热甚，气血壅滞所致。一般而言，无论红星、白星、黑星，皆主脏腑血分热极；无论红斑、紫斑、黑斑，统属血中热甚而气血壅盛。红绛星斑较轻，而紫黑星斑较重。

临床诊察点刺星斑，可根据其出现的部位，辨别邪热或瘀热所在脏腑，如位于舌尖，多属心火亢盛，或心血瘀阻；若位于舌边，多属肝胆火盛或肝郁血瘀；若位于舌中部位，多属胃肠热盛，或瘀阻胃络。

22. 齿痕舌、短缩舌、裂纹舌不可一概以病而论

齿痕舌、短缩舌、裂纹舌和剥落苔4种舌象，除在病理情况下可见之外，在正常情况下亦可见之，故不可概言为病。

(1) 齿痕舌：若健康人舌体并不胖大而有轻微齿痕，且长期存在不易消失，这是先天性齿痕舌。在正常人中，先天性齿痕舌者为54例，占2.6%。如曹炳章《彩图辨舌指南》曰："无病之舌，形色各有不同，有常清洁者，有稍生苔层者，有鲜红者，有淡白者，或为紧而尖，或为松而软，并有齿印者……此因无病时各有禀赋之不同，故舌质异也。"

(2) 短缩舌：若由于舌之系带过短，系带牵拉而使舌不能伸出口外，并无疾病之象之舌短缩，是先天性短缩舌。此与疾病无关，只需矫形手术把舌系带切断，在小儿可以完全恢复。故《彩图辨舌指南》又曰："凡者短由于生就者，无关寿夭。"

(3) 裂纹舌：在健康人中，大约有0.5%的人在舌面上有纵横之裂沟，称先天性舌裂。其裂纹之中有舌苔覆盖，且无不适之症，此为与病理性裂纹舌的鉴别要点。调查表明，正常人舌象中有先天性舌裂者占7.37%，而且随着年龄的增长比例有所增加，但在性别上无显著差异。这一观察结果与国外有关报道相似。《中医症状鉴别诊断学·舌裂》指出："健康人亦偶有舌裂，或与生俱来，或为时已久，但其人一切如常，则不可视为病态。此种舌裂之特点：舌质呈健康之肉红色，不胖不瘦，不老不嫩，苔薄白荣润，口中津液如常，其人毫无所苦，亦无其他不适感。"

23. 白苔并非一概主寒证

白色舌苔，一般认为较多见于寒证。然而，从临床实际及历代医家有关论述中，白苔并非一概主寒证，兹分述如下。

（1）薄白干苔：是燥气伤肺。如《伤寒论本旨》曰："（舌苔）若其白而干者，津液已枯，虽有表证，不能作汗。"强调苔虽干燥而不渴，或渴而不欲饮，气虚津涸，肺燥已甚，此时纵有表证，亦不能发汗解表，以免再伤其津液。

（2）白厚腻苔：主湿浊停滞。《辨舌指南》曰："舌苔白腻，胸膈闷痛，心烦干呕，时欲饮水，水入则吐，此热因饮郁，宜辛淡化饮。"热因饮郁，水饮湿浊之邪盛于外，上溢于舌，故使舌苔仍白而厚腻，而并不见黄苔。

（3）白厚腻干苔：主湿盛热郁。《舌鉴辨正》认为："干厚白苔，舌中干厚白，尖边无异色，脾胃热滞也。"此所谓"热滞"，实际是热郁，热邪郁滞于里，因而苔干少津；湿浊停蓄于中，则苔白厚而腻。另一种说法是由于湿浊中阻，津气不得宣化所致。

（4）白糙苔、白裂苔：主暴热伤津。《舌鉴辨正》曰："白苔燥裂舌，乃因误服温补，灼伤真阴，无黄黑色者，真阴将枯竭，舌上无津，苔已干燥，故不能变显他色。"这两种舌苔，因都是由于内热暴起，津液暴伤所致，成因基本相同，故可同时出现。

（5）白黏腻苔：主中焦湿热。《温热论》曰："舌上白苔黏腻，吐出浊厚涎沫，口必甜味也，为脾瘅病。乃湿热气聚，与谷气相传，土有余也，盈满则上泛。"脾瘅病，首见于《素问·奇病论》，其主要症状是口中泛甜，因脾胃湿热交蒸，浊气上溢而成。"土有余"，即指脾胃湿浊有余。

（6）白如积粉苔：常见于 3 种情况。①时疫初起，邪热浮经，如《温热论》曰："时疫初起，舌上白苔如积粉者，达原饮解之。"②邪毒内盛病人，如《舌鉴辨正》谓："邪毒既盛，苔如积粉满布。"③邪热弥漫三焦病证，如《辨舌指南》引马良伯之说："舌厚腻如积粉……温病、热病、瘟疫、时行，并外感秽恶不正之气，内蓄伏寒伏热势，邪热弥漫，三焦充满，每见此舌。"

（7）白霉苔：多见于胃肾阴虚，湿毒熏蒸。如《辨舌指南》曰："舌与满口生白衣如霉苔，或生糜点者，胃体腐败也。"此类病变如发展至满口生白衣，或生糜点如米粒状，是津液悉化腐浊，预后多为不良。

24. 黄苔并非一概主热证

中医舌诊学都强调黄苔主里证、主热证。但是亦有学者提出黄苔不一概主热。结合舌质变化，黄苔而非热证的舌象有下列数种：

（1）淡白舌黄裂苔：舌色淡白，舌上满布浅黄色苔，或厚或薄，津液微干，亦偶有滑润的，但苔面呈现或多或少的裂纹。这是因气虚津少所致，与火热伤津之"红舌黄干苔"不同。由于素体虚弱，故舌质淡白；气虚津少，舌失润泽，则苔见裂纹；气虚而津不化，浮热上扰，故苔略呈淡黄色。若气虚而夹湿，湿浊上泛，故可偶见滑润黄苔。这种舌苔的变化，关键在气虚，气虚不能化津，或气虚不能布津，皆可出现这种舌象。

（2）淡白舌黄滑苔：舌质淡白，舌上布浅黄色水滑苔（很少见深黄苔），其色泽光亮。多因中焦阳气不振，内有停饮所致。因中阳不振，故舌色淡白；脾失运化，水饮内停，积久不化，则舌苔黄而滑。故《伤寒绪论》曰："黄滑而湿者，为热未盛，结当未定，不可便攻。"这种浅黄滑苔是布于淡白舌之上，并非热证所致，是脾阳不振之中虚寒湿可知。

（3）青舌黄苔：舌淡白中带青色，舌上布淡黄舌苔。这种舌象不作热证，多为寒湿内盛所致。有因外界气候影响，夏暑季节恣食生冷，致中寒吐泻；或因阴寒盛于内，逼热上浮，而成真寒假热证。故《伤寒绪论》指出："舌色青紫，而苔却黄厚，甚至纹裂，但觉口燥，舌乃不干者，此阴证夹食也。"

（4）青紫舌黄滑苔：舌色紫中带青，中有黄厚苔，湿润光滑。这是寒邪凝滞，血流不畅，甚至还有饮食停滞于中焦的表现。寒滞则血瘀，故舌质青紫；饮食内停，积热未盛，故苔虽黄但滑润。故《舌鉴辨正》曰："紫上黄苔湿润舌，外淡青紫，而中有黄苔湿滑润泽，食伤太阴也。"

此外，亦有学者认为，如见舌体瘦瘪，苔黄而滑润者，非胃气虚弱，即脾气亏虚。黄苔也可见于气血双虚证。

25. 灰黑苔的形成及辨证意义

（1）灰黑苔的形成机制：一般认为，苔色呈浅黑色时即为灰苔，苔色呈深灰色时即为黑苔，故灰黑色苔可以相提并论。从形成来看，灰苔多由白苔发展而成；黑苔则多由黄苔发展而来，少数由灰苔转化而成黑苔。《舌胎统志》阐述灰黑舌苔的形成时指出："黑色本主寒水，滑润者，寒水之性也；其不滑润而燥者，主热，为寒极生热，性之变也。火性热而其色赤，理之常也，其火热之为病，多见于胎黑者，何也？盖热极反见胜己之化也。犹薪之得火则赤，火过而为炭黑者是也。"《舌诊研究》认为灰黑苔的形成过程可以分为两个阶段：当舌丝状乳头角质突起过长，呈细毛状，颜色可以仍为淡黄色或灰白色，是为丝状乳头增殖期，是第一阶段；此后，由于血色素、蛋白碎屑或烟草中的崩解产物发生化学反应而产生色素，或因产色微生物的作用等使过长的细毛逐渐转黑，是所谓黑色形成期，即第二阶段。

（2）灰黑苔的临床意义：一般认为，病至苔色见灰或黑色，均属里证，是寒证或热证发展到极端的表现。虽然如此，灰色和黑色舌苔在病变性质上仍略有区分。灰色多为实证、热证的反映，故《舌鉴辨正》曰："灰见舌色，有实热证，无虚寒证。"临床如邪热传里、时疫、郁积、蓄血等，都可以见到灰色舌苔。黑色则寒、热、虚、实的病变皆可出现。寒邪传里化火，或实热伤里，其黑苔多由中部黑起，延及舌根、尖部。其中，热甚所致黑苔干焦起裂，往往有由白转黄，由黄转黑的变化过程，这种黑苔刮之不脱，湿之不润，乃热极伤阴之故；若寒湿证中见到黑苔，其苔必湿滑；虚寒证中见到黑苔，其苔必薄；真寒假热证中见到黑苔，苔全黑而满舌，由淡白突然变黑，多无变黄的过程。

其中，灰黑薄苔乃中焦阴寒；苔色灰黑而滑，为寒饮痰湿；苔色灰黑而黏厚腻，是湿痰郁热；舌之两侧灰黑，余为白苔，见于中焦寒湿；白苔之中散见黑点，是表邪入里之征；若苔色白腻，但有黑点成斑，是湿热内盛；白苔中有黑色芒刺，润不碍手，是真寒假热；若白苔黑刺，粗糙刺手，是寒邪化热；中黑边白之滑苔，为阳虚寒湿之征；若半白滑半黄黑舌苔，是肝胆热结；舌边尖黄苔而中心黑苔，是脾胃湿热的表现。

26. 舌苔有根无根的辨析

正常舌苔是舌上丝状乳头末梢角化脱落而成，是由脾胃之气熏蒸而成，故舌苔的生长是有其根蒂的。舌苔与舌体关系密切，不可分离，但在某些病变过程中，亦有舌苔舌体脱离的状态，舌苔似无根蒂，故有舌苔有根无根的辨析。

（1）舌苔有根无根的识别争议：凡舌苔坚敛着实，紧贴舌面，刮之难去，似从舌里生出，称"有根苔"，此属真苔；若苔不着实，似浮涂舌上，刮之即去，非如舌上生出者，称为"无根苔"，此即假苔。如周学海在《形色外诊简摩·舌苔有根无根辨》中指出："脉有有根无根之辨，舌苔亦何独不然。前人只论有地无地，此只可以辨热之浮沉虚实，而非所以辨中气之存亡也。地者，苔之里一层也；根者，舌苔与舌质之交际也……至于苔之有根者，其薄苔必均匀铺开，紧贴舌面之上；其厚苔必四围有薄苔辅之，亦紧贴舌上，似从舌里生出，方为有根。若厚苔一片，四围洁净如截，颇似别以一物涂在舌上，不是舌上所自生者，是无根也。"

此外，舌苔的易刮和不易刮，不能完全说明有根无根的问题，亦不能完全据以辨证虚实。易刮去者，固属假苔，但不一定无根；若旋刮旋生，舌面并不光洁，仍属有根，并非虚证。《伤寒论本旨》曰："无根者，表分浊气所聚，其病浅；有根者，邪气内结，其病深也。有根之苔，又当分其厚薄松实，厚者邪重，薄者邪轻；松者胃气疏通，实者胃气闭结也。"苔质松，便易刮去；苔质实，便不易刮去。实际说来，这并不关系到有根无根的问题。

(2) 舌苔有根无根的临床意义：一般认为，有根之苔病初见之为深重，后期见之属佳兆；无根之苔乃胃肾之气不能上潮，正气衰竭之故。《形色外诊简摩·舌苔有根无根辨》认为，无根苔"此必久病，先有胃气而生苔，继乃胃气告匮，不能接生新苔，而旧苔仅浮于舌面，不能与舌中之气相通，即胃肾之气不能上潮以通舌也。"可见苔生于舌上，舌便是苔之根，而脾胃生发之气上熏于舌而为苔，则脾胃又是舌和苔之根。所谓无根苔，并非苔不自舌生，不由脾胃之气上熏而成，而是既生之苔因"胃气告匮"，不能续生新苔，渐离舌面，而致舌面洁净如截。据此，《中医舌诊》认为，辨别舌苔的有根无根意义有三：第一，有根之薄苔，匀铺于舌面，是属正常苔。第二，有根之厚苔，虽代表邪气变盛，但脏腑生气并未告竭。第三，无根之苔，无论厚薄，便属脾、胃、肾气不能上潮，便属正气衰竭的范畴。而邓铁涛先生主编的《中医诊断学》（教学参考丛书）则认为，假苔的意义有三：其一，清晨舌苔满布，食后苔即退去，虽属假苔，但并非无根，平人有此现象；若退后苔少或无苔，则是里虚；若舌面浮一层厚苔，望似无根，其下却已生新苔，亦为有根之假苔，是疾病向愈之善兆。其二，有苔有色，刮之即去，其病轻浅，揩之则去，更为轻浅，此即《伤寒论本旨》所谓"表分浊气所聚"。其三，厚苔一片，四周洁净，不能续生新苔，是无根假苔，是原有胃气匮乏，阴阳衰竭之重证。

27. 望舌辨体质禀赋

体质禀赋的特点与某些疾病易发及转归预后均有一定联系，但舌象与体质禀赋的关系，古代论述甚少，现代研究也不多。曹炳章在《辨舌指南·辨舌明体质禀赋之鉴别》中则从人之体格、体质方面论述了望舌的意义。

(1) 望舌辨体格：①强壮体。平时舌体阔厚而坦，舌色淡红，舌背常有滑苔，或白或微黄，有神彩；其形体则骨骼粗大，胸廓广阔，肌肉坚实，皮肤滑润光泽。②薄弱体。舌体尖薄，边尖多红，或紫或有瘰，甚则沿舌边屈曲如锯齿形，舌心苔少或无苔；体型呈骨胳细弱，胸廓狭小，肌肉瘦软，皮肤宽浮。③中等体。舌体狭长不厚，色亦淡红，微有薄苔；体型介于上述二者之间。

(2) 望舌辨体质：①肺痨质。身体瘦弱，头颈细长，皮色苍白，胸廓狭小或扁平，两颧稍赤，眼大有神；其舌体坦薄，边尖红赤，舌根苔厚而腻，舌中间无苔，常有津液；若患肺痨至二期，则舌根苔灰白，舌边尖质紫红；若重至三期，舌体转红赤，舌根无苔垢。②卒中质。骨胳肌肉肥大，肥胖颜白，或兼苍兼赤，颈短而粗，肩高而耸，动则气喘；其舌体阔厚而长，尖端平圆，色淡红而白，常有白腻垢苔；发病后则舌体胖短，甚则强硬或胀大。③神经质。举动灵便，视物敏捷，语言爽快，情绪不稳，性情急躁，发润而光；舌体薄小而端尖，边红微紫，虽有薄苔而无浮垢；发病时多因阴虚火旺，兼夹外邪，苔白而灰，并不厚腻；若多服温燥，舌易光绛。④腺病质。多见于小儿期，呈皮肤苍白，体瘦不润，额面虚浮，颜面狭小，身体细弱，青筋暴露，皮肤易变，易生皮疹；其舌体薄短而尖，色多紫红，苔色灰白而少。

28. 年龄、性别与舌象的关系

（1）年龄与舌象：在正常人群中，正常舌象也常随年龄的不同而呈现变化。如小儿稚阳之体，气血未充，易寒易热易虚易实，常易见舌象变化，如舌质多淡嫩，舌苔少或剥；一旦发病，则易患舌疾，常见白膜，舌多红点，或常因脾胃不和而生厚苔。老年人常因气血偏虚，肾亏脾弱，舌色较暗红或带暗色，但并无明显病变；若舌现裂纹，或少苔无苔，或苔浮白，舌体胖嫩，此可见微知著，以防病变。《辨舌指南·辨舌明体质禀赋之鉴别》认为，老年人气血衰颓，津液枯涸，故舌象与少壮相异，若阴阳俱不足者，苔虽白必浮，中有裂纹；若中阳虚者，舌质胖而无华；若阴浊内聚，舌虽润而非液；若两畔厚白，中有裂纹，此苔属痰气或痰火，极易剥脱，脱后或为白色之苔者属肺阴涸，若为绛色者属胃阴竭，均为不治之症；如舌如涂墨，属肾气上泛，亦为危症。

（2）性别与舌象：男女因体质禀赋不同，舌象亦有差异，如月经周期常对舌象有所影响。《辨舌指南·辨舌明体质禀赋之鉴别》指出：男女气血异体，症治亦有不同。男子气壮，血不易瘀，故见瘀血舌黑常见于危症；女子经水适来适断，与病相触，肾肝之络，最易停瘀，故舌黑谵语常见，只要耳不聋，乳不缩，不为败证；其舌或蓝，或灰，或黑，均不得据为凶候；唯声息低微，不能转侧，乃为危象；若瘀血舌黑，虽热而不生芒刺，此亦妇女之特点。男子多因邪而致瘀，女子不必因邪而自能血瘀，故病愈而苔黑而不退者亦有之。

29. 舌诊在温病辨证中的意义

温病的舌诊，已成为一种常规的诊法，临床主要从舌体、舌苔的性状、色泽、润燥等方面辨别病邪的性质，区分证候的类型，判断津液的存亡，用以指导临床辨证论治。

（1）辨舌体：①红舌。热邪渐入营分。舌尖红赤起刺，为心火上炎，多见于红绛舌之早期；舌红且有裂纹或红点，系心营热毒极盛；若见舌质光红柔嫩，望之潮润，扪之干涩，多为邪热初退，而津液未复。值得注意的是，温病邪在卫分、气分，因热邪亢盛，舌质也可变红，但多局限在舌的边尖部位，且舌面上多罩有苔垢，与热在营血全舌纯红而无苔者有所不同。②绛舌。绛舌多由红舌发展而来，标示着热邪更加深入。若纯绛色鲜，为热入心包；舌绛而干燥，为热入营血，邪热盛而营阴损；若舌绛而兼有黄白苔，是邪虽入营，而气分之邪未尽；若绛舌上罩黏腻苔或霉酱苔垢，是热在营血而夹痰浊秽气；如舌绛而光亮如镜，是胃阴衰败的表现；如舌绛而干枯萎，是肾阴耗竭之危候。③紫舌。紫舌大多由绛舌发展而来，是营血热毒极甚之证，但也有其他因素而形成的。若焦紫起刺，状如杨梅，是血分热毒极盛，热盛动风或动风痉厥之先兆；若舌紫晦而干，色如猪肝，是肝肾阴竭，病危之候；若舌紫而瘀暗，扪之潮湿，为内有瘀血，常见于温病兼夹宿伤瘀血之证。④淡舌。舌色淡红而干，其色不荣，比正常舌色更淡，多为心脾气血不足，胃津损伤而气不化津，主要见于温病后期邪热已退而虚损未复之证。

（2）辨舌苔：①白苔。薄白苔主病在卫分，属表，一般见于温病初期；厚白苔主湿在气分，属里，多见于湿温湿邪偏重之证。若苔薄白欠润，舌边尖略红，为温病初起，邪在卫分之表证；若苔薄白而干，舌边尖红，是风热表邪未解而津液已伤；苔白厚而黏腻，主湿阻气分，多见于湿温病过程中，湿热相兼之证；苔白厚而干燥，是脾湿未化而胃津已伤，气不化液；苔白腻而舌红绛，为湿遏热伏；白苔滑腻而舌质紫绛，为湿热秽浊郁闭；白霉苔，是温病胃气衰败，预后多不良。②黄苔。黄苔多由白苔转变而来，主热邪在里，候气分之邪。若苔薄黄不燥，邪热初入气分，津液未伤；苔黄干燥，是气分热盛，津液已伤；黄白相兼苔为邪热虽传气分，但表邪未尽；苔老黄焦燥起刺，或中有裂纹，为邪热聚于胃腑，成阳明腑实之证；苔黄厚腻或黄浊，主湿热内蕴。③灰苔。苔灰而干燥，多为阳明腑实而阴液已伤；苔灰而黏腻，主湿痰内阻；苔灰而滑润，属阳虚有寒。④黑苔。温病过程中出现黑苔，是病情危重的标志，预后不良。黑苔大多由黄苔或灰苔转化而来。黑苔焦燥起刺，质地干涩苍老，是热毒炽盛，阴液耗伤之证，多见于阳明腑实，邪热内结病人；黑苔干燥甚或焦枯，多见于温病后期，热入下焦，肾阴耗竭之证；若遍舌黑润舌苔，为温病夹痰湿之象；舌苔干黑，舌质淡白无华，是湿温后期，湿热化燥深入营血，灼伤阴络，大量下血，气随血脱，舌质浅谈，由于温邪传变迅速，舌苔未及转化，故苔仍色黑；若舌苔黑滑，舌质不红，是阳虚寒盛，温病后期阴竭阳脱而呈虚

名师恬道——袁肇凯中医诊断教学要点与疑难解析

寒之象。

（3）辨舌态：舌体强硬，活动不灵，是温病后期气液不足，络脉失养，动风之象；舌体短缩为内风扰动，痰浊内阻之征；舌卷而兼见囊缩，是温病邪入厥阴，属危险之象；若舌体痿软，不能伸缩，是温病后期，肝肾之阴将竭；舌斜或舌颤，均为温病肝风发痉之候；舌体肿胀，且满布黄腻苔垢，多系湿热蕴毒上泛。

30. 舌诊临床意义的中西医对照

舌象对于临床辨证确有较大价值，许多病人通过舌诊即可诊出寒热虚实。不同的舌象，西医亦有不同的认识和临床意义。兹将常见舌象的中西医临床意义对照归纳如下：

（1）浅红舌：中医——气血两虚。西医——营养不良Ⅰ度、Ⅱ度；贫血。

（2）淡红舌：中医——正常舌色；表证。西医——正常舌色；疾病初起；慢性病不甚严重。

（3）红舌：中医——温邪入营分；脏腑热极。西医——感染引起之毒血症、脓毒血症；化脓性感染；高热；重症肺炎；急性传染病的严重情况。

（4）绛舌：中医——温邪入营分血分；心火上炎。西医——高热，败血症及上述红舌情况之严重者。

（5）紫舌：中医——热极；瘀血郁积。西医——严重感染，呼吸循环衰竭。

（6）蓝舌：中医——瘟疫湿温，痰饮内郁；寒邪直中肝肾，深蓝者死。西医——呼吸循环衰竭，缺氧症，预后不良。

（7）缩舌：中医——心虚血微，内热消肉。西医——疾病晚期，极度衰弱消瘦，或严重感染，舌肌萎缩。

（8）肿舌：中医——水浸、痰饮、湿热、心火。西医——水肿，舌炎充血；巨舌症。

（9）伸舌：中医——心有热痰；疫毒攻心；正气将绝。西医——高热；毒血症；伸舌样痴呆。

（10）舌生芒刺：中医——热毒内伏，邪气变实。西医——高热，猩红热，重症肺炎等。

（11）舌有裂纹：中医——热伤胃液，阴虚血枯。西医——高热，脱水，营养缺乏，或营养不良。

（12）舌光滑：中医——汗下太过，元津内耗，胃气将绝。西医——营养不良；巨细胞性贫血。

（13）舌剥蚀：中医——胃气不足。西医——地图舌；渗出性体质；营养不良。

（14）歪斜、震颤、疲软、弄舌：中医——肝风，热伤阴亏，中风。弄舌为痫病，心脾有热或脾脏虚热。西医——各种原因使神经系统受激惹，或舌神经功能丧失的神经损害。

（15）白苔：中医——表证；太阳证；邪在卫分证；但虚证、寒证也有。西医——疾病初起，轻症，一般感染，或慢性疾病不太严重者。

（16）黄苔：中医——里证，阳明证，温邪在营卫之间，属实热证。西医——常见于疾病较重者，或见于消化不良者。

（17）灰苔：中医——里证，三阴证，温邪入血分，为实热证；时疫流行，郁积停胸；蓄血如狂；寒湿病。西医——疾病沉重，消化系统疾病为时较久，脱水及酸中毒。

（18）黑苔：中医——里证；伤寒邪热传里；温邪入血分；阴寒内盛。西医——较上述灰苔表现更严重之疾病。

（19）薄苔：中医——表证；风寒证轻症；正常舌。西医——正常；疾病初期，轻症。

（20）厚苔：中医——里证；病邪正盛；伤食便秘。西医——病重，消化不良（中毒性）。

（21）润苔：中医——津液未伤，病轻，正常苔。西医——正常或轻症。

（22）干苔：中医——津液已耗，温邪较盛，邪入血分。西医——高热，毒血症，脱水，酸中毒。

第二章 闻诊

1. 闻诊谈"闻"字

闻诊之"闻"有两层意思：

其一，正如《说文》所注："闻，知声也。""知"有理解、领会的意思，"知声"便是听到声音，并注意理解，领会其意义。在古代，"听"与"闻"并非同义，"听"仅仅指听到声音，不一定理解声音的意义。如《中华大字典》说："听者耳之官也，闻者心之官也，"表明是"听"只动用耳朵，"闻"则不但用耳朵，而且有意识地理解，心里有所领会。心主神明，主宰意识思维。《大学》说："心不在焉，视而不见，听而不闻。"便是"听"异于"闻"的明证。对于闻诊来说，"闻"便是有意识地听病人身上发出的声音，并领会这些声音与证候的关系，以作为辨证的依据。

其二，"闻"有嗅的意思，就是用鼻子嗅气味。《孔子家语》说："与善人居，如人芝兰之室，久而不闻其香。"其中"不闻其香"便是没有嗅到香味的意思。对于闻诊来说，则是有意识地用鼻子嗅病人的气息、身体以及排泄物的气味，以作为辨证的依据。

中医的四诊是尽量让自己的感官同病人所表露的一切征象直接接触，从而获得判断证候的依据。闻诊则是用耳朵听，用鼻子嗅，并且用心领会，以了解病情。

2. 音哑、失音的虚实辨析

音哑、失音是多种急慢性疾病中的一个症状。有病在喉者，有病在脏腑而渐及于喉者，故分清标本，辨明虚实尤为重要。《景岳全书·杂病谟》说："音哑之病，当知虚实。实者其症在标，因窍闭而喑也；虚者其症在本，因内夺而喑也。"卒然发病者，称为"暴喑"或"暴哑"，多属实证，易于诊断。久病声嘶渐致失音，则称"久喑"，多属虚证，但亦常有虚实夹杂，痰瘀阻滞，阳虚阴盛者，又不可不辨。若突然起病，声音粗浊，音调降低，甚则嘶哑，或兼喉痒喉痛，咯痰不爽，或有咳嗽之声，常伴发热恶寒者，则多为外感风寒、风热所致。若兼咳痰黄稠，咽喉红肿疼痛，口干口苦，则为痰火郁闭，均属金实不鸣。若发病缓慢，声嘶日渐加重，日久不愈，咽喉色红痒痛，干咳少痰，或见喉部黏膜溃疡，常伴潮热盗汗，形瘦，腰痛耳鸣，则属肺肾阴虚，金破不鸣。

现代临床认为，音哑长期不愈，甚则逐渐加重，咽干痛，喉镜检查见声带肥厚或生小结，或见声带息肉，或见喉部肿瘤，舌质紫暗；或因颈部或胸中肿瘤阻压络脉，而见头面颈胸水肿、青紫，喉部正常而声音嘶哑者，则属瘀血喑哑。若起病缓慢，唇厚舌大，言语迟缓，发音不清，音调粗哑，常伴面容壅肿愚钝，眉发稀疏，皮肤苍白或蜡黄、粗燥干厚，似肿而按之不凹陷，畏寒肢冷，反应迟钝，舌淡胖，脉沉迟细弱者，则属脾肾阳虚喑哑。上两者虽见于久病，但均非金破不鸣。若突然音哑，或呈发作性，由悲忧恚怒而诱发，自觉胸闷咽塞，但喉部正常，多见于青年女性。此为肝郁肺气一时闭塞，乃属肝郁喑哑。

3. 关于谵语、郑声寒热虚实的认识

谵语、郑声之名，均出自《伤寒论·阳明病》，其曰："实则谵语，虚则郑声。"郑声又名重语，谵语在《素问·热论》称为谵言。谵语、郑声二症，皆属于神志昏乱的失神危候。谵语多为热扰心神之实证，但亦有阴竭阳脱、阴阳两虚及阴盛格阳者。郑声多属心神散乱之虚证，但亦有见于阳热之证者。故二者的寒热虚实尤当辨清。

实证谵语多在急性热病的极期出现，有热入心包、痰热扰心、热结阳明、湿热蒙闭心神、热入血室及痈疽毒邪内陷、疔疮走黄等不同。临床表现又有轻重之分，轻者睡中呢喃，重者不睡亦语言错乱。若间有妄错，与人言犹有伦次，是热尚未极。若目不识人，神昏而无所见，甚则喊叫，是热邪已极。故《医学心悟·谵语》说："由其热有轻重，故谵语亦有轻重也。"虚证谵语多见疾病后期或误治之后，常有阴竭阳脱、阴阳两虚与阴盛格阳之分。若热病汗出过多，而见身热，面赤，口渴，肌肤干燥或汗出，四肢厥冷，幻觉躁动，谵语狂妄而渐至神昏，舌干红，脉细数无力，则为阴竭阳脱。如《伤寒论》指出："发汗多，若重发汗者，亡其阳，谵语，脉短者死。"即多指这种证候。亦有阴阳两虚者。阴盛格阳之谵语，多见于下利清谷，里寒外热之假热证。如《证治准绳·伤寒》指出："大便秘，小便赤，身热烦渴而妄言者，里实之谵语也。小便如常，大便洞下，或发躁，或反发热而妄言者，乃阴盛格阳之谵语也。"

郑声或见于亡阴亡阳，或因心脾肾气严重耗伤，多为大虚之候。但对于郑声的闻诊尚有两种认识。一种认为郑声与谵语无需分别，皆是语言错乱，郑声

只是声低气短而已，虚证谵语即是郑声。如《温疫论·神虚谵语》曰："郑声、谵语，态度无二，但有虚实之分，不应另立名色。"另一种认为郑声是重言复语，谵语是胡言乱语，二者虚实属性虽不同，但临床闻诊还必须脉症合参。如《医宗金鉴·伤寒心法要诀》指出："凡谵语、郑声，与阳经同见者，均属热证。""与阴经同见者，总属寒证。"以上两说虽不同，但均强调了脉症合参在判别谵语、郑声寒热虚实属性中的重要性。

4. 喉中痰鸣与哮、喘的关系

喉中痰鸣是指痰阻气道，肺气不利而呼吸鸣响有声，是痰涎壅盛的指征。因痰涎稀、稠、多、少及气机壅塞之状而鸣声不同，故有如"吹管声""鼾声""呀呷之音""水鸡声""痰声漉漉""喘鸣""哮鸣"等不同名称。一般而言，痰多而稠黏，滞于气道，则音低如鼾声；痰多而稀薄，呼吸冲击，则多漉漉之声；气机壅塞，肺管不利，则哮鸣如哨笛。咳吐痰去，则鸣声稍息。喉中痰鸣不仅可见于哮病，亦可见于痰喘、中风、痫病以及其他疾病垂危之时，故必辨别清楚。

哮病发作则呼吸困难，呼气长而费力，喉中哮鸣如哨，或如水鸡之声。《医宗必读·喘》说：哮发则喉中"有呀呷之音，呷者口开，呀者口闭，开口闭口，尽有音声"。

喘见于多种急慢性疾病之中，有痰喘、气喘之不同。《景岳全书·杂病谟》说："实喘者，胸胀气粗，声高息涌，膨膨然若不能容，唯以呼出为快也；虚喘者，慌张气怯，声低息短，皇皇然若气欲断，提之若不能升，吞之若不相及，劳动则甚，而唯气促似喘，但得引长一息为快也。"此言气喘之虚实。临床痰喘与气喘稍有不同。《丹溪心法·喘》指出："有痰喘，有气急喘……痰喘者，凡喘必有痰声；气急喘者，呼吸急促而无痰声。"痰喘多属实喘或虚实夹杂之证。其喘促胸闷，痰鸣有声极似哮病，但不若哮病有反复发作的特点。痰喘日久，可因新邪旧邪相引而转变成哮。《医学入门·痰类》指出"痰喘必有痰声"，哮"即痰喘甚而常发者"，即说明了二者之间的区别和联系。

中风入脏，肝风夹痰壅塞气道，亦可见喉中痰鸣。痫病发作，喉中痰鸣，为痰蒙清窍，气机壅滞之象。久病、重病，气息低微，无力咳吐，喉中痰声滚滚者，则为肺肾气绝之候。《景岳全书·杂病谟》曰："若杂证势已至剧，而喉中痰声漉漉，随息渐甚者，此垂危之候。"

5. 少气、短气与喘的区别和联系

虚证短气必兼少气。古代医家常将二者相提并论。《诸病源候论·短气候》

说："肺虚则少气，亦令短气，其人气微，常如少气，不足以呼吸。"虚证短气甚则虚喘。故古代医家有以短气为虚喘者。如《明医指掌·喘证》说："胃虚喘者，抬肩撷腹，喘而不休，此不足之喘也。若肺气太虚，气不能布息，呼吸不相接续，出多入少，名曰短气，此虚之极也。"《医碥·喘哮》指出："再按古人以短气即喘，而喘分实喘、虚喘……若依后人分短气与喘为二，则短气为虚喘，而喘单就实者言，未为不可也。"故《景岳全书·杂病谟》亦称实喘为"真喘"，而称虚喘声低息短为"似喘"。

少气、短气与虚喘的联系与区别在于：肺肾气虚或元气虚弱之人，轻则口鼻气弱，徐出徐入，言懒无力，谓之少气。重则言而微，终日乃复言，谓之夺气。甚则息微，气急短促而频数，谓之短气。再重则气不接续，动则益甚，或张口抬肩，谓之虚喘。三者联系，但亦有轻重、缓急、动静之分。

实喘者亦必短气。尤其是心下有支饮，微则短气，重则喘咳。短气病因甚多，病机复杂，病及表证、里证，总是气逆不通，呼吸不得舒缓悠长。有胸中痰饮，胸中瘀血，痰热结胸，胸痹心痛短气者。有疫嗽肺伤，气积胸中，窒闷短气者。又有心水肿胀，胃肠积滞，热结阳明，腹满短气者。或为实证，或为标实本虚。辨识要点在于：实喘多因邪伤及肺，肺失肃降。而实证短气病位未定全在肺，凡胸、肋、脘、腹中邪气阻碍，呼吸升降不利，皆可短气。故闻诊时必详审形候，分清标本。

6. 肠鸣、矢气的病机

肠鸣，亦称腹鸣。《医碥·杂症》说："大抵气与水相冲击而成声。气多则响高，水多则响沉。或无水而有痰食之闭塞，气闭忽通则鸣也……是故气之和平而流畅者不鸣也，必其或热或寒，有塞有通而后鸣。"《黄帝内经》论肠鸣病机有五：一是脾虚，二是中气不足，三是邪在大肠，四是土郁，五是热胜。《伤寒杂病论》论肠鸣证候有三：一是下利，腹中雷鸣；二是腹满痛，呕吐，腹中雷鸣；三是痰饮，水走肠间，漉漉有声。凡肠鸣下趋小腹，源源水声者，多为泄泻之征兆。腹满痛，呕吐、肠鸣高亢而不能下趋小腹者，多为实邪闭阻，肠道不通。至于孕妇七八月，而腹中鸣响，则称子鸣，多为气虚不运所致。

矢气，又称转矢气。矢气偶作，不属病态。矢气频多既与气滞、气陷有关，又是肠道通闭与否的标志。若矢气频频，声响不臭，或腹胀欲排不出，为气滞肠道。若久病体弱，小腹坠胀，矢气连连，甚则脱肛，为气虚下陷。若腹胀痛，矢气臭如败卵，为食滞中焦。若伤寒热病，谵语，潮热而转矢气，为阳明腑实。若腹满胀痛而无矢气，治疗后矢气频转，是肠道气机疏通之征。

7. 嗅气味诊病的机制

气味古代称为"臭"（xiù），《诗经·大雅》"上天之载，无声无臭，"意思就是天道难知，没有音声也没有气味。在中医的典籍里面，最早谈及闻气味的是《黄帝内经》，如《素问·金匮真言论》五行的归属，把臊、焦、香、腥、腐五种气味与五脏联系起来。《难经》则将嗅气味与听音声相提并论，作为闻诊的方法。

嗅气味诊病的机制与气味的产生关系密切。很多东西都有气味，如羊肉、牛肉、橘子、苹果等食物都有各自特殊的气味。当食物变质以后，其气味也跟着变了。人的气息、分泌物、排泄物以及整个身体也有些气味，例如流汗有汗臭，大便有粪臭，小便也有小便的气味。在阴阳平衡、气血流畅、脏腑调和的情况下，这些气味是不会发生较大的变化的。如果阴阳失去去平衡，气血阻滞，脏腑功能失调，邪毒入侵，这些正常的气味就会发生变化，还可能出现一些具有特殊气味的病理产物。嗅气味诊病的道理也是利用人体的正常气味在得病后可能发生变化的特点，为辨证多寻找一些依据。如肺为邪侵，热毒瘀阻，气血流行不畅，于是郁而成脓，形成肺痈，其气息即有使人难以忍受的恶臭，而且所咳出的脓痰也有特殊的臭气。又如病人内热炽盛，迫血妄行，而致出血，病室中就可能有血腥气味。这些气味有助于了解脏腑气血的变化，从而辨识证候。

8. 嗅气味诊病的注意事项

（1）要有心理准备和全心为病人诊治的精神。患病之人所散发的气味大多秽臭难闻，有的还会传染疾病，如一闻到臭味便捏住鼻子，转过头去，甚至草草了事，避之唯恐不及，不但难以做出正确的诊断，采取有效的治疗措施，有时还会损伤病人的自尊心而影响其情绪。

（2）运用正确的嗅诊方法。闻病人的气味不可离得太近，与排泄物的标本必须有一定的距离，可以不正对着病人或标本去嗅，面是用手把所发出的气味扇向自己的鼻前来嗅，对于容易传染的疾病尤其必须如此。

（3）闻气味的时间不宜过长。嗅气味最重要的是刚接触的一会儿，因为刚接触时感觉最灵敏，最容易辨别。这与在其他情况闻到气味是一样的，闻到什么气味都要注意辨别。

（4）注意辨别与疾病无关的气味。特别要注意避免与疾病所产生的气味混淆。有的气味很容易排除与病变的关系，如香蕉、橘子或香水香的气味；而有的气味就很容易起干扰的作用，影响检查者的正确认识。

（5）检查排泄物须了解放置时间的长短。放置久了任何排泄都会改变气味，一般是臭味愈久愈浓，而放置不久的较能如实地反映病情。

（6）在问诊时注意气味的变化。有些气味医生难以闻到，或不便进行，例如带下、恶露等的气味，在询问病情的时候，病人如果自己谈到有关气味的情况，更应特别留心。

病变所产生的气味对于疾病的诊断有一定的意义，但是它仅仅是个别征象，没有望诊、问诊，以及闻音声诊法所获得的资料，诊断是难以进行的。在多数情况下闻气味诊法并不单独进行，只在望、问、切的同时也留心及此而已。但是有时还是必须着重闻一闻的，特别是在气味对于那种病证有决定性意义或有疑似情况难以确定的时候。

9. 恶臭气息与辨证

恶臭气息是仅闻到臭味，说不出象什么气味，可出现于鼻、口、气道、食管、肺、胸、胃、大小肠等部分以及全身的病证。

（1）鼻的病证：鼻疖和鼻疗成脓而溃破以后，可使气息恶臭，通常还能辨出脓的气味；鼽嚏的症状是经常鼻塞、流涕、打喷嚏，久久不愈，脑漏以鼻涕浊黄，量多不止和经常头痛为主，这两种病证气息都常有恶臭；鼻孔里面有异物阻塞，如大豆、花生、杨梅核等，阻塞日久异物腐败或患处气血郁滞成脓，也可使气息有恶臭。

（2）口的病证：口糜又称鹅口疮，以口中发红、灼痛，继而出现白色突起形如雪花为特征；口疮则口舌生病，破溃成疮，可伴发热恶寒，往往反复发作；口疳来势甚速，病情严重，主症为壮热烦渴、口内灼痛、溃疡、溃疡处有灰白色假膜，严重的会腐烂出血。这三种都会引起口臭而影响气息，其中口疳最严重，口疮次之，口糜较轻。

（3）牙齿和牙龈的病变：龋齿俗称蛀牙，即牙齿上面出现龋洞，甚至牙冠大部或全部破坏；龈宣即齿龈肿起，其色暗红，有的经常出血。如果经常出血，还有血腥气味。

（4）肺胸的病证：肺痈的主要症状是咳吐大量脓血样痰、胸痛、气喘，初起恶寒发热，特别是咳嗽吐痰的时候，气息腥臭非常；肺痨以咳嗽、咯血、厌食、消瘦和潮热盗汗为特征，在病情严重咳嗽较剧烈的期间，常有恶臭气息，咯血则有血腥味；肺热喘咳以小儿为多，表现为咳嗽、气喘、发热，这种病证有的也有恶臭气息。悬饮病人胸胁疼痛、咳嗽、气喘，严重者饮邪成脓，波及于肺，入侵气道，因而使气息带有腥秽的恶臭。

（5）脾胃大小肠的病证：其病变多为食积停滞，引起胃气上逆，酸腐之气随之而出，导致气息恶臭，多与腹胀、呕吐、泄泻、嗳气等症状同时出现。胃火炽盛或肠中热结，也常致使气息恶臭，多与口舌生疮、舌质红绛、便秘、尿赤等火盛的症状并见。

10. 特殊气味的临床意义

（1）烂苹果气：见于消渴病重证，有口渴多饮、多食、多尿、消瘦和皮肤易生疮疖等症状，特别是发生昏迷的时候其气味尤甚明显。这种病证现代医学称为糖尿病，其特殊气味称为丙酮气息。

（2）尿味气息：见于严重的水肿病、癃闭病人，多与厌食、恶心、呕吐等症状并见，是病危的征象。小便失禁浸渍衣被也可使病人带有这种气味，应仔细分辨。

（3）热臭气息：壮热的病人热气迫人，而且有一种特殊的臭味，时日越久越明显，这就是所谓热臭气息。外感热病或其他疾病出现壮热的症状，都可能产生这种气味。凭这种气息，在问诊和切诊之前常能先发现有壮热的症状。

（4）血腥气息：鼻腔、口腔出血，还有吐血、咯血，都可能使气息产生血腥味，这种气息有助于发现出血。

（5）霉臭气息：黄疸、右胁下积聚和臌胀，如出现昏迷不醒，常产生一种霉臭气息，这意味着病情严重，预后不良。

（6）毒物气息：误服或故意吞服毒物，如果毒物有特殊气味，例如乐果、敌敌畏、来苏、鸦片等，常在气息中表现出来；饮酒过量引起酒精中毒，气息则含有浓郁的酒味。对于不能说或不肯说所服毒物的病人，闻气息非常重要。

第三章 问诊

1. 症状的意义

症状,中医学又称证候、病候等,一般是指病人自身觉察到的各种异常感觉,广义的"症"包括了"症状"和"体征",体征是指由医生的眼、耳、鼻、指等感觉器官所直接感知的,机体病理变化的外部表现。这些感觉或表现,通常都具有一定的规律性,是人们赖以认识疾病的指征,它引导医生去识别和区别具体的病证,并成为中医辨证的主要依据。

《灵枢·本藏》曾认识到症状是体内病变的"外应",因而指出"视其外应,以知其内脏,则知所病矣"。朱丹溪继承了《黄帝内经》的有关思想,进一步指出体内的各种病机变化必然会通过症状的形式表现出来,并称之为"有诸内者,必形诸外",强调"欲知其内者,当以观乎外;诊于外者,斯以知其内"等重要的诊断学原理,对症状的意义给予了恰如其分的评价。随着医疗实践的持续发展和对症状认识的不断深化,中医问诊的内容也更加完善和丰富。

2. 症状与病机的关系

中医学的证,通常是由人体内部阴阳失调或正邪交争等一系列矛盾运动构成的,它包含着病机变化的各种内部联系。不同的病机,可赋予证以不同质的差异性,而不同的症状则是体内病机变化的外部联系或反映,即已表露出来的各种临床征象。症状与病机有着内在的、不可分割的联系,是帮助医生识别证的向导。但一个具体的症状,往往只是某些病机的局部反映或部分表现。所以,尽管临床症状纷纭复杂,毕竟是各种病证的现象而已,病机终究比症状深刻得多。在症状与病机之间,存在着多方面的辨证关系。

《备急千金要方·大医精诚》所说的"病有内同而外异,亦有内异而外同",表明相同的病机可以表现出不同的症状,而不同的症状,也可以导源出不同的病机。这也就是说,症状与病机的关系是多元的,它们相互间的关系既可平行,也可以不平行。症状与病机之间存在着难以分割的联系。而联系的方式是多种多样的,其中在往有纯有杂、有正有反或有顺有逆、有真有伪等。

3. 要善于抓住主症进行询问

主症是指疾病中的主要症状与体征，它是疾病病理本质的外在表现。每一病证都有其特定性的主症。主症可以是一个，也可由若干个组成。抓住主症进行询问，就是以主症作为认识证候本质的中心、关键而进行诊断思维的方法。临床若能准确抓住主症，并能围绕主症进行询问，且通过主症进行分析思考，则有利于对疾病本质的认识，为准确治疗提供可靠依据。要点：①主症一般是主诉中的主要症状或体征。②认准主症，主症是对病证诊断起决定作用的症状。③围绕主症进行询问和思考。④要问症与辨证（即边询问边分析）相结合，减少盲目和防止遗漏。总之，临床上的问诊并非机械地按"十问"的顺序进行，而是要以主症为中心开展询问。即：首定主症问深全，次问主症紧相关，再问全身不适感，十问顺序可以参。

4. 现病史和既往史的界定与关系

现病史和既往史二者的概念清楚，但并无明确的界线，现在就诊的疾病可能既往已经存在，而既往的疾病现在可能并未消除。这就使得有的病情是该作现病史，还是写为既往史，往往难以确定。

其区分主要是应根据主诉所定病证及其所记时间而定。即主诉所述病证及其时间之内者属现病史的内容，主诉所述疾病及其所定时间以外的其他疾病则属既往史的内容。如某病人经常头晕、血压高，已有5年，今晨突然仆倒，神志昏迷，喉间痰鸣。若以昏仆、喉间痰鸣3小时作为主诉，则头晕、血压高等病情，应属既往史的内容。若以经常头晕、血压高5年，昏仆3小时作为主诉，则现病史应记载该病5年来发生发展及演变的经过。同时，主诉以外的其它疾病，即使其病程未超过主诉所述病证的时间，一般也应记在既往史内，如以关节疼痛反复发作4年为主诉，则4年之内所患过的如痢疾、尿出砂石、外伤骨折等病证，仍应属既往史的内容。

由此可知，现病史与既往史的内容及时间界定，实际是由主诉决定的。因此，临床时一定要确定好主诉的内容及其限定时间，否则将给现病史与既往史的询问和书写带来困难。

5. 怎样理解"恶寒发热"的症状

"恶寒发热"是指恶寒与发热并见，为外感病常见的一个症状，是诊断表证的最主要依据。从理论上讲，恶寒与发热是两种相反的症状，二者是不能同时出现的，但临床却实际存在。因为发热是一个过程，从发热的过程来看，恶寒发热见于发热的初期，恶寒时体温已开始上升，故恶寒是发热的伴随症状。

其具体表现为：病人感到恶寒，而只是偶尔觉得轻微发热，甚至加衣覆被、向火取暖，其恶寒仍不得缓解，但切诊或探测则可有客观发热存在；或者是病人虽感发热，但同时又有恶寒的感觉。在恶寒发热中，"恶寒"是病人的主观感觉，而"发热"则既可是主观的，也可是客观的。因此，所谓"恶寒发热"的关键，是病人一定要既有恶寒、又有发热的感觉，如果只觉恶寒而毫无发热之感，则即使体温很高，也不能称作"恶寒发热"，而只能是"恶寒'。

值得注意的是，恶寒发热并不局限于外感表证，亦见于里热证。从临床看，里实热证之恶寒发热，病情较之表证更为严重，是邪正激烈斗争的反映。如邪毒内陷、脓毒流注、肝胆湿热、肝痈、肠痈等病证，均可见恶寒发热，其时恶寒愈重发热愈高，病情显然比表证为严重，乃火毒内蕴，正邪相争，局部气血变滞，营卫不调所致。

6. 如何理解气虚发热

气虚发热又称脾虚发热，其病机主要有两种情况：

一种是"气不散精，阴不敛阳"。即脾气虚弱，则精微不能吸收与升散，致营血内亏而阳气无依，当活动劳累、病久耗气等情况下，则阳气更被耗伤而浮越，从而表现为烦热、气喘、汗出、心悸、脉数等症，这如同无力之人承担稍重的劳动，就表现出种种的不适情况相似，此种"身热而烦"并非实热所致，而是营亏气乏、阳气浮动的现象，即《黄帝内经》所谓"阳气者，烦劳则张"的道理，故治当用"劳者温之""损者益之"的甘温之品，以健脾益气，收敛浮阳。

另一种是"气虚体弱，兼感外邪"。由于脾肺之气先虚，抵抗力减弱，易致风寒外袭，或湿邪内生，临床表现虽有邪困发热的证候，但其本质是由气虚所致，故治疗当在补气扶正的基础上佐以祛邪，热方可退。

7. 注意疼痛与心理活动的关系

疼痛是人体对伤害机体的各种刺激的一种反应。这种反应的强弱决定于人体内痛阈的高低。痛阈，是指引起人体痛觉的刺激强度。常用的痛阈有二：其一，痛知觉阈，是开始知觉到痛的最小刺激强度。其二，痛耐受阈，是指能耐受疼痛的最大刺激强度。痛阈的大小有个体差异，不同的部位也有差异。

痛阈的高低是可变化的，与人体的心理活动密切相关。心理学研究认为，一个人的疼痛体验以及表现疼痛的行为，都受其注意、暗示等到心理因素以及生活经验和个性特征的影响。常常有某些查不出任何器质性病变而诉说有各种疼痛的病人，长期服用大量止痛药并不能使疼痛减轻或消失。如若其疼痛可获得人们的关注和关怀，或人们对其疼痛过分关注或议论，都将加剧其疼痛的表现，甚至发展成异常的病态行为。因此，在身体器官没有任何器质性病变的情况下，疼痛可能是一种由生活和工作过度紧张，或精神创伤等心理社会因素所引起的躯体症状，它也是解决心理矛盾和缓解恐惧、焦虑的一种心理防御机制。这种情况常发生在患有疑病症、抑郁症的病人身上。一个对病痛顾虑重重，精神高度紧张的病人，往往会加重疼痛；而一个面对疾病充满治愈信心的人，往往可减轻疼痛，使病情向好的方向转化。此外，亲人的安慰、鼓励、抚摸等行为，可使病人得到慰藉，降低对疼痛的感受，从而减轻疼痛。

8. "但欲漱水不欲咽"的病机

《金匮要略·惊悸吐衄下血胸满瘀血病》曰："病人胸满，唇痿，舌青，口燥，但欲漱水不欲咽，无寒热……为有瘀血。"对于"欲漱水不欲咽"的机制，《血证论·瘀血》曰："瘀血在里则口渴。所以然者，血与气本不相离，内有瘀血，故气不得通，不能载水津上升，是以发渴，名曰血渴，瘀血去则不渴矣。"全国高等中医院校教材《金匮要略讲义》认为："瘀阻之处，必有郁热，故口燥欲漱水；但病在血分，虽燥而不欲咽。"并认为"这是瘀血郁热的轻重问题。瘀热不甚，故仅欲漱水不欲咽；瘀久郁热加甚，则口干燥而渴。"总之，由于瘀血内阻，气化不利，津液不能上承则口燥，亦属津液输布障碍，但并非津液匮乏，故但欲漱水不欲咽，为蝶斑疮、臌胀、伤寒蓄血证、温病热入营血等之常见征兆。

9. "除中"的机制分析

除中是指久病重病失神之人，已久不能食，而突然一反常态，出现欲进饮食，甚至暴食。这是一种反常的表现，往往食已而随之是死亡，故称之为"除中"。成无己《注解伤寒论》曰："除，去也；中，胃气也。言邪气太甚，除去胃气，胃欲引食自救，故暴能食，此欲胜也。"所以"除中"实际上是脾胃之气将竭的死亡前兆，属"残灯复明""回光反照"的一种假神表现。

假神的出现是精气衰竭已极，阴不敛阳，虚阳外越，神气外现所致。因为精气、阴阳是神气内存的物质基础，今精竭、阴绝、阳微，神失依存，故浮而外越，本神暴露。此种欲食甚至暴食，则为胃之本能的一种表现。这种本能就是维持生命生存的能力，胃之本能欲维持脾胃后天之本，以保生命的延续，必最后引食纳谷以自救。但因胃气本身已失去存在的物质基础，即使勉强食之，却已无化谷之能，而更加重其负担，以致能量无继而告匮，胃之本气反绝，于是神去机息，迅速导致死亡。

10. 五更泄泻的时间和病机

一般多将五更泄与鸡鸣泄、晨泄混称，而实际上"五更""鸡鸣"和"晨"是更点记时法的不同时段。五更相当于寅时，即3～5点；鸡鸣相当于丑时，即1～3点，相当于四更；至于晨，《说文解字》曰："晨，作晨，早昧爽也。从臼从辰，辰，时也。"所以晨的含义是指从天亮到上午8、9点钟的一段时间，一般习惯7～9点相当于晨时。由于五更、鸡鸣、晨所指的时段不同，因而所应脏腑亦异，五更为脾之所应，鸡鸣为肝之所应，晨为脾胃之所应。故发生于不同时间的泄泻，其脏腑病机不尽相同。

五更泄泻的病机，一般认为是脾肾阳虚，脾虚运化失常，肾虚后阴不固所致。故治疗常以温补脾肾，四神丸、真人养脏汤为其代表方剂。如《景岳全书·泻泄门》曰："肾为胃之关，开窍于二阴，所以二便之开闭，皆肾脏之所主，今肾中阳气不足，则命门火衰……阴气盛极之时，即令人洞泄不止也。"

黎明为人体阴气始衰、阳气始发之时，肾阳虚衰则阴气将衰未衰、阳气将立未立，阴寒乘隙而动，夹寒水下泛肠间，腹痛随作，洞泻难忍。昼为阳，人体之阳得天阳之助能够胜阴，故不作；夜为阴，上半夜为阴中之阴，阳入于阴，不与阴争，故亦不作。

第四章 切诊

1. 寸口诊脉及分候脏腑的原理

独取寸口脉能够诊断全身病证的原理，一般都遵循《素问·五藏别论》《素问·经脉别论》和《难经·一难》的解释，即肺朝百脉、寸口为脉之大会的道理。此外，独取寸口的理由还有以下几点。①脉动明显：寸口处覆盖组织较薄，脉动十分明显，脉下有挠骨衬托，便于运用指法，人迎处虽脉动亦明显，但不便于施用指法，且易引起痛痒之感。②诊脉方便：古人拘于"礼"的束缚，不便解衣、触头、按足来进行诊脉，而诊寸口脉病人伸手即可取，操作极其方便。③脉气准确：诊脉时，寸口脉与心脏处于同一水平，较之人迎、跌阳脉离心脏的距离更适中，心脏耗费的能量与输出的血量之间，在人迎则耗能量大于血流量，在跌阳则耗能量小于血流量，而寸口则相对准确。④经验丰富：由于长期习惯于寸口诊脉，所以诊寸口脉较其他任何部位的脉象，体会最多、经验更丰富，对病情的判断更有把握。

有人认为由同一心脏射出、流在同一血管中的血流，不可能反映出脏腑的不同信息，因而对寸口分候持否定态度。应该看到，临床上确有某部脉独异而提示病情者，故不可一概否定。寸口脉分候脏腑的原理，可用乐器加以比拟说明。吹笛子时，笛管长度的不同，启闭不同的笛孔，使吹入的气流在管中产生不同类型的驻波，从而发出不同的声调，这与切寸口脉的原理是颇相类似的。人的左右手寸口脉，也好像二胡的两根琴弦，而寸关尺则好比是不同的音阶，弹按不同的琴弦与音阶，会发出不同的音响。气血流过寸口这一特定部位时，在流体动力学上必然发生复杂的变化，受到内在各个脏器不同功能状态的影响。因此，寸口局部的脉象变化，是完全有可能反映出整个身体的生理病理信息的。

2. 遍诊法的诊脉的临床意义

从中医脉诊的发展史看，先是在全身各有脉动的部位进行诊察，视其何部之异而判断病在何处。并逐渐总结各处诊脉断病的经验，从中发现某些具有特殊意义的诊脉部位，然后才演变为独取寸口诊脉法。因此，可以认为三部九候遍诊法是一种局部诊法，或者说是分经诊脉法。

对于诊察三部九候以判别病情的方法，《素问·三部九候论》说："察九候独小者病，独大者病，独疾者病，独迟者病，独热者病，独寒者病，独陷下者病……九候之相应也，上下若一，不得相失。一候后则病，二候后则病甚，三候后则病危。所谓后者，应不俱（俱犹同也）也。察其腑脏，以知死生之期，必先知经脉，然后知病脉。"也即在了解诊脉部位的所属经脉基础上，察其何处独异，从而辨别病变所在的脏腑经脉。

3. 趺阳脉的诊法与临床意义

《素问·评热病论》说："胃脉在足也。"《素问·气交变大论》说："冲阳绝者，死不治。"《灵枢·邪气脏腑病形》说："两跗之上，脉坚若陷者，足阳明病，此胃脉也。"说明趺阳脉能诊断脾胃疾病。张仲景《伤寒杂病论》中对趺阳脉多处论述，并指出"人迎趺阳，三部不参"的错误。王叔和《脉经》对趺阳脉专主脾胃疾病以及与脾胃相关的肺、肠等主症作了很好的论述。宋·许叔微更有"趺阳胃脉定死生，少阴肾脉为根蒂"之说。国家中医药管理局所颁发的《中医病案书写规范》规定了"必要时切人迎、趺阳脉"。

趺阳脉即冲阳脉，为足背动脉，其位在足背第2、第3跖骨间，体表2~4cm能触到搏动者即是。诊脉时应以医者一指（拇指或食指）顺脉行方向平行触到脉搏为切脉姿势，用浮中沉的轻中重按压程度和脉的搏动速度及形状等，以分辨其脉象，从而判断病情及预后。尤其是当病情危重时，若寸口脉很微弱，甚至触不到，此时应注意诊察趺阳脉动情况，若趺阳脉亦触不到，说明胃气已绝，多主死证，若趺阳脉仍搏动比较明显，说明胃气犹在，尚存生机。

4. "平脉"的含义与脉象

"平脉"亦称正常脉象，是指人们在正常生理条件下所表现出来的脉象。"平脉"的定义包含两方面的内容：一是"平脉"的典型脉象特征；二是"平脉"的生理变异以及由此涉及的与若干其他脉象的关系问题。

关于平脉的典型脉象，历代文献多有描述，用"脉象要素"来分析表述平脉的脉象特征，可以理解为：脉位居中，不浮不沉，沉取不绝；至数适中，不快不慢（一息四五至）；脉律均匀；脉宽、脉长适中，不大不小、不长不短、寸关尺三部均有脉；脉力、紧张度适中，和缓而有力、不强不弱；流利度适中，从容而滑利。

由于"正常生理条件"是一个相当宽的范围，它包含了年龄、性别、形体、饮食、情志、劳逸等多方面的因素，同时包含了因不同的季节、气候、地理环境等自然条件的影响而作出的正常生理反应性变化。因此，"平脉"实际上也包含了相当宽的范围，由于不同的个体和环境而有相应的变异。对此，《素问·三部九候论》《素问·脉要精微论》《素问·玉机真藏论》《素问·平人气象论》《脉经》《千金方》《医笈》《脉义简摩》《四诊抉微》等医著中均有论述。

由此可见，平脉的典型特征与生理变异是平脉不可缺少的两个方面。判断正常脉象须结合考虑诸多的条件才能确定，否则就流于机械或导致错误。这些条件或因素对脉象的影响，只能在适当的程度之内，超过了就会是异常脉象。例如：弦脉，在老年人可以是平脉，在青年人则多半是病脉，而且属于老年人正常脉象的弦脉，只能"弦"在一定的程度以内，超过了则亦是病脉。从某种意义上说，平脉只是一类与众多脉象不能绝然分开的相对脉象，而且必须是有条件的。

5. 对脉象"胃、神、根"的理解

历代医家诊脉无不注重脉象的"胃、神、根"，为诊脉要领之首。脉象中的"胃、神、根"实际上是人的正气在脉象中的反映或体现。脉有胃、有神、有根为平脉；少胃、少神、少根为病脉；脉无胃、无神、无根为死脉，是病情十分危重的表现。

（1）"胃"：亦称胃气。中医学认为：脾胃为后天之本，气血生化之源。因此，胃气直接和间接地反映了脾胃运化功能的强弱以及全身气血的盛衰、营养状况的优劣。显然，在脉象所反映的人体生理信息中，势必包含了胃气的盛衰。关于脉之有胃气的表现，古人的描述主要是指："和缓""从容""徐和""和匀""中和""无太过、无不及"。然而，亦使人难以领会。为此，也有一些医家提出"胃脉无形"的观点，认为欲得胃气之真实形态，全在心领神会。现代脉学提出了应用"脉象要素"来分析脉象的理论，表述了"脉中胃气"指感特征：即脉来从容和缓，在脉象要素的各个方面都呈"中和"之态，而且能随四时等内外因素作相应的调节，无太过、无不及。

（2）"神"：神是人体生命活动的综合反映。所以诊脉时，强调"脉贵有神"。在脉中之神的表现，医家多崇李东垣"脉中有力，即有神矣"之说，后世张景岳、刘河间、龚廷贤、吴山甫等亦都以如平人脉象之有力而又柔和，有条理先后秩序不乱者为有神之至。总之，脉有神气的主要特征是：①应指有力、柔和从容；②井然有序、节律整齐。由于平人脉象是有胃、有神的典型表现，脉之有神须是有力而带柔和之象，与脉有胃气之和缓从容难以截然分开，二者均有冲和之象，故前人又有"有胃即有神"之说。只是脉之"胃气"与"神气"虽有其相互包容、重叠的一面，但二者的侧重还是略有不同：脉之胃气重点表现在脉气之和缓、流利，脉之神气则主要表现为脉律整齐和应指有力。

（3）"根"：脉之有根，古人均认为与肾有关。肾为先天之本，是人体脏腑功能活动的原动力。若肾气充足，则脉象必有根。临床诊脉，以沉取候肾、以尺部候肾，故脉之有根主要表现为：三部脉沉取有力，或尺脉沉取有力。

综上所述，脉象之有胃、有神、有根，从不同的侧面强调了正常脉象所必备的条件，三者相互补充而不能截然分开。临床诊脉以胃、神、根作为辨识脉象常与变之要领，只有理解、掌握脉象之胃、神、根，才能审察正气，辨识病脉。

6. "四季平脉"的脉象特征与生理基础

"四季平脉"是正常人脉象随四时而发生的变化。中医"天人相应"学说十分重视人与自然界的关系，认为人体的生理活动、病理变化，与外界自然环境如昼夜、季节、气候等等因素密切相关。

脉象的四季变化，早在《黄帝内经》中就有较全面的论述。明·李言闻《四言举要》明确指出："春弦夏洪，秋毛冬石，四季和缓，是谓平脉。"《中国脉诊研究》中记载了应用脉象仪测试四季脉图所得的结果：夏季脉较洪大而浮，冬季脉象较沉细。春、秋两季则分别处于冬、夏之间的过渡阶段。提出了脉象的四季变化与《灵枢》所述"春生、夏长、秋收、冬藏"的自然规律基本相符的观点。

夏季炎热，万物茂盛，自然界的阳气长盛。人应"夏长"之气，脉道充盛，气血畅达，易趋于表，机体代谢旺盛，故脉来洪大易取。冬季寒冷，地冻冰封，万物封蛰，自然界的阳气潜藏。人应"冬藏"之气，腠理致密，阳气内潜，气血趋向于里，故脉沉而细小。至于春、秋两季，由于二者皆处于寒暑更易、阴阳交替的过渡阶段，气温、气候变化跨度较大，可出现不同的脉象。春脉"微弦"之"弦"是弦而柔和，乃有胃气之"微弦"，而非病脉之"弦"。秋时阳热之气尚盛，故脉仍较浮。但因暑夏阳气发泄损耗，故秋脉之力较夏季减弱，脉见浮软而"微毛"。

掌握四季平脉的变化规律，对于观察和推测病情有一定的意义。《素问·平人气象论》根据五行学说的属性及其生克规律，阐述四时脉象和五脏的关系，并以此来判断病情。如肝应春时，所以春脉微弦是肝的本脉；心应夏时，所以夏脉微洪是心之本脉；脾应长夏，所以长夏脉微软而缓是脾的本脉；肺应秋时，所以秋脉微浮为肺之本脉；肾应冬时，所以冬脉微石是肾的本脉。这是以五行属性来分析五脏的本脉，也即是五脏的正常脉象。如果春季出现了秋季的浮脉，即是金乘木，在夏季出现了冬季的沉脉，即是水克火，均提示病态。若脉象的变化不顺应四时，则提示机体的生理功能和适应性调节机制失常，却是可以肯定的。

7. 关于"浮脉主表"和"沉脉主里"

浮脉的脉象特征表现为脉动显现部位浅表，切诊时用较轻的指力取脉（浮取），即可感到明显的脉搏跳动，而指力加重时（沉取），反觉脉搏跳动减弱。浮脉多见于表证，此乃外邪袭表，机体为抵御外邪，气血趋向于表，与外邪抗争，故而脉气鼓动于外而致脉浮，故曰"浮脉主表"。但是，"浮脉主表"并非凡是表证必现浮脉。临床上确有表证并不现浮脉者，多因表邪轻微，人体气血反应轻微，脉象尚未表现出来；或因素来脉较沉细，表证时浮脉可不明显。此外，浮脉亦可见于里证。如久病体虚，正气损耗，虚阳外越而致浮脉，表明病情危重，但脉浮而无力，而且重按无根。

沉脉脉动显现部位较深，须用较重的指力按脉（沉取）才可感到脉搏跳动，多见于里证。此乃邪郁于里，气血内困；或因正气不足，如阳虚气陷、亡血失精、阴血不足等，气血无力鼓动于外所致。故曰"沉脉主里"。但"沉脉主里"亦非凡是里证均见沉脉。这是因为里证的病证繁多，如阳热、阴寒以及气血阴阳诸虚等都属里证，远非一个沉脉所能概括，而常可见多种其他脉象，如洪、扎、革、儒、弦、散、滑、涩、促、结、代脉，等等。临床中，除浮脉明确主表之外，其他诸脉或单独主里，或与沉脉相兼而主里。此外，如寒邪束表，阳气严重受遏时，亦可出现沉脉，故沉脉亦可见于表证。

8. 脉之迟、数与证之寒、热

迟脉是脉率不及之脉象，一般将一息不足四至定为迟脉范围的。关于迟脉主病，历代医家多宗《难经》"迟则为寒"之说，即迟脉主寒证。但临床上迟脉所主之寒证有其一定的范围，并非凡是寒证皆见迟脉。如：①表寒证则多见浮紧脉，而非浮迟脉，因为寒邪侵袭肌表，导致肌表经脉收引，脉道紧缩而拘急，故见脉浮紧，其脉率一般不会"迟"。可见，迟脉主寒，主要是指里寒证，而不包括表寒证。②在诸多里寒证中，并非都见迟脉。心主血脉，脉搏快慢源于心之鼓动，迟脉之出现往往与心阳、心气之鼓动有关。或为阴寒之邪凝滞，致心之阳气被遏，鼓动受阻（里实寒），故脉迟而有力；或为心阳心气亏虚，鼓动不及（里虚寒），故脉迟而无力。③迟脉亦见于热证。如阳明腑实证之脉迟；热入血室、瘀热互结而脉迟等。此类迟脉是由于瘀热浊邪壅结，间接影响于心所致。

数脉是脉率太过之脉象，一般以脉来一息五至以上、七至以下为数脉。关于数脉主病，《难经》谓"数者为热"，故数脉主热证已为常理。此外，①数脉还可主虚证，包括气虚、血虚、阴虚、阳虚，临床均可出现数脉。其中，阴虚者脉沉细而数，临床颇为常见。而阳虚、气虚者脉数而无力或浮大虚数，血虚者脉沉细数而无力等，临床亦不少见。②实寒证亦可见数脉。如《伤寒论》太阳伤寒（表寒证）脉浮而紧数，《金匮要略》寒饮见弦数脉。故《景岳全书》指出："数脉为寒热，为虚劳，为外邪，为痈疡。暴数者多外邪，久数者必虚损，数而无力仍是阴证。"

9. 弦脉、紧脉的脉象与鉴别

弦脉以脉硬有形、端直以长为脉象特征。其形成可能与周围神经机能失调而影响血管平滑肌的舒收，脉管弹性状况较差等因素有关。脉波图示波峰较钝、切迹高而显，故顶似平坦，且降支呈弧凸状，这与脉来挺然直过、长硬如弦的指下感觉是一致的。弦脉属有力脉是指其脉硬欠柔、按之不移而言，实际上脉势并不很强，因而弦脉当是阳中之阴脉，这与弦脉主要候肝胆疾患，而肝病有肝气易郁、肝阳易亢、肝阴肝血易亏的病理特点是相符的，即气郁则脉势欠盛、脉道舒收失调，阳亢阴血亏则使血管壁硬而失柔、弹性降低。

紧脉以紧张有力、绷急弹指为脉象特征。紧脉主实寒证。一方面由于寒性收引，既可使脉管在纵的长度上收引绷急，又可使脉管在横的管径上收缩紧束，因而脉道处于绷急紧束的状态。另因新病突起，正气本非虚衰，故阳气亢奋以胜寒，血行旺盛以祛邪，因而脉势冲击有力。这样，气血旺盛的脉势，冲击着绷急紧束的脉管壁，因而指下感觉脉体虽然不大，但脉势却弹指有力、状若转索。《濒湖脉学》所说"紧言其力弦言象"，是弦紧二脉辨别的要点。即紧脉是以脉势强盛、弹指有力为特点；弦脉是以脉象挺然、管硬有形为特点。

10. 不能相兼的脉象

由于疾病是复杂的，病理改变往往是多方面的，因此，临床上的脉象大部分是相兼存在的。如脉滑数、脉浮紧、脉弦细数等。然而也并不是所有的脉象都可以随意相兼。一是完全对立的脉自然不能相兼，如同一病人其脉不可能既浮又沉、既迟又数、既滑又涩等。二是有些脉类上属于对立的脉也不能相兼，如濡脉为浮细无力，而弱脉为沉细无力，故不能称濡弱脉；结脉是缓而中止，止无定数，代脉则是止有定数，故结脉与代脉不会在同时出现（有时可以交替出现），而促脉则是数而中止，故不能与结、代脉相兼。三是有的脉象本来就是由多个脉象要素综合构成的，因此不能又将单因素的脉象与之相兼，如洪脉是脉体洪大而脉势汹涌，浮沉均很明显，故不能称脉洪浮、沉洪、洪而有力；微脉是脉搏极细极弱，若有若无，因此严格地说，所谓脉微细、脉微弱都是不恰当的；虚脉是无力脉的总称，因此著称脉虚无力则是重复缀语。此外紧脉主实寒，脉道因寒邪所遏而绷急紧束，故紧脉的脉势虽甚有力但其脉体不可能是大，因而不会有洪紧、脉紧而大之类的脉象。

11. 关于缓脉的研讨

对于"缓脉"脉象及其意义，汉·张仲景《金匮要略》、西晋·王叔和《脉经》、元·滑寿《诊家枢要》、明·吴崐《吴注黄帝内经素问》等著作均多有论述，观点不尽一致，归纳起来，有四类缓脉，即和缓脉、怠缓脉、迟缓脉和纵缓脉。

（1）和缓脉：即平缓脉，脉来从容和缓，不疾不徐，并无偏盛，多见于健康人，若病中见此脉，表明病情不重，或正气恢复。

（2）怠缓脉：即脉势怠缓无力之脉，主脾胃亏虚或气血亏虚。由于脾胃虚弱或气血不足，脉搏鼓动之力，故脉来怠缓。

（3）迟缓脉：是指脉来缓慢，一息为足四至，但稍快于迟脉，主湿证。因外湿或内湿，湿性黏滞，易阻气机，脉气受困，故脉来缓慢。

（4）纵缓脉：即脉形宽大而且纵缓无力，主病湿热。因病有热，阳热有余，充斥于脉道，故脉形宽大，但热盛而兼湿，故脉缓而无凶涌之势。

12. 对"芤脉"脉象"边实"的理解

自《脉经》谓："芤脉，浮大而软，按之中央空，两边实"，历代医家一般认为芤脉的特点是"边实中空"，但对"边实"的理解有不同。其一，浮沉为两边。如明·李中梓《诊家正眼》说："芤乃草名，绝类慈葱，浮沉俱有，中候独无。"即在浮取、沉取时仍脉象搏动，而中取时为空。其二，旁有而中无。如元·滑寿《诊家枢要》曰："芤，浮大而软，寻之中空旁实，旁有中无。"即指脉的两边有微微鼓指之感，而中间无脉感。实践中，芤脉一般是在大失血的情况下出现的，血脉的内容物即血液减少，血液对血管壁的压力亦减小，同时由于失血反应，血管壁的紧张度稍增强，在指压切脉中取时，上部之脉管已经按下，搏指之力顿减，而左右两边之脉壁抗指之力尚存，就形成两侧相对明显而中间空软的感觉，即"中央空，两边实"。

13. 哪些脉象可见于生理情况

在生理情况下，除正常脉象之外，还可见到 11 类脉象，但无论何种脉象，必见和缓之胃气。①浮脉：瘦人脉偏浮；秋令多浮脉。②沉脉：胖人多沉脉；性静之人多沉脉；冬季脉偏沉。③迟脉、缓脉：训练有素之人和性静之人脉多迟缓。④实脉：身体健壮的青年人脉实有力。⑤滑脉：年轻人脉象和缓滑利；妊娠妇女脉流畅滑利。⑥数脉：小儿脉多较数；活动之后和性情激动可见数脉；孕妇之脉也偏数。⑦弦脉：健康老年人可见平弦脉；春季常见弦脉。⑧大脉、长脉：形体健壮之人和脉管粗大之人脉多长大。⑨洪脉：夏季脉象偏浮。

14. 关于脉症顺逆

脉与症都是疾病征象的反映。在对脉症进行分析的过程中常有两种情况：一种是症状表现与脉象一致。如症见恶寒发热、头身疼痛、无汗、鼻塞流清涕、口不渴等一派风寒外感之象，脉见浮紧，脉与症二者一致。古人称之为"脉症相应"，是发病的一般情况。另一种是症状表现与脉象不一致。如高热、面赤、烦躁、口干、腹满疼痛、大便秘结等一派实热之象，而反见迟脉。脉与症不相吻合，此为"脉症不应"。

一般而言，脉症相应为顺，脉症不应为逆。归纳起来，"脉症相应"有二：一是"有余之病"，如外感、暴病等，邪盛而脉见洪、数、滑、实者，谓之脉症相应。反映邪虽盛而正气尚充盛，足以抗邪，故"为顺"。二是"不足之病"，如内伤、久病、正气虚衰，脉见沉、细、微、弱者，亦谓脉症相应。此乃正虽虚而邪不盛，病情尚属单一、明了，治疗容易对症下药，故亦"为顺"。至于"脉症不应"，亦有二：一是"有余之病"，如新病、外感，邪盛而反见沉、细、微、弱之脉，谓之脉症不应。说明邪盛而正衰，正不胜邪，易致正气内陷，故"为逆"。二是"不足之病"，如内伤、久病、正气虚衰而反见浮、洪、数、实之脉，亦谓脉症不应。表明正衰而邪盛，或是虚阳浮越，病情复杂、危重，故亦"为逆"。

应该指出的是，顺与逆是相对的，而不是绝对的。脉症相应之顺，并不就是指病情轻、预后好、治疗容易。有时候往往病情并不轻，只是病机比较明了，诊断比较明确而已。如久病、重病、正虚严重而见微弱之脉，可谓脉症相应，但病情严重，难以治疗，预后并不好。脉症不应之逆，也并不全是病情危重，预后不良。有时候只是病机比较复杂，诊断难以明确而已。除此之外，脉症顺逆还体现在脉与四时的逆从。如《素问·平人气象论》"脉得四时之顺，曰病无他；脉反四时及不间脏，曰难已"等所载便是。

15. 怎样进行脉症从舍

由于"脉症不应"是症状表现与脉象不相一致，因此其中必有一方反映疾病本质，而另一方则与本质不符合或是假象。所以临床辨证时就必须以反映疾病本质的一方为诊断依据，而舍弃另一方，此即所谓的"脉症从舍"。若症真脉假，则"舍脉从症"；症假脉真，则"舍症从脉"。

（1）"舍脉从症"：即症真脉假，以症状作为辨证的依据而舍弃脉象。例如：症见腹部胀满、疼痛拒按，大便燥结，舌红苔黄厚干燥，而脉迟细者。此时症状所反映的是实热内结肠胃的本质，而脉象所反映的似是虚寒之象，症真脉假，故须舍脉从症。此外，临床上某些慢性病因发病时间较久，脉象无显著变化，诊断用药往往多根据症状而定。还有，根据前人经验，对于某些病症，辨证时主要凭症而定。

（2）"舍症从脉"：指症假脉真时，以反映本质的脉象作为辨证的依据，而舍弃假象的症。例如：热闭于内，症见四肢厥冷，脉象滑数。此时脉象所反映的是阳热内盛的本质，而四肢厥冷似是寒象，症假脉真，故须舍症从脉。

"舍脉从症"和"舍症从脉"实质表明，临床辨证时要全面收集病情资料，并对其进行全面的综合分析，对脉与症互勘互证，知常达变，透过现象，去伪存真，揭示疾病本质，从而做出正确的诊断。

16. 按诊的沿革

按诊运用于辨证始见于《黄帝内经》《难经》，尤其是腹部按诊，历代医家都很重视，运用颇为广泛。按腹诊断疾病的医案早在公元前 177 年左右淳于意的"诊籍"中即有记载。按诊法广泛运用于临床在东汉末年，张仲景所著《伤寒杂病论》中已把按诊作为辨证用药的一个重要组成部分，其腹诊内容已包括了望、闻、问、切全部内容。对胸腹按诊的规范化整理在隋唐的《诸病源候论》《备急千金要方》中均有详细记载。按诊法运用的滞缓期在宋、元、明代，但在许多医家的论著中如《脾胃论》《景岳全书》《儒门事亲》《脉因证治》中仍有记载。按诊法的复苏期和高潮期在明清时期，如《厘正按摩述要》《望诊遵经》《通俗伤寒论》《医宗金鉴》等著作中都有详尽的论述。随着按诊法的发展，此时还日本也逐渐盛行。在日本最初倡导按腹诊病的学者是竹田定加（号阳山）所著的《诊腹精要》，此后产生了"难经派""伤寒派"，大力发展腹诊的是吉益东洞。

17. 按诊的注意事项

按诊必须特别重视手的姿势，要求做到自然、轻柔、灵巧、准确，有针对性的选择适当的体位和方法。按诊时臂、手的肌肉要放松；肘、腕及手指的各个关节屈曲自然。触摸病人皮肤的冷热，医生的手不可太冷或太热，如刚浸过热水或冷水的手是不能正确地感知病人皮肤冷热变化的。在寒冷的天气医生必须让手暖和一点，以避免病人遇冷而致肌肉收缩变硬，影响按诊。

病人接受按诊的时候，往往有不同程度的难受或痛苦的感觉，注意病人的局部反应及表情变化，在不影响按诊的准确性的前提下，医生须尽量避免增加病人痛苦，争取病人合作，让按诊从容而准确地进行。

按诊既要详细认真，又要迅速，平时务必注意练习，积累经验，以提高按诊的技术，使按诊的动作逐渐熟练。

18. 喜按者可有实，拒按者亦有虚

中医按诊对虚实的辨别，自张景岳在《景岳全书·杂证谟》中提出"可按者为虚，拒按者为实"的观点后，一直为后人所尊奉。但是，在临床实践中，也常常遇到这种情况，如肝癌、蛔厥等病的病人，腹痛剧烈，大多自按以图缓解，此二病为气滞血瘀、虫扰胆隔所致的实证，然而可按。一些胃痛、胃疡等病病人，常年脾运不足，时而失血，多见一派气血两虚证候，而其中不乏疼痛拒按者。

其机理，正如江之兰在《医津一筏》中所说："夫按则气散，即实亦有因之而痛减者；虚则气壅而为痛，复按之，气愈壅，即虚亦有因之而益痛者。正未可执此而定其虚实也。"外邪客于肠胃，导致气滞血瘀，显然是"邪气盛则实"之痛，却"按之痛止"。而"寒气客于侠脊之脉，则深按之不能及，故按之无益也"（《素问·举痛论》）。此仍为实证，因部位较深，故"按之无益"。又如"寒气客于背俞之脉，则脉泣，脉泣则血虚，血虚则痛，其俞注于心，故相引而痛。按之则热气至，热气至则痛止矣"（《素问·举痛论》），此证虽性质属实，而病因则为寒，寒得热气故实证之痛亦可得以缓解。由此可见，《黄帝内经》并未将拒按与实证、可按与虚证简单划等号，而是根据邪气性质、发病部位、机体对邪气的耐受性、反应性等方面，综合判断疼痛的虚实。痛之"可按者为虚，拒按者为实"，只是反映了一般的辨证情况。临床上也有"可按为实，拒按为虚"者，故不可徒执其端而误判证之虚实。

19. 腹诊临床意义的理论研究

腹诊运用于临床，具有其独自的特点，而能补充望舌、诊脉之所不及。

（1）诊断疾病：对于传统医学疾病的诊断，刘智壶氏认为，腹诊能够比较客观和直观地加以诊察与判断，并能以此与其他疾病相鉴别。刘氏总结提出了真心痛、厥心痛、胃脘痛、犹虫腹痛、肝痈、肠痈、肺胀、癥胀、肠罩、石瘤、水瘤、水府、石水、涌水、疝气、疲解、肥气、息贲、伏梁、痞气、贲豚、脏结、结胸、肠痹、龟胸、肝胀、胆胀、胃胀、大肠胀、小肠胀、膀胱胀、乳痈、乳核、乳岩等 35 种疾病的腹诊征象。对于现代医学疾病的诊断，刘氏认为，胸腹的疾病征象对临床初步判断某些现代医学疾病有重要的意义，提出了肺结核、重症肝炎、肝硬化、冠心病、高血压性心脏病、心律失常、慢性胃炎、十二指肠球炎及十二指肠球部溃疡、急性胆囊炎、慢性胆囊炎、胆囊折叠、慢性结肠炎、急性膀胱炎、输尿管及膀胱结石、子宫内膜炎、输卵管炎等疾病的胸腹腧穴诊断依据。

（2）临床辨证：研究证明，腹诊在辨证方面，根据胸腹征象的不同状态和性质，可以分析出疾病的病位及所属的病因病机。刘氏提出了腹诊具体用于辨别表证与里证、寒证与热证、虚证与实证、血瘀证与水饮证、宿食证与虫积证的鉴别。孙忠年认为，腹诊辨证包括以腹症辨病证之阴阳、表里、寒热、虚实之属性；又辨病证之形态、程度，以鉴别诊断各类病证。

（3）推测预后：有些反映于胸腹的病理征象，对于判断疾病的预后，把握疾病的转归，有一定的临床意义。刘氏提出了：①虚里动甚，触按弹手有力，或虚里动气移位、散乱；②腹满膨凸，按之坚硬，腹壁青络怒张；③胁及腹内巨大概块，质地坚硬，固定不移；④脐腹部深陷，肌肤瘦削、折皱，腹力空乏；⑤左胸部或心窝处突发性剧烈疼痛，势如刀绞状五方面的胸腹征象，为预后险恶的主要客观指标。而预后良好的胸腹真相，常表现为以下三个方面：①虚里动气和缓，欣然应指；②脐腹部饱满，腹力充实；③腹部平坦，腹肌壮实，按腹柔软，胁腹之内无痛块。

关于中医腹诊的临床研究仍需进一步深化和拓展，应拓宽领域，发现和确定某些具有特异性诊断价值的腧穴，探讨胸腹征象在辨证中的特殊性，以为中医辨证提供规范化的客观指标，从而使中医腹诊的临床意义更具有实用性和可操作性。

20. 尺肤诊法的运用

关于诊尺肤需要进一步理解与研究的方面是：

（1）"尺肤"的部位：一般认为"尺"指尺肤，其部位在肘至腕（手掌横纹到肘部内侧横纹）之皮肤。而有学者认为"尺"之部位应为胸腹，因鸠尾至脐（神阙）之间，约为一尺之距。其依据是《黄帝内经》"尺内两旁，则季胁也"之谓。这种认识，日本汉方学者比较注重。

（2）诊"尺"不限于按诊：《黄帝内经》诊"尺"之法，为诊察该部位皮肤之润泽与粗糙，肌肤之寒热，及肌肉的坚实与瘦削，就包含有使用"望"与"触按"的诊察手段。因此，诊尺肤之法，并非完全属于按诊之范畴，而应属于一种综合诊法。

（3）诊尺肤的机制：《素问·脉要精微论》说："尺内两旁，则季胁也；尺外以候肾，尺里以候腹；中附上，左外以候肝，内以候膈；右外以候胃，内以候脾；上附上，右外以候肺，内以候胸中；左外以候心，内以候膻中。前以候前，后以候后。上竟上者，胸候中事也；下竟下者，少腹腰股胫足中事也。"本文认为尺肤是全身脏腑、组织器官的缩影，如"上竟上""上附上""中附上""尺内""下竟下"，即是从腕至肘，依次而下，十分准确地对应着从头至足的肢体和器官。其次，尺肤乃是左右两手对称，所候脏腑组织完全相同，这与耳穴、体穴等所反映的左右对称的客观规律相一致。从"生物全息律"的理论入手，研究该部的人体胚胎图形，以深入探讨该部的病理反映及辨病与辨证的定位关系，从而拓展诊尺肤的领域，以增加更新的内容，深化其临床意义。

21. 腧穴压诊的诊断原理

腧穴是人体脏腑、经络之气血出入、输注、汇聚于体表的部位。因此，当脏腑功能出现异常，阴阳平衡失调而产生疾病时，就会沿着有关的经络反映到体表相应的腧穴。因此，这些腧穴的压痛反应，就可以作为诊断内脏疾病的依据。

（1）俞穴与募穴：十二经之俞穴，是五脏六腑之气输注于背部的一些特定穴位。脏腑的俞穴都分布在背部足太阳膀胱经上，是督脉之气通于足太阳经并输注于内脏的部位，因而俞穴反映内脏病变更为直接与快捷。募穴，是脏腑之气聚集于胸腹的一些特定穴位，与背俞相对应，其分布一前一后，其属性一阴一阳。募穴在前胸腹部，属阴，它与脏腑的生理病理反应十分密切，当脏腑受邪时多反映于募穴，最常见的反应是募穴压痛。因此，按压背俞穴与募穴对临床诊断疾病、辨别病位有着十分重要的作用和价值。

（2）经外奇穴：在分布于十四经脉的腧穴（361 个）之外，还分布有一些"经外奇穴"，有些经外奇穴，是内脏疾病反映于外的特异性部位。因此，这些"经外奇穴"除对某些疾病与症状具有特殊的治疗作用之外，又对诊断和辨别某些疾病和证候具有特异性，在临床上有其独特的价值，是推断病证的重要依据。

第五章　八纲辨证

1. 证、症、候的沿革与证候的含义

证字是从証字、證字演变而来，有证实、证据、验证的意思。中医学引申其作为疾病的征象、证据，如《伤寒论》《金匮要略》各篇均称病脉证并证，并且既可指病状（如"但见一证便是"），又可指证候（如"有柴胡证"）。

症，将部首"言"改为"疒"，当是专用于医学。症字首见于宋·李昴英《文溪集》（"症候转危，景象愈蹙"），不过此处并非指疾病，而是譬喻当时环境。症字在中医文献中最早出现于1744年出版的《方症会要》，全书在应当用证的地方全部代之以症。因此，症是证的俗字，清代以后与疾病有关的证常用症来表示。

候，《说文解字》释为"伺望也"，原指在路旁等待、观望宾客的到来。候字包括空间与时间两方面的含义。一有观察到的现象之义，二有对现象观察的过程之义。"候"字可引申为标志或征象的意思。《黄帝内经》《诸病源候论》等古代医著，都把"候"作为病证表现用，如病候、证候等。所以，候与症（证）的意思相同，皆指疾病的症状和表现，两者合用也是此意。但症状往往指单个的临床表现，症（证）候则多指两个以上或一组症状。

近代中医学中已逐渐约定了证、症、征各自的含义，现在有进一步规范的必要。"症"即症状，指病人自己主观体会到的痛苦或不适感觉。"征"即体征，指医生或病人自己可以发现的客观病理征象。"证"作为中医诊断学的一个特有的概念，实际又包括证名、证候、证型等概念。疾病过程中，具有内在联系的一组特定症状和体征，可将其称之为"证候"；医生通过对该证候的辨析，所作出的诊断性结论称之为"证名"。

2. 关于辨证的"辨"与"证"

张仲景《伤寒论·太阳病篇》"观其脉证，知犯何逆，随证治之"。前后两个"证"字的含义显然不同。前者是指症状（即应为"症"），后者是诊断性结论。因此在中医学的历史过程中，"证"既可指症状、证据，又可指证名、

证型。

那么，辨证的"辨"，则既可以是对症状、体征的辨认，又可是对证名、证型的判断。这实际是涉及中医诊断学中的两个认识阶段。因为诊与段是既有联系又在区别的认识过程，诊察属于认，判断则是识。"辨"作为及物动词，"证"作为被认识的对象。"证"若是指可被诊察的现象或证据，则辨证的"辨"是指发现临床症状、体征，辨认这些单个症状所表现的具体部位、性质、程度等，及其可能反映的临床意义的认识过程，即诊断学中的所谓"诊"的过程；"证"若是指诊断性结论，则辨证的"辨"，是指通过对四诊所得的资料进行综合分析，思辨推理，即辨别其证名、证型的认识过程，即中医诊断学中所谓"断"的过程。

3. 证型的含义与局限性

证型的概念是 20 世纪 60 年代在中西医辨证与辨证相结合的形势下逐步形成的。其基本形式是将西医或中医的某一疾病，分为几个不同的证候类型进行治疗。应当承认，作为中西医在临床上相互合作或配合的初级形式，辨证分型有其一定的意义，因为这是一种经验性概括，归纳了疾病的常见的、典型的证候，便于初学者掌握。但是，"型"者，模型也，模型是固定不变的，而中医学的辨证论治是极其灵活复杂的，不能照几个固定的证型对号入座。同时，证型之型，一般只突出了疾病的空间属性而淡化了疾病的时间属性，"证型说"把疾病复杂的、真实的演变过程简单化、固定化了。

其实，不论是中医还是西医的某一种病，从辨证论治的观点来看，疾病无论是从时间上或是空间上，其病理都是相互依存交织的、不断变化的。所以用有限的几个证型来代替无数的不断的病理机制和临床表现，丢失的正是中医圆机活法的辩证法灵魂。

4. 八纲概念形成的沿革

我国现存最早的医学专著《黄帝内经》中并无"八纲"这一名词，但已奠定了八纲辨证的理论基础，并且基本规定了其相互间的辨证关系，对其具体内容也有不少论述，如"善诊者，察色按脉，先别阴阳""阳虚则外寒，阴虚则内热""邪气盛则实，精气夺则虚"等，便是八纲辨证的原则性提示。

张仲景的《伤寒杂病论》，虽同样未见"八纲"之名，但已具体运用八纲对疾病进行辨证论治，如方隅在《医林绳墨》中曾说："仲景治伤寒，着三百九十七法，一百一十三方……然究其大要，无出乎表里虚实阴阳寒热，八者而已。"

到了明代，八纲辨证的概念与内容，已为许多医家所重视和接受。如陶节庵《伤寒六书·伤寒家秘的本》中说："审得阴阳表里寒热虚实真切，复审汗下吐温和解之法，治之庶无差误。"王执中《伤寒正脉》亦说："治病八字，虚实阴阳表里寒热，八字不分，杀人反掌。"

张三锡《医学六要》也说："治病大法有八，曰阴、曰阳、曰表、曰里、曰寒、曰热、曰虚、曰实。"张景岳《景岳全书·传忠录》中的"阴阳篇""六变篇"，即所谓"二纲六变"，并以二纲统六变，这实际就是八纲辨证的完整体现。

近人祝味菊在《伤寒质难》中说："所谓'八纲'者，阴、阳、表、里、寒、热、虚、实是也。古昔医工观察各种疾病之证候，就其性能之不同，归纳于八种纲要，执简驭繁，以应无穷之变。"这是"八纲"名称的正式提出。

5. 正确理解八纲中的辩证法思想

八纲不只是简单的表、里、寒、热、虚、实、阴、阳八个字，我们更不能把八纲辨证仅仅理解为只是几类较为笼统证候的简单归纳，而应认识到八纲的概念通过其相互间的关系，较为突出地反映了辩证法的思想。

中医学的许多辩证观点，都是通过八纲的关系而体现出来的，理解了八纲之间的辩证关系，就可以认识到疾病中的各种事物是处在相互联系的矛盾之中，变动之中，矛盾着的事物不仅有对立面的存在，并且是与对立面相对比而确定的，八纲中的表与里、寒与热，虚与实，阴与阳，虽然是对立的两极，但彼此间有中间、过渡阶段，如半表半里、虚实夹杂、寒热错杂等，这实际上又是多极的。八纲中的四对矛盾，有时并不只是对立的关系，而是可以同时处于一个矛盾体中，如表里同病、寒热同存、阴阳两虚等，尤其是八纲中对立的双方，在一定条件下，可以相互转化，如热极转寒、表证化热入里等。

总之，八纲概念的确立，标志着中医学辨证逻辑思维的完善，它反映了逻辑思维的许多基本内容，抓住了疾病中带普遍性的主要矛盾，这对于其他辨证方法的学习，对于临床正确认识疾病过程，具有极重要的指导意义。

6. 对表证病位的理解

表里由普通名词变为中医术语，并作为八纲的内容，是中医学术的不断发展，辨表里本意指判断疾病的病位是在表或在里，但由外感学说提出"表证"概念以后，它成为八纲中外延最清楚的概念。里证则不同，其外延很广，除外表证者都是里证，即"非表即里"之谓。

以往有的书称："狭义的表里，是指身体的皮毛、肤腠、经络为外；脏腑骨髓为内。外有病属表，内有病属里。"这主要是从解剖部位来区分表里，并不是言真正的表证、里证。

从解剖上说："表"一般是指皮毛、肌腠等组织结构。因而对于表证的病位，也常认为是浅在皮毛、肌腠。但我们绝个能将解剖上的体表与辨证的表证等同起来。否则就会把一切皮肤上的疮疖、瘙痒、皮下水肿、斑疹、肌肤甲错、皮肤发黄等，统统都认为是表证，而把一切皮肤肌腠等处未发现明显病理改变的病变，都会当成是里证。这样，表证、里证就不必医生根据病情去"辨"，只要进行解剖观察就行了。其实，中医学所指的病位，基本上是一种理论上的抽象，不能作机械地理解，如脾气下陷不等于脾脏下陷，肝气郁结不等于肝脏实质有病。

因此，对于表证的概念，可以认为"表证是六淫、疫疬等邪气经皮毛、口鼻侵入机体，正气（卫气）抗邪所现轻浅证候的概括。表证主要见于外感病初起阶段"。这样便对表证的邪正关系、病程、病位、证候等作了较为全面的概括。然而，这仍然只是给表证下了一个形式化的抽象定义，这个定义并无益于对表证的认识，因此中医还要通过症状描述来确定表证的内涵。就是说是否为表证，一定要以临床表现为依据，即应有新起恶寒发热、头身疼痛、脉浮等组合成的表证特征性证候。皮肤肌腠等部位的病变，若无表证的特征性表现，仍不得称为表证；内脏的某些病变，若有表证的特征性证候时，仍当诊断为表证。

有表证的特征性证候，再加上有感受外邪等起因，一般便可作出表证的诊断，所以表证是一个概念很清楚的证。当代中医关于表证的概念与实际已很一致，现代西医承认表证事实，但至今没有很满意的病理解释，故表证的病理是很值得研究的课题。

对于表证的辨证，一般认为新起恶寒发热并见是辨别表证的主要依据，并且有"有一分恶寒，便有一分表证"之说。但临床也有恶寒发热并见不属表证者，当引起注意。如瘟疫等邪所致急性传染病，在高热的同时，往往伴有恶寒，甚至寒战，然此种发热恶寒，绝非表证，而是里热炽盛，气机郁闭，阳气不得宣达所致，正如《寒温条辨》所说："在温病，邪热内攻，凡见表证，皆里证郁结，浮越于外也，虽有表证，实无表邪。"

7. 肌表、表、表证的区别及关系

"肌表"，是指人体一定的解剖部位而言。它泛指身体的表层组织，包括毫毛、皮肤、皮下组织及附属腺体（如汗腺），以及浅在的肌肉及这些组织间的神经血管等。肌表具有重要的生理功能。

"表"，虽然也指部位而言，但它是一个相对的概念，是与里相互对应的。它不像肌表具有特有的规定性，它可以根据相对范围的改变而改变。如就肌表与内脏而言，肌表在外属表，内脏在内属里。若就内脏而言，六腑传化水谷，实而不满，属阳为表；五脏贮藏精气，满而不实，属阴为里，由此可见，"表"的确定完全是与"里"相互对应、互为存在的前提和依据。没有表，也就没有里；没有里，表也就不存在。

"表证"是一种证候。是指外邪侵犯人体肌表阶段，以卫气功能失常为主要病理改变，临床以恶寒发热，脉浮，苔薄白等为主症的证候。常见于外感病的初期阶段。所以表证所反映的不是一个单纯的空间概念，它既包含有空间概念——病因是感受外邪，病位是浅在肌表；又包含有时间概念——病程为疾病初起，开始阶段；程度——病势较轻；病理变化——卫气功能失常。所以说，表证实质是指人体在一定的时空区限，对外邪侵袭机体所产生的全身性病理反应的综合概括。

肌表不同于表证。肌表属解剖学上的概念，指机体的一定部位而言，而表证则完全属病理学上的概念。虽言表证是病理浅在"肌表"，但这种肌表与解剖学上的肌表，决不可简单的视为等同。表证的病理浅在肌表，实质是对人体在一定的时空区限内对外邪侵袭所产生的全身性病理反应的一种理论上的抽象。正因如此，我们也不能把肌表上出现的病变都简单的认为是表证。如皮肤病、外科疮疡等病变，虽病位都浅在肌表，但均不一定属表证范围。所以说表证位虽浅在"肌表"，但病位在肌表者未必皆为表证。肌表与表证虽然有别，但它们都是"表"在一定的范围内的具体表现。

8. 对表证"恶寒"而不"畏寒"的理解

恶寒是指病人自觉寒冷，加衣覆被，近火取暖而不解其寒的表现。畏寒则是指经常寒冷，但加衣覆被、近火取暖，其寒可以缓解。恶寒多见于外感表证，畏寒则多见于阳虚失温所致的虚寒证，然而，为什么表证寒冷是恶寒而不是畏寒呢？其理由如下：

表证是指六淫等邪气经过口鼻、皮毛侵入机体为患的初起阶段，由于邪居肌表，邪居卫位，卫气郁遏，不能正常地宣达于肌表，肌表因之失温，故见寒冷，这种寒冷是因卫气被邪郁遏，不得达表，肌表失温使人体产生的一种能动反应，即毛窍伏闭，以减少体热散失，故此时虽加衣覆被，向火取暖，可护阳保暖以增温，但却不能使在表之邪得以法除，不能改变机体主动抗病的反应状态，邪气不除，卫不达表，肌表仍然得不到温煦，故寒冷虽加衣覆被、向火取暖仍难以缓解或消失。只有通过发汗，使在表之邪随汗而外解，邪气一去，卫气宣通，肌表得温，恶寒自然消失。

畏寒，主要是由于机体正气亏虚，阳气不足，温煦作用减退，机体失却阳气的温煦而形成。之所以加衣覆被。近火取暖可以缓解，是因为加衣覆被可防止体内阳气耗散，近火取暖，可资助体内虚弱之阳气，故寒冷可以缓解。

9. 半表半里证辨析

许多书上提到，半表半里证是"病变既不在表，也不在里，而是处于表里之间"，或者说是"病邪已离太阳之表，尚未进入阳明之里"的阶段。若从字面上理解，这实际上成了"不表不里""非表非里"或"无表无里"证，而其病位则是在"表里之间"，因此，这种说法是欠恰当的。

所谓"半表半里证"，是指病邪既未完全脱离肌表，又未完全入里，邪正徘徊、相持出入于表里之间所现证候的概括，故主要表现是寒热往来，以及胸胁苦满，默默不欲饮食，心烦喜呕，口苦咽干，目眩，脉弦等。正由于其病变是既有在表的成分，而又不是单纯、典型的表证；既有在里的成分，而又不是单纯，典型的里证，故曰"半表半里"，或曰"表里之间"。

半表半里证实际上都是对具有寒热往来、胸胁苦满等一系列典型表现的病位概括，它可见于不同的疾病，其具体表现也不尽相同，治法当然有别。

至于表里同病，则是既有恶寒发热、脉浮、身痛等表证的特定证候，又有内脏病变的主要症状，这便是其与半表半里证相区别之处。半表半里证是邪虽不盛，正亦不强，既有寒象，又有热候，既不完全在表，又未完全入里，所以其治疗是采用攻补兼施，寒温并用，和里以解表的所谓"和解"法。

10. 寒证与热证的证候特征

寒证的临床表现一般具有冷、白、迟、清、蜷的特点。冷——如恶寒、畏冷、肢凉、冷痛、喜热；白——如面白、苔白、痰白；清——清涕、清涎、尿清、便溏；迟——脉迟、动作迟缓；蜷——如蜷卧、肢体蜷缩等。寒证有虚寒与实寒之分。实寒指新感寒邪，阳气被遏，气机凝滞所表现的"阴盛则寒"证；虚实寒是指病久体弱，阳气亏虚，机体失却温煦所表现的"阳虚则寒"证。热证与寒证相对，一般具有热、赤、数、干、烦的特点。热——如恶热、发热、畏热、喜凉；赤——如面红、舌红、苔黄、尿黄；数——数脉、息促；干——口干喜饮、唇干舌燥、大便干结等；烦——心烦、神昏、躁扰。同样有实热与虚热之分。实热是指"阳盛则热"；虚热是指"阴虚则热"。

11. 寒热有多少类型

这是一个伸缩性很大的问题。最基本者宜从寒热的定义考虑，张景岳说："寒热者，阴阳之化也。"即寒热是由阴阳的盛衰变化而来。结合《黄帝内经》"阳盛则热，阴盛则寒""阳虚则外寒，阴虚则内热"，说明阴阳的偏盛偏衰变化，可产生4种最基本的寒热类型：阳盛可表现为实热证，阴盛可表现为实寒证，阳虚表现为虚寒证，阴虚可表现为虚热证。以阴阳变化而论，除上述4种外，还可以有阴阳俱盛、阴阳俱虚、阴盛阳虚、阳盛阴虚等证型。

八纲中寒热结合表里，可有表热、里热、表寒、里寒、表热里寒，表寒里热、表里俱寒、表里俱热等证型；寒热结合上下病位，则又有上热下寒证和上寒下热证的不同。寒热结合虚实，也有多种变化，如虚热，就有气虚发热、血虚发热、阴虚发热，阳虚发热等。

至于寒热结合表里虚实辨证，则其证型更多，其中表实寒里实热较为常见。

12. 邪气出入与证候转化的关系

邪气出入，实际指表邪入里和里邪出表两种情况。邪气的出入进退，对疾病的轻重转归有着必然的影响，与证候的转化也有密切关系。

表邪入里，是指先出现表证，随着邪气的深入，而后出现里证，表证消失，也即表证转化为里证。常见于外感病的发展过程中，是疾病向纵深发展的反映。如外感初起，出现恶寒发热、头痛、脉浮，苔薄白等表证，如失治或误治等原因，可致病邪在表不解，正不胜邪，病邪就会由皮毛、经络内传脏腑，这时表证的表现就会随里证的产生而消失，出现高热、面赤、口渴、烦躁、舌红苔黄、脉洪数等一派里实热证的表现。此时之治，就不需辛温解表，而是应清泻里热。

由此可以看出，表邪入里与证候转化，是因果相连，同步进行，密不可分的。证候的转化，是病邪由表入里的具体反映，也是表邪入里的必然结果。这一认识无论理论上或实践上均能得到证实。

然而，严格来说，表邪入里与证候转化属于两个不同范畴的概念，但上因其二者同步进行，密为一体，所以言表邪入里，实际也寓表证转化为里证；言表证转化为里证，也含表邪入里，似乎二者分与不分无关紧要。所以在有的中医书籍中则称"表邪入里"为"表证入里"，但是这种合二为一的提法，无论从逻辑学角度或教学角度来看，均为不妥。它不仅容易在概念上产生混乱，而且也容易造成对表里两纲关系的认识产生误解。即既然有"表证入里"，也肯定会有"里证出表",这种联想必然带来不必要的麻烦。

里证能否转出为表证？这与表里及表证、里证概念的理解有关，从理论上说，里证并不是不可以转出为表证。

里邪出表，只是说病邪有了向外透达的趋势，即病邪由较深的层次转出于较浅的层次，而并不是说由里证转变成了表证。这里所说的"表证"，则是指具有恶寒发热，头身疼痛，脉浮，苔薄白等表证特征性表现的证候，故不能将"里邪达表"称之为"里证出表"。所以，"里证（邪）出表"虽然提法上与"表证入里"相对应，但"表邪入里"之"里"，不仅反映着病邪由浅入深，也寓意了表证已经转化为里证。而"里证（邪）出表"的"表"，只反映着机体驱邪外出的途径，切不可误认为是里证转化为表证的简称。因为"里邪出表"并不伴随着证候的转化。

13. "至虚有盛候，大实有羸状"辨析

"至虚有盛候，大实有羸状"，语出宋·苏轼《求医诊脉说》。所谓"大实有羸状"，即指真实假虚之证。大实，指邪气盛实的内在本质；羸状，指正气不足的外在表现。疾病本质是邪气盛实，当邪气盛实发展到一定程度，由于病理变化的复杂，而往往导致出现一些虚弱的"羸状"。而这些虚羸的症状出现，并不是由正气不足的内在因素所致，正因为其与病本表现不一，不能直接反映病本，所以称其为"假象"。如《伤寒论》阳明腑实证，有形邪热阻滞于内，故临床表现为潮热、谵语、腹胀满痛、大便秘结甚至大便不通、舌红苔黄燥等盛实之象，但因热结于内，腑气不通，经气不利，气血周流不畅，阳气不得通达，所以还可见神情默默，身寒肢冷，脉象沉迟等似正气不足之虚羸症状，但若仔细察辨，便可知病人虽表现神情默默，但呼吸气粗，语声洪亮；虽有身寒肢凉，但自觉发热口渴；脉虽沉迟，但按之实而有力，由此可见，阳明腑实，邪热炽盛为病之本质，而神情默默等症皆为病理过程中表现的假象。

所谓"至虚有盛候"，是指真虚假实之证。至虚，是正气虚甚的内在本质；盛候，是邪气有余的外在表现。疾病本质是正气不足，当正气虚至一定程度，由于病理变化的复杂，可能产生某些"盛实"的表现，而这些盛实的表现，并没有邪气内盛的内在基础，所以盛实表现是假象，如脾胃气虚，脾失健运，水谷不化，气血生化乏源，主要表现食少纳呆，大便溏薄，少气懒言，四肢倦怠，舌淡，面色萎黄不华等，但由于脾胃运化无力，中焦转输不利，而出现脘腹胀满作痛，或脉弦等似邪气有余之盛候。如再仔细察辨，便可发现虽腹满不舒，但时有减轻，不似实证之常急不缓；虽有腹痛，但不拒按，甚或喜温喜

按；虽有脉弦，但常与沉迟脉并见，且按之无力。如是分析，便可知此"盛候"，正是由于正气不足的本质所致，而与邪气盛的本质恰好相反，故为假象。

14. 重阴必阳、重阳必阴与阴盛格阳、阳盛格阴不同

重阴必阳、重阳必阴与阴盛格阳、阳盛格阴，其在概念与具体证候上都有根本的区别。

重阴必阳、重阳必阴中的"重"，为重叠，亦作极，指阴气或阳气过盛呈重叠状态，必然向其对立的阳气或阴气方面转化，即寒证化热，热证转寒。故重阴必阳、重阳必阴是指寒热、阴阳证候的转化。此阴阳、寒热转化，无论是转化前或转化后，其所表现的证候都属疾病的真象，所谓"重"是阴阳寒热转化的条件。

阴盛格阳，阳盛格阴中的"格"，为阻格不通，格拒。所以，阴盛格阳，阳盛格阴，是指阴阳寒热的相互格拒，为真寒假热证，真热假寒证的病理机制所在。阳盛格阴，指阳热亢盛于内，阻滞壅塞，拒阴于外，阳不外达，故身壮热、口渴、舌红苔黄，而外可现四肢厥冷；阴盛格阳，指阴寒极盛，阳无所附而被格拒于外，浮游于上，故脘腹冷痛或下肢逆冷、小便清长而可见面红如妆，烦热脉浮数等症。可见阴盛或阳盛为真寒或真热之疾病本质所在，格阳、格阴所表现出来的"热"症、"寒"症则为与疾病本质不符的假象。

阴盛格阳虽为"阴盛"，其证应为实寒证，但临床实际所见则既可是寒邪暴侵，拒阳于外所表现的实寒证，更常见于病久阳气亏虚，虚寒内生，阳气浮越而表现为虚寒证候。故"格阳"的概念中包含有"戴阳""浮阳"的内容。格阳与戴阳相对而言，则一般是将阴阳寒热上下的格拒，即表现为下真寒而上假热的证候者，称之为"戴阳"；将阴阳寒热内外的格拒，即表现为内真寒而外假热的证候者，称之为"格阳"。

15. 热深厥深的病机分析

热深厥深，是中医厥类病证的重要病机之一。热者，多种疾病所致热证也；厥者，手足逆冷是也；深者，盛也，剧也。热深厥深常见于疾病的危重阶段，因而对其病理机制的研究，历来为医家们所重视。热深为何厥亦深？热深是否一定会厥深？热深厥深的病理本质究竟是什么？

热深反见手足厥逆的病机，其一般解释是：邪热过盛，深伏于里，致阳气内郁，不能通达四肢，故手足厥冷。张仲景本人则认为是人体阴阳之气失去了相对平衡，不能相互贯通。即《伤寒论》第337条所云："凡厥者，阴阳气不相顺接，便为厥，厥者，手足逆冷者是也。"正是由于这种厥冷的出现，往往多发生在热的盛极之时，故也有人从哲学的角度，用"物极必反"的观点来解释这种真热假寒的矛盾现象，谓之"热极似寒"，但实际上，"物极"并不一定都"反"，临床上并非所有热盛的病人都出现四肢厥冷，因此，哲理上的这种解释尚不十分令人满意，而表现出一定的局限性。

仲景"阴阳之气不相顺接"之说，"厥"字前冠以"凡"字，可见是指诸厥而言。对热厥证来说，造成这种"不相顺接"的原因是由于热盛深伏，阳气内郁之故。热为阳郁，其性开泄、升散，"气主温之"，阳气者，需运行不息而温养周身。此时，邪热内伏，阳气被阻，二者"争先恐后"，都企图外达，其结果反倒造成"欲速不达"，谁也出不去，导致机体阴阳失调而不相顺接，热不得热，故胸腹灼热；阳气不达，则四肢厥冷；"随热之浅深而为厥之微甚也"（《伤寒贯珠集》），故热深厥亦深。

16. 真热假寒证与真寒假热证的辨析

病有错杂，证有真假。真热假寒证的病理机制是邪热内盛，阳气郁闭而不得外达，即"热深厥亦深"。其辨证要点是：内部（深层）、躯体（中心）的热象（如口温、肛温甚高，胸腹灼热，小便短赤，脉沉实有力等）为真，外部、肢末的"寒"象（如四肢厥冷，面白唇紫，脉沉而细等）为假。

真寒假热证的病理本质，一般是指虚阳浮越，即上假热而下真寒的"戴阳"证。其辨证要点是：内部、下部的寒证（如体温常偏低，胸腹欠温，下肢厥冷，小便清长，脉沉取无力等）为真象，而上部、外部的"热"症（如面红如妆，咽痛而干，烦躁不安，脉浮而数等）为假象。只要仔细分辨，真寒假热证的识别亦不困难。但临床应注意与阴虚阳亢证相区别，真寒假热以阳虚为本，阴虚阳亢则以阴虚为本，二者虽均可出现面红、咽干等上部热象的症状，但下部的、内部的症状，前者为寒，后者为热，二者截然不同。故其辨证要点是：下肢冷，尿清长者为虚阳浮越；下肢不冷，尿短黄者为阴虚阳亢。吴又可在《温疫论》中说："捷要辨法，凡阳证似阴，外寒而内必热，故小便血赤；凡阴证似阳者，格阳之证也，上热下寒，故小便清白。但以小便赤白为据，万不失一。"

第六章 病性辨证

1. "病势"的概念

由于疾病不是处于静止、不变的状态，而是处于邪正相争的运动、变化之中，因此，临床诊断时除了要辨别疾病的原因、性质和病变的部位以外，还应注意审察病势。

"势"有趋势、情势、形势、气势之义。所谓"病势"，是指病情的轻重缓急与病证演变发展的动态趋势，辨病势的内容，一般可分为三个方面。

一是病情缓急之势，即情势。如阳证病势较急，阴证病势多缓；火热疫毒，其性急迫，为病一般较急剧，寒湿之邪，其性氤氲黏滞，故为病一般势较缓；一般虚证的病势较缓，亡脱闭厥之证则多势急而危重。吴鞠通《温病条辨·上焦篇》说："湿温较诸温，病势虽缓而实重……病势不甚显张。"说明病势的缓急与病情的轻重，虽有密切关系。势急者多病重，势缓者病较轻，但二者并不完全相等，因病势的缓急，一般是由邪正力量的相互作用而决定的。邪正俱盛，斗争激烈，其病势常显亢奋、急迫，但并不等于病情危重。

二是疾病的演变之势，即趋势，如表邪不解，一般传变入里而变成里证；热在气分不除，可以深入营、血分；热盛阳亢，势必耗伤阴液；大吐大汗，剧呕暴泻，不仅有亡阴之势，且有亡阳之虑；温热病传变的顺传、逆传，六经病证的循经传、越经传、表里传，都是指疾病随着病程的演变，使"证"发生变化，从而形成各种疾病的不同发展演变趋势。

三是证候的动态之势，即证势。如脾气下陷、肝阳上亢、肝胃气逆、寒湿下注、湿热熏蒸、肾气不固、虚阳浮越、阳气欲脱、卫阳不固、疮毒内陷、疔疮走黄、风火上扰、腑气下降、热毒内闭；阳明经证为热势弥漫而充斥内外，阳明腑证系邪热与糟粕搏结于内等等，都是证候的动态之势。即证候在病位与病机上具有向上、向下、向内、向外等特殊的动态形式。证候的动态之势，在病位上虽未脱离脏腑、上下、内外等部位概念，但向上者不等于病位在上，向外者不等于病位在表，而是提示病势处于升降出入的运动状态。证候的动态之势，一般是由病性所决定的，如气陷不固的本质一般是气虚、阳浮；亡阳的本质主要是阳虚；内闭之证常由痰热瘀毒阻滞所致；风火上炎，水湿下趋，则又与病邪的性质有关。因此，证候的动态之势，是由病性所决定，反映在病位上的特殊形式。

辨别病势，具有重要的临床意义，了解病形的缓急之势，不仅可估计疾病的预后，并且可确定治则的标本缓急。把握疾病的演变之势，可以洞察病情全局，获得诊疗的主动权，阻断病势的发展。

2. 因寒致痛的机制

寒为阴邪，其性杀厉、收引、凝滞，最易伤人阳气，影响气血活动，引起疼痛等症。

疼痛是寒邪致病的主要表现之一。寒邪客于不同部位，可表现为不同部位的疼痛，并且可表现为不同的病情。有暴痛者，有久痛者，有卒然痛止者，有痛甚不休者，有按之可缓者，有按之无益者，但一般均有得热则疼痛停止可缓解的特点。

因寒引起的各种痛症，其原因是，始因寒气客于脉外，引起脉寒，寒则凝滞，脉寒则凝涩而缩蜷，缩蜷则脉细而急，细急则外引小络，寒气客之，所以卒然而痛。得炅（炅即阳热）即得阳热之气，阳热能温散凝涩之寒，则痛立止。由于寒气客于经脉、肠胃、小肠以及冲脉等部位的不同，故其病形亦各有异。如寒气客于冲脉，冲脉起关元，故病见有"喘动应手"；寒气客于背俞之脉，其俞注于心，"故相引而痛"；寒气客于厥阴之脉，"胁肋与少腹相引而痛"等。

3. 暑证的常见证候辨析

以暑为主所致的疾病有伤暑、中暑、闭暑等的不同：伤暑者常为暑热或暑湿侵袭人体而引起，感暑较轻，其症以烦热、口渴、汗出、疲乏等为主要表现。中暑是感暑较重，系因夏季在高温或烈日下劳作，或处于气候炎热湿闷的环境，暑热或暑湿秽浊之邪卒中，热闭心神，或热盛津伤，引动肝风，或暑闭气机，以高热汗出或肤燥无汗、烦躁、口渴、神昏抽搐，或呕恶腹痛、头痛为特点。中暑以汗大出、面白、血压低等为特点者称为暑脱；以高热、昏闷不醒，或呕恶腹痛等为主要表现者为暑厥（暑闭）；以高热、神昏、抽搐等为主要表现者称为暑风（暑痉）。另《景岳全书》有"阴暑"之名，指内伏暑气，外为风寒所闭，其症头痛身重，发热恶寒者，为风寒闭表；口渴烦心者为暑热内伏之征。

4. 阳虚症状的两重性

阳虚是指机体的热能阳气亏少，乃至脏腑机能减退，从而表现为一派虚寒的证候。

提到阳虚的表现，医生部会想到主要有畏冷、肢凉、自汗、不渴、大便溏泄、小便清长、舌淡胖、面色㿠白、脉沉迟无力，等等。然而，这只是阳虚证候的一个方面，或者说只是阳虚的"一般"证候。其实，阳虚还可反映为另一方面的"特殊"证候。如少汗或无汗，渴不欲饮或渴欲饮热，大便秘而不通，尿少不利或短黄，面色泛红如妆，唇舌紫暗，脉弱而数等。阳虚的这些症状，临床上也是屡见不鲜的。

阳虚的症状具有两重性，这是因为人体的阳气，一方面能起温煦推动作用，关系于气化，另一方面又有司开合的功能，涉及汗、尿的收摄与排泄等之故。

阳虚之证，或见便秘、尿少、口渴、脉数等，常有人认为是阳虚的假象，其实这些症状对于真寒证来说，确实为假，可称之为真寒假热，但作为阳虚证的假象则不可。因为所谓假象，应是与疾病本质相反的表现，而这些症状则仍是阳虚本质的反映。如阳虚生寒，阴寒凝结，肠道失却温煦而活动迟缓不运，故可导致腹部冷痛而大便秘；命门火衰，气化无权，不能蒸腾津液，泌别尿浊，故可见尿少而浮肿；阳虚卫表不固可致自汗，但阳虚热化无力则常致无汗或少汗；阳虚气血不荣，多见面色淡白，而阳虚血行瘀滞，则色见紫暗；心阳不振，鼓动乏力，虚阳浮动，则常见脉数而无力；面色泛红如妆则是阴盛于下，虚阳浮越于上的表现。由于这些症状正是从另一角度揭示阳虚的本质，所以在辨证时切不可将这些症状视作假象而予以舍弃。对阳虚所表现的两重性症状，只要从阳气的不同作用机制去认识，则并不难理解。

阳虚症状既然有两重性，既可是此，又可是彼，临床如何掌握？首先是"阳虚则寒"，说明阳虚应是久病体虚，以经常畏冷肢凉为主要表现。其次阳虚的"一般"症状往往同时出现，而其"特殊"症状则常不会同时存在，因此只要全面分析，并不难抓住疾病的本质。再次，从这些"特殊"症状，亦可区分其实质。如口虽渴但欲热饮而饮亦不多，大便虽秘而便质并不干燥，脉虽数而必然无力，虽面红如妆而下肢必然厥冷等，这与实热证、阳虚证等自不相同。

5. 气滞证的病理特点

气滞其主要证候是脘腹胸胁等处胀闷或胀痛，或走窜攻痛，且往往与情绪活动有关。气滞属实证范畴。实证的病理改变主要可归纳为两类：一是病势的亢奋，如壮热不退、剧痛拒按、呕泄便闭、声高气粗、脉实有力等，一般是邪正斗争激烈，气机阻滞的表现，多属"无形"之邪，如寒凝、热扰、阳亢、气滞等所致。二是病邪的壅聚，如痰阻湿困、水饮内停、虫积食积、燥屎秘结、结石梗阻、瘀血内留等有形的病理产物都属实邪，这些实邪致病后一般是为实证，但因正气的强弱不同，可以出现夹杂等情况。

6. 血瘀证的概念

中医对"瘀血"的说法很多，大致可归纳为三种含义：停积的血，如"积血""蓄血""留血"等；污败的血，如"污血""败血"；离开血液循环，且不可恢复为具有生理功能的血，如"离经之血""衃血""恶血""干血""死血"等。以上三种含义及其中医原称，其共同性可用"静止之血"来表示，如积、蓄、留均为静止之意；"污血"及"败血"，虽然没有静止之意，但从实验结果来看，"污秽之血"其后果也造成血液流动缓慢；至于离开血液循环之血，由于失去了心脏的推动力及离开血管，且在血管周围瘀积，因此，"静止之血"是中医各种瘀血称呼的共同特征。

瘀血的概念有广义狭义之分。狭义的瘀血是血液运行不畅而停滞，广义的瘀血是凡因多种病因导致血液流行不畅，或积于脉内，或溢于脉外，或形成血栓，以及导致血液相关系统异常，使血液功能、性质、成分发生改变者，都可以为血瘀。因血瘀而出现的一系列临床症候群称为血瘀证。

7. 血瘀证的病因和病机

瘀既是某些致病因素导致的病变结果，又是引起许多疾病的原因。所以瘀血既是病理产物，又是一种致病因素。一般来说如下因素可引起瘀证：①气机逆乱。中医学认为"气为血之帅，气行则血行"，故气机逆乱是形成血瘀的主要原因之一。②脏腑病变。因肝主疏泄，主通调气机，调和气血，故久病肝郁气滞，可导致血瘀。③六淫。寒——寒性收引凝滞，血遇寒则凝滞不通而成瘀；热——热为阳邪，热盛则煎熬津液，易使血液黏滞经络瘀塞。湿——湿性重着黏滞、秽浊，故湿浊内犯，或脾肾阳虚不能气化致水湿内留，既易损伤阳气，又易阻塞气机，从而引起气滞血瘀。④由于外伤。闪挫仆跌，坠落撞击，皆可致脉络破损出血致瘀。其特点是局部青紫，刺痛作胀，痛处不移，或局部青肿虽消，但仍作痛不已。⑤出血后瘀血。由于种种原因致内脏出血，血无直接通路外排，即可留而成瘀。即使出血之后有路可排，亦可因猝然止血而留瘀。⑥由于气虚。气为血帅，血液的正常运行，有赖于气的正常推动，若元气亏虚，无力行血，则血行缓慢，停留而瘀。

8. 血瘀证的主要表现

（1）疼痛：中医学认为"不通则痛"，瘀血阻滞经络，阳气阴精不得通行，肌腠筋骨失养，故见疼痛。瘀血疼痛的特点是剧痛、久痛、刺痛，痛处固定，痛而拒按，活动加剧。

（2）出血：瘀血内积，气血流行不畅，致血不循经故出血。如产妇胎盘残留，死胎不下，易致出血不止；肝硬变，脾大亦常有各种出血倾向。

（3）发热或寒热交作：瘀痹脉络，气血壅塞，卫气内留，久而发热，正邪搏斗于表里之间，故见寒热如疟。

（4）咳喘：瘀血阻滞气道，肺失宣降，故见喘咳；邪热蕴肺，气阻血瘀，久则的伤肺络，故见喘促咳血，如大叶性肺炎、肺源性心脏病等既有瘀血内留，又有咳喘。

（5）癥瘕积聚：瘀血阻内，经络闭塞，久而气血废浊凝聚，遂成癥瘕痞块。瘀血痰浊凝聚于脏腑经络之间可形成癥瘕，亦可发展成血臌，见腹大，青筋暴起，按之有块如盘。所谓癥瘕积聚，大致包括炎性包块、囊肿，肝脾大，良性、恶性肿瘤和胃肠胀气等。

（6）精神症状：心主血，血养心，瘀血内阻，内窍失灵，心神遂闭塞昏蒙，故见癫狂神昏之症，故《伤寒论》："阳明证，其人喜忘者，必有蓄血。"

（7）痈肿：瘀血内阻，气血凝滞，蕴久化热，腐的血肉，化为痈疮。

（8）经闭、经痛、不孕：月经出于血海，胎靠血养，血瘀则气滞，经血不畅，精微不运，致血海瘀滞，胞宫失养，故见经闭、经痛、不孕等。

（9）肢体废用：肢体偏枯废用是肝风妄动、瘀血痰浊随风阻窜经络、气血壅塞所致。血瘀经脉，筋骨肌肉失养，故见偏枯废用。

（10）心悸怔忡：脉者，血之府，瘀血阻脉或败血冲心，或血虚使心脉运行无力，心神失养，故见心悸怔忡。

（11）烦渴：血载气行，气滞则输布无能，水谷精微不得散布周身，故见烦渴。

（12）唇舌、皮肤改变：瘀阻经络，必形于外，若外伤则局部见红肿青紫，若瘀于内，则气机不利，血脉不畅，故见唇舌青紫，皮肤有瘀斑；瘀血久留，则精血不能濡养肌肤经筋而见肌肤甲错，或见皮肤肥厚隆起，或见皮肤僵如皮革，面色黧黑无光，或见胸腹青筋显露，蜘蛛痣。

（13）大小便：内脏出血，常由六腑外排，故见黑便，小便自利或不畅，如湿浊内蕴，蕴久化热，煎津成石，阻滞尿道，亦可阻气伤络而成瘀证，故见尿血、尿痛等症。

（14）脉象：瘀血内阻，必然会引起脉象变化。瘀证原因繁多，故脉象不尽一致，如中风后瘀血内阻多见弦紧或弦细脉；若瘀闭心脉，因阳气不得外泄，多见细数脉或结代脉；若局部血脉瘀闭，如脱疽，病肢冲阳脉甚至无脉。

9. 痰证的命名特点

痰证可出现于人体任何部位，证候错综复杂，故历代医家对于痰的名称，有各种不同的提法。如有的联系病因病机，定名为湿痰、热痰、寒痰、风痰、燥痰、气痰、食积痰等；有的以五脏为重点，阐述痰证的不同属性和临床表现；在脾经者名曰湿痰，脉缓面黄，肢体沉重，嗜卧不收，腹胀食滞，其痰滑而易出。在肺经者名曰燥痰，脉涩面白，气上喘促，洒晰寒热，悲愁不乐，其痰涩而难出。在肝经者名曰风痰，脉弦面青，四肢满闷，便溺秘涩，时有躁怒，其痰青多泡。在心经者名曰热痰，脉洪面赤，烦热心痛，口干唇燥，时多喜笑，其痰坚而成块。在肾经者名曰寒痰，脉沉面黑，小便急痛，足寒而逆，心多恐怖，其痰有黑点而多稀……有的泛指病变部位，而有痰在隔上，在中隔、在胁、在背、在头、在颈项、以及痰结咽喉，痰阻四肢，痰滞经络等；有的根据痰液的胶黏难咯，病情的顽固程度，而描述为老痰、顽痰、胶痰、痰结窠囊等名。

10. 常见痰证的临床鉴别

痰之为患，病变多端，但总离不开脏腑经络等组织，其常见病证的表现如下：

痰在肺，多咯痰，常伴见咳嗽，气喘，胸闷等症。对于肺病咯出的痰，应辨别痰的量、质、色。一般来说，痰液量多为病重，量少为病轻；痰质稀薄多属寒，质稠厚腻多属热；色白多寒，色黄多热，其中白痰在肺热证中，亦能见到，这是火热的津为痰，在肺系停留时间短暂的缘故。

痰在脾胃，痰在脾，名湿痰，其痰滑而易出，常伴见腹胀便溏，面黄神倦，肢体沉重，舌苔白腻，脉缓等症；痰在胃，多呕痰，色白质稀者多属寒，稠厚色黄者多属热，并常兼见脘痞纳呆，头晕目眩，苔腻脉滑等症。

痰在心，有痰迷心窍，痰火扰心之证。

痰在肝经，若痰夹风阳上逆，可见卒然倒地，喉中痰鸣，手足搐搦或半身不遂等症，在中风、癫痫等病中，较为常见。若肝气上逆，与痰搏结咽喉，则咽部有异物感，咽之不下，吐之不出，不红不肿，其自觉咽部物体之有无，往往与情绪变动有关。

名师悟道——袁肇凯中医诊断教学要点与疑难解析

痰在肾经，面黑神倦，痰中有黑点而味咸，阳虚者痰液稀薄，阴虚者黏痰稠浊。

痰在经络肌表，可见肢体麻木，或肌肤痰核，大小不一，皮色如常，或乳房结块，名曰乳癖等。若痰阻颈项，可见瘰疬气瘿。

11. 饮证的概念及特征

水液停聚凝结，质地清稀者为饮。饮邪停积某一部位而致的病证谓之饮证。根据停积部位的不同分为四种而见症不一。饮停于胃肠，以脘腹痞胀，水声漉漉，时吐清水等为特征，谓之"痰饮"。饮停于胸胁，以胸胁饱满，咳嗽时牵引作痛等为特征，谓之悬饮。饮停于心肺，以咳嗽吐痰多而清稀、心悸、胸闷、气喘、甚至不能平卧等为特征，谓之支饮。饮留肌肤，以肢体浮肿，沉重酸痛，小便不利等为特征，谓之溢饮。饮证以饮邪停积于肠胃、胸胁、心肺、四肢肌肤处为基本特征。

12. 阳水证和阴水证的特征

关于水肿的分类，自古有许多不同的分法。自朱丹溪的《丹溪心法》首先将水肿分为阳水和阴水两大类，后人根据朱氏之说加以分型，从而对水肿辨证分型有更深刻的认识。其要点简介如下：

（1）阳水证的特征：阳水肿指水肿之病短而属实的证候，以头面浮肿，先从眼睑开始，继而遍及全身，来势迅速，小便短少，皮肤薄而光亮，常伴见恶风、恶寒，发热咽痛，肢体酸楚，苔白，脉浮；或全身水肿，按之没指，肢体困重，小便短少，脘腹痞闷，纳呆欲吐，舌苔白腻，脉濡缓等为证候特征。阳水肿多由外邪侵袭所致。以水肿突起，来势迅速，小便短少，皮薄光亮，病程短，体壮实为特点，病位主在肺脾。

（2）阴水证的特征：阴水肿指水肿之病程长而属虚的证候，以水肿腰以下甚，按之凹陷不起，小便短，脘腹闷胀，纳呆便溏，神倦肢困，畏冷喜温，或腰膝冷痛，四肢不温，面色㿠白，舌淡胖，脉沉迟无力等为证候特征。阴水肿由病久体虚，脾肾阳气亏虚所致。以肿势缓而持久，肤色暗，畏冷肢凉，舌淡胖等为特点。

13. 情志对健康的影响

情志，又称情绪，是指人类日常生活中的生理反应，即喜、怒、忧、思、悲、恐、惊，中医称之为"七情"。

世界卫生组织对健康的概念定义为："是身体上、精神上和社会福利上的完美状态，而不仅仅是没有疾病和虚弱现象。"因此，要成为一个真正的健康者，不仅要躯体无病，而且还要精神愉快，心理上健康。特别是现在，由于社会的进步，经济的发展，科技的前进，体力劳动日渐下降，脑力劳动逐日上升，人类已进入情绪负重的非常时代，情志因素影响人体健康的情况越来越复杂、严重，必须引起高度重视。

而对这个问题，我国古代医家早就有深刻地认识，两千多年前的医著《黄帝内经》中就指出：人有五脏化五气，以生喜怒悲忧恐。喜伤心，怒伤肝，悲伤脾，忧伤肺，恐伤肾。意思是说，七情六欲，人皆有之，属于正常的精神活动。但异常的情志活动，七情过极，就会引起许多疾病，小至皮毛，大至全身。《灵枢·本神篇》也曾谈到：如果心神过于紧张，思虑过度就易伤神，神伤则易引起恐惧，以致五脏不和，精气耗伤，就可以使人憔悴而导致虚劳症。所以，我国古代养生学家非常重视调摄情志在养生保健中的重要作用，认为良好的情绪可以增进人体健康，延年益寿。汉·陆贾《新语·术事》也说：养生要养其根本，根本养好了，枝叶就茂盛。认为人的情志、思想等是生命的根本。春秋战国时期的哲学家老子在《道德经》中说：过多的言语、过激的言词、过份的情感冲动、过多的思想活动，都可能伤精，因此，要坚持思想意识、情志、感情等的适当中和，使之合于事物正常运行的规律。

现代医学研究发现，一切对人体不利的因素中，最能使人疾病缠身、夭亡短寿的就是不良的情绪。长期情绪忧郁、恐惧、悲伤、嫉妒贪求、惊怒激昂，或情绪紧张的人，比情绪状态稳定的人容易患一些难治之症，如高血压、冠心病、神经症、精神病、哮喘、慢性胃炎、青光眼、癌症等，妇女还容易引起月经不调，甚至闭经不孕。现代医学研究表明，70%以上的胃肠疾病与情绪变化有密切关系，心理性因素引起的头痛在各种头痛病人中占那80%～90%。现代身心医学实验证实，不良心理因素，七情郁结，精神过度紧张或忧郁悲伤，是一种强烈的促癌剂，而情绪激动又往往导致老年人中风瘫痪的诱因。自古以来，由于七情过极而致病或致死的事例屡见不鲜。

由此可见，良好的情绪是人体的一种最有助于健康的力量。因为，当人们精神愉快对，中枢神经系统兴奋，指挥作用加强，人体内能进行正常的消化、吸收、分泌和排泄的调整，保持旺盛的新陈代谢。因此，不仅食欲好，睡眠香，而且头脑敏锐，精力充沛。如《中国医学人名志》记载的149人中，80岁以下者仅42人，80岁以上者达70人，90岁以上者70人，100岁以上者10人，平均寿命超过了80岁。陆以湉《冷庐医话》中谈到历代医家之所以能够少疾长寿时说：懂医的人往往长寿，是因为他们精通医学，能够探寻到保持生命活力的道理，知道采用适宜的养生方法。他们认为延年益寿的最好方法是能够保持坦荡愉悦的心境。当代著名女作家，已届 90 高龄的冰心老人说："对我来说保持健康的方法不是营养等于吃补药，而是一句话：'在微笑中写作。'人们早就知道懒惰、委屈、忧郁、狂暴、悲伤、嫉妒、猜疑和憎恨，不只是事业上的大敌，也是不利于健康的心理因素，会使人早衰。相反，愉快、舒怕和满足的心境，能使生命力持续增长。"又根据对四川省 372 名百岁老人的调查，发现 98％的寿星都是具有开朗乐观性格的人。

正因为如此，我国古代医家，不仅深入地研究了情志对人体健康的重要性，而且还在长期的医疗实践中积累了丰富多采、行之有效的情志养生方法。

14. 情绪活动与内脏病变

情志是人对客观事物与人的需要之间的心理反映。凡是能够满足生理或心理需要的事物或现象，便能引起人的肯定态度，并产生愉快、积极的情绪，否则便引起否定的态度，并产生不愉快。

情绪活动与内脏的关系十分密切。《素问·天元纪大论》指出：人的五脏化生五气，由此产生喜、怒、忧、思、悲、恐、惊。《素问·阴阳应象大论》则更具体他说明：肝表现为情绪就是愤怒，心表现为情绪就是喜悦，脾表现为情绪就是思虑，肺表现为情绪就是忧伤，肾表情绪就是恐惧。中医学认为神志的含义，除了心主神志的含义外，还包括人体五脏所属"五志"，即心藏神、肝藏魂、肺藏魄、脾藏意、肾藏志。喜、怒、忧、思、悲、恐、惊七情发生异常变化时，神、魂、魄、意、志五志也就发生异常的变化。

中医学认为，人是一个有机的整体，它以五脏为核心，而五脏之中又以心为大主。因此，七情虽由五脏所主，但心是产生情的主要脏器，是主宰精神意识、情志活动的中心。正由于人是一个有机的整体，那么，任何一种情志活动的变异，都必然影响到主宰精神意识的心、心的情志活动，也必定会影响到肺、脾、肝、肾等脏器。《素问·灵兰秘典》说：主明则安，主不明则十二官危。主即指心脏。张介宾在《类经·情志九气》中对此解释说：悲哀忧愁则心动，心动则五脏六腑皆摇，可见心为五脏六腑之大主，而总统魂魄，兼领志意。因此，忧动于心则肺应，思动于心则脾应，怒动于心则肝应，恐动于心则肾应，就是说五志全凭主宰，又说因情绪产生的疾病，虽然与各脏有关，但探其原由，则无不因心的活动异常引起。朱丹溪在《格致余论》也说：心的活动异常则肾的活动也随之异常。肾的活动异常时，虽然不进行男女交合，而肾所藏的阴精也会自然流失。

人们生活在五光十色、绚丽多彩的世界里，大自然的瑰丽景象，使人觉得恰然可亲，引起人们的审美情感，从而使人们产生七情六欲，即各种各样的情志活动。事实上，正常的情志活动，是机体对外界刺激和体内刺激的一种保护性的反应，它不仅可以协调脏腑功能，流通经脉气血，而且可以抗御病邪，有益于身心健康。然而过激的情志活动，则会损伤脏腑，扰乱气血，导致疾病。

情志作为致病原因，主要是指七情过极，刺激量过大，超出了机体可能承受的正常生理范围，导致体内阴阳气血、脏腑功能的异常变化，从而引起疾病的发生。一般来说，情志之中，喜、怒、惊、恐以对人刺激量过大为致病条件。如狂喜、暴喜，因刺激强度太大，往往会导致癫在等疾病，惊恐、惊怒致病最速且重，暴怒、骤惊、大恐等突然剧烈的情绪变化容易产生昏厥等疾病，而忧、思、悲以刺激时间长为致病条件。如久悲久忧、长期思虑过度等持续不良的情绪，都会使人积久而成劳疾。

此外，情志刺激因性别、年龄和人的体质不同，其反应也不尽相同。男性性情粗旷，刚强豪放，较易因狂喜、大怒而致病；女性感情细腻而脆弱，多易因忧郁、悲哀而致病；老年人常有孤独寂寞感，多易因忧郁、悲伤、思虑而致病；儿童属纯阳之体，脏腑娇嫩，气血未充，多易因惊恐致病；性格开朗、外向者，心境波动较大，易于激动，常因恼怒而致病；性格沉默、内向者，易困忧思、悲哀而致病。

情志由内脏产生，二者关系极为密切。异常的情志变化，能够内伤脏腑，导致疾病，那么，内脏的病变，同样也可以导致情志的异常变化，如《素问·调经论》说："血有余则怒，不足则恐。"《灵枢·本神》说："肝气虚则恐，实则怒。心气虚则悲，实则笑不休。"《素问·脏气法时论》说：患肝病的人，两胁下痛疼牵引到下腹，令人喜怒，虚则两目发花、视物不清，耳无所闻，容易惊恐，好像要被人打一样。汉代医家张仲景在《伤寒论》一书中也记载了很多内脏病变导致情志异常变化的情况。如太阳（膀胱）病蓄血症，可出现极度烦躁不安，或发狂；阳明（大肠）腑实症，可出现神志不清、胡言乱语，少阴（肾）病阴虚症可出现心烦不得眠等。再如小儿患热病，容易因热邪深入下焦，伤及肝肾及心阴，从而出现智力发育不健全，神情呆滞，反应迟钝、言语缓慢、举止无措的痴呆症。

以上可见，正常的情志活动有利于五脏的生理活动，异常的情志变化则既能够反伤本脏，又能够伤及其他四脏，从而影响脏腑功能而致病。相反，脏腑的病变也常会导致情志异常变化。因此，中医学家认为，人的情志活动与内脏有着密切的联系，情志活动必须以五脏精气作为物质基础，而各种情志活动异常又往往作用于内脏。

15. 中医常见情志疾病

情绪异常所致疾病相当广泛，近代名医秦伯未在《清代名医医案精华》中认为，与情绪有关的疾病涉及二十余门，如中风、血证、咳嗽、呕吐、反胃、噎膈、癫狂、泄泻、肝郁、鼻渊、阳痿等。最为常见的有下列几种：

（1）癫、狂病：癫与狂都是情绪失常的疾病。癫病以沉默痴呆，语无伦次，不躁动但多喜笑为特征；狂病以喧扰不宁，狂奔乱跳，打人骂人，躁动不安，容易发怒为特征。两种疾病皆因情志异常所致，又往往因情志异常而诱发加重。《证治准绳》指出：癫的症状是或狂或愚，或歌或笑，或悲或泣，如醉如痴，言语有头无尾，秽洁不知；狂的症状是狂妄自大，经常暴跳如雷，骂人不避亲疏，甚至登高而歌，弃衣而走，翻墙上屋，非力所能，或与人语所未尝见之事，如有鬼依附在身。《黄帝内经》认为这两种病皆因情志异常所致，或因过度忧愁，或因大恐，或有所大喜。

《医学正传》认为：癫狂之疾，多为希望和需求高远而无法达到的人所患，并举印子元病例说明癫狂是因妄想所致。而妄想大多来自这样几种情况：或追忆数十年前的荣辱恩仇，悲欢离合，及种种闲情；或事到跟前，能够顺应，却又畏首畏尾，三番四复，犹豫不决，或期望日后富贵荣华，皆如所愿；或期望功成名遂，告老归田；或期望登荣，以继书香；或沉溺于女色总想得到年轻貌美的女子，而彻夜不得入睡。凡此种种，大多心胸狭窄，性格孤僻，其忧思郁怒，疑虑悲恐之情，无休止的胡思乱想，不仅消耗元精，而且损伤性灵，使人心神错乱，发为癫狂。

（2）痫病：俗称羊癫疯，以突然昏倒、不省人事、四肢抽搐、两目上视、牙关紧闭、口中涎出、或作六畜之声、气息不匀、发作数秒钟到数分钟不等、醒后无所觉为特点。

痫病由惊恐所致，又易被情绪激动所诱发。《素问·奇病论》说：人生下来就患有痫病，是因胎儿在母腹中时，其母有所大惊，气上而不下，精气并居，所以使得其于发痫病。这说明孕妇突然受惊，使阴阳逆乱，可以使婴儿患痫病。

痫病是先天所得。此外，直接受惊，也能诱发痫病。如《三因极一病证方论·癫痫叙论》指出：癫痫病，皆由惊动使脏气不畅，郁而生涎，闭塞诸经，于是发病。

可见痫病主要因惊恐所致，由于突然大惊大恐，造成气机逆乱，进而损伤脏腑，肝肾受损，以致阴不敛阳而生热生风、痰浊，或随气逆，或随火炎，或随风动，蒙闭心神清窍而发痫病。

从临床实践来看，小儿最易因惊恐而致痫病。这是因为小儿脏腑娇嫩，元气未充，神气怯弱，或素蕴风痰，更易因惊恐而引发此病，张介宾在《景岳全书·癫狂痴呆》中指出：痫病有从胎气而得，有从生后受惊而得，皆因小儿神气尚弱，惊则肝胆夺气而神不守舍，舍空则正气不能主，而痰邪足以乱阴阳，发生痫病。

（3）脏躁病：是由于忧愁思虑，情志抑郁，以致心伤血虚津亏。而引起的精神活动失常的病证，主要表现是无故悲泣，哭啼不止，以哭为快，不能自制，频频呵欠，以及其他干燥证候为特征。

《金匮要略》说："妇人脏躁，喜悲伤，欲哭，像如神灵所作，数欠伸，甘麦大枣汤主之。"说明此病多见于妇女。张子和《儒门事亲》载其曾治一妇人，问曰：娘于常欲痛哭为快否？妇人曰：是这样。张子和曰：火灼肺金，金受郁制，无所投告，肺主悲，所以欲痛哭。说明此病以心虚火亢，肺燥，情志抑郁为基本病理。《续名医类案》记载了很多脏躁病案。如载胡有懦母"日夜啼哭，如不欲生"案；表嫂霜居二十年，"悲泣如旧，夜更哭泣"案，都说明脏躁是由于情志抑郁，多愁善感，使阴血亏耗，不能濡养五脏，五志之火内生，以致心神不宁，从而出现烦乱、悲伤等神志症状。

（4）惊恐证：亦名惶恐疑惧证。多由素来心胆怯弱，而受惊恐引起。以恐惧疑虑不安，如人将捕之，神情恍惚，忽忽善忘，不欲闻人声，惶惶不可终日为主要特征。清代医家何梦瑶《医碥》中说："惊恐常相因，恐则惊矣，惊则恐矣。"所以常常惊恐同提。又说："恐者，心有所怯也，盖心气虚使然。今恐而气下，是肝胆之气不足也。故勇者谓之胆壮，怯者谓之胆弱。"指出心胆气虚，以致神无所归，虑无所定，决断失常，为惊恐证的基本病理。

例如，因见蛇致惊，终日恐惧周围有蛇，甚至见蛇昏倒，闻蛇胆怯。被盗受惊，唯恐盗贼再来，不敢独居入睡，明知门窗已闭、仍疑惧再三。幻觉见鬼受惊，总疑周围有鬼，夜间轻微声响，便恐惧不安，常需人作伴而眠。虞抟《医学正传·邪祟》指出：人见五色非常之鬼，皆自己精神不守、正气虚弱的缘故。其实不是外邪所侮，而是元气极虚的表现。因病人亲目所视，因此确实相信真为邪鬼所述，但是，如果其他人坐在病人身边而不见有物，这充分说明是病人的疑虑。

现代社会正流行的恐癌病、恐肥病、恐老病、恐污染等，就是典型的虚无性恐惧心情的反应。如有人一咳嗽、咯血就疑为肺癌，惶惶不安；稍稍增加一点体重，就感到肥胖将临，并且疑虑会患高脂血症、冠心病，于是不顾生理需要而大量地削减饮食，就是常见的情况。

第七章　病位辨证

1. 脏腑辨证的特点

脏腑辨证是临床诊断疾病的基本方法，是临床各科辨证的基础，是整个辨证体系中的重要组成部分。脏腑辨证，是八纲辨证的深入，它能具体地分辨出病变所在脏腑位置及其病因病性，从而使治疗有较强的针对性。脏腑辨证，也是六经、卫气营血、三焦等辨证方法的基础，后者虽然主要是运用于外感热病的辨证方法，但就所辨疾病的病位来说，也都与一定的脏腑有关，理解了脏腑病理，将有利于其他辨证方法的学习和掌握。

脏腑病证是脏腑病理变化反映于外的客观征象。由于每一脏腑有其各自的生理活动特点，各脏器组织间的相互联系有一定的规律，故当某一脏腑发生病变时，所反映于临床的症状就会各不相同，其相互间的影响、传变，也就有一定的规律可循。所以，藏象学说是脏腑辨证的理论依据。就是说，脏腑的生理特点，规定了脏腑病变的特殊性。因此，只有熟悉各脏腑的生理功能和联系规律，熟悉各脏腑的病理特点，辨证时才能较准确地区分疾病的脏腑、把握病情的全局，这是学习和掌握脏腑辨证的基本方法。例如咳嗽、气喘等症，根据肺主宣发，有主气、司呼吸的生理功能和肺性肃降的生理特性，因而可初步判断其病部位在肺，其基本病理是肺失宣降。又如根据脏器组织间的联系规律，可以推知腰痛、耳鸣等可能是肾虚的表现，眼的疾病多从肝论治，脾气亏虚可以导致心血亏虚、血不养神等。所以，把学习脏腑病理与复习脏腑生理结合起来，互相印证，从而可加深理解、帮助记忆。

2. 脏腑辨证的运用

脏腑辨证不是以判断出疾病的脏腑病位为满足，而是应分辨出脏腑病位上的不同证候性质，它实际上是各种辨证内容的综合运用。因此，明确风、火、痰、湿等不同病因，寒、热、虚、实等不同病性的各自特点、主要表现等，对于学习和运用脏腑辨证来说，是必不可少的，因而可以说，病因辨证、气血津液辨证等，又是脏腑辨证的具体落实。例如主症心悸，常可提示病位在心，但

名师悟道——袁肇凯中医诊断教学要点与疑难解析

心的气、血、阴、阳虚，或是火、痰、瘀、寒等邪气阻扰于心，皆可导致心悸，但究竟属于心的何种证候，只有根据病人的全身症状，辨析其病因病性，才能做出确切的诊断。所以，脏腑辨证与病因辨证、气血津液辨证之间，有着相互交织的"纵""横"关系，我们既可按辨脏病位为纲，区分其不同的病理性质，也可辨别病因病性的基础上，再据脏腑各自的病变特点，而确定脏腑病位。

3. 心系疾病的范畴

藏象学说认为，心主神明，主血脉，为"五脏六腑之主"，其华在面，开窍于舌，在体主脉，外应虚里，与小肠相表里。五行属火，通于夏气。在声为笑，在志为喜，在液为汗，在味为苦，在色为赤，在变动为忧。因而，凡上述方面的功能失调，或发病明显由于喜乐兴奋过度，或者汗出太多所致的病症，例如心悸怔忡，胸痹心痛，失眠多梦，心慌健忘，神志昏迷，谵言妄语，哭笑无常，或登高而歌，狂躁妄动，打人毁物等精神错乱；面色无华，或晦暗不泽，舌质浅淡，舌强语謇，青紫瘀斑，舌烂生疮，尿赤涩痛，口中发苦，大汗淋漓，脉虚弱或结、代、促、涩等；以及病人的症状、体征主要表现在面部、颧部、左胸、脉管、手心等部位，例如两颧发红，色如涂朱，心前区疼痛；虚里部其动应衣，手臂内侧麻木，手足心潮热多汗，无脉症等，在辨证论治原则指导下，皆属心病系统。

4. 心病辨证中相似证的鉴别

（1）心气虚证与心阳虚证：从生理上言，心阳包括心气，但在病理上，心气虚与心阳虚是有差别的。尽管二者在证候表现上均可出现心悸怔忡，气短自汗，劳累后加重等症，但前者主要只有心悸、气短、自汗、乏力、舌淡、脉虚等症状，而且无明显寒象表现。后者，则在心气虚证的基础上，尚有形寒肢冷，舌体胖嫩等寒象。

（2）心血虚证与心阴虚证：二者均可出现心悸头晕，健忘多梦等心失所养、心神不安的症状，但前者多有面、睑、唇、舌等处颜色的浅淡，脉细，且无明显虚热表现；后者由于阴虚生内热，故不但有五心烦热、盗汗颧红、舌红少苔等明显的虚热症状，而且虚热扰神之心烦、失眠等心神不安的表现更为突出。

（3）痰蒙心神证与痰火扰神证：二者虽然都有精神错乱，或神识不清等神志异常和"痰"的见症，但前者痰性偏寒，故见痰多色白，苔腻脉滑，面色晦暗等；"重阴则癫""阴主静"，故神志异常以抑郁消沉、喃喃独语或发癫痫为特征。后者痰性偏热，故见痰多色黄稠，舌质红，苔黄腻，脉滑数，面赤口渴等，"重阳则狂""阳主动"，故神志异常以烦躁亢奋、打人毁物或者发狂为特征。

（4）心脉痹阻证的病因鉴别：心脉痹阻证是一个虚实夹杂的证候，其果虽然是心脉阻痹，而共见心悸怔忡、心胸憋闷等，但导致阻痹的原因却又有血瘀、寒凝、痰阻、气滞的不同而兼症有别。小肠实热证，即古人所称之心热移于小肠证，该证下部所出现的小便赤、涩、灼、痛等症状，实际是膀胱的病症，当与小肠无关。然而历代医家认为，小肠功能分清别浊，关系到小便的形成，且心与小肠经络相连，互为表里，因则将其当作小肠的病变。

5. 心火亢盛证的临床分类

心火炽盛属于实热证，其证候表现一般有发热，心烦，口苦口渴，便秘尿黄，舌红苔黄，脉数有力等症。由于心主血脉，又主神明，舌为心之苗，心与小肠相表里而涉及小便，因而当心火炽盛而影响到心脉、心神、舌等不同方面的生理活动时，其病情可以表现出不同的特点，因而心火炽盛证又可区分为不同的证候类型。

（1）心火上炎证：火性上炎，又有弥漫的特点，因此火热证常有全身的证候表现，并且上部症状常较突出。火热上炎的证候其实不只是心火，而肝火、肺火、脾胃火、肾火等证均可上炎（或上浮）。称心火上炎者，主要是指舌体的证候突出，即以舌赤、舌烂、舌痛、舌体生痛疮等为主症，这是由于舌为心之苗的理论所规定的。

（2）火扰心神证：指全身有发热口渴等实证（火）证候，而以心烦、不寐，甚至神昏、谵语为主症者。其中以心烦失眠为主者，称热（火）扰心神证；以神昏谵语为主症者，称热闭心神（包）证，二者有轻重之别，病机有扰乱与闭阻的不同。

（3）心火迫血妄行证：由于心主血脉，心气能推动血液运行，当心火亢盛时，可以导致血热妄行，脉络被灼，甚至出血，而见脉滑数，吐血衄血等症。

（4）心移热小肠证：实际是心火炽盛而影响小便，出现既有心烦口渴，舌尖红赤等心火证候，又有小便黄赤、灼热，甚至涩痛带血等因热而影响小便的证候。

6. "心移热于小肠"证辨析

心与小肠之间有经络相连，两者相互络属，便构成了表里关系，故称"心与小肠相表里"。由于心火内炽，循经移热于小肠，致使小肠里热实盛，分清泌浊之功能异常所产生的证候，主要临床表现为心胸烦热，面色红赤，口渴欲饮，口舌生疮，小便赤涩、灼痛或尿血，或脐腹痞满，舌尖红赤，舌苔薄黄，脉数有力。

小肠实热证应与心火亢盛证及膀胱湿热证相鉴别。心火亢盛证是小肠实热证的病理基础，二证皆可见心烦口渴，口舌生疮，舌红苔黄，脉数等症。但小肠实热证以心火下移小肠，影响其泌别清浊的功能为基本改变，因此其重点在于小便的异常，以小便赤涩，尿道灼痛，甚则尿血为主症。而心火亢盛证是以心火亢盛，内扰神明，上炎舌窍为基本病理改变，其重点在于神明被扰而以心烦失眠，甚则狂躁谵语，口舌生疮、糜烂为主症。凭其主症，可作出判别。膀胱湿热证与小肠实热证虽均有小便短涩，尿道的痛或尿血等症，但二者的病因病机不同，前者是因湿热之邪，蕴结膀胱，阻滞气机所致，有尿频，尿急，尿痛的表现，其血尿多为终末血尿，小便前、中段多无血。而后者则系火热之邪为患，因心移热于小肠，影响其泌别清浊的功能所致，并伴有心火内炽的症状，但无尿频，尿急的表现，其血尿也多见于小便的前、中段，而后段多无血。此外，二者的鉴别尚应参照舌脉，膀胱湿热因兼有湿邪，故常见有舌红而苔黄或浊腻、脉弦数，且热象起伏；心移热于小肠证仅为邪热所致，且常伤心阴，故舌尖红赤，苔薄或少苔，脉细而数，热象多为微热，烦热或潮热。

7. 肺系疾病的范畴

藏象学说认为，肺主气、司呼吸，主宣发与肃降，通调水道，为"水之上源"，其华在毛，开窍于鼻，在体合皮毛，外应胸膺，与大肠相表里。其性肃降，五行属金，通于秋气。在声为哭，在志为悲，在液为涕，在味为辛，在色为白，在变动为咳、喘、哮。因而，凡上述方面的功能失调，或病人发病主在感受秋令燥邪，或发病明显由于大悲大哭之后等所致病症，例如胸闷胸痛，咳嗽气逆，气道不通，呼吸不利，张口抬肩，甚而喘哮，气短声微，声音嘶哑，面部浮肿，大便不调，小便不畅，皮毛憔悴，容易感冒，自汗盗汗，鼻塞流涕，鼻翼煽动，嗅觉不灵，咽喉痒痛，喉中痰鸣，口有辛味；以及病人的症状、体征主要表现在鼻、咽、喉部，胸部，缺盆，肛门等处，例如咽喉病、肛门病、胸痛等，在辨证论治原则指导下，皆属肺病系统。

8. 肺病辨证中相似证的鉴别

在肺与大肠病辨证中相似证的鉴别。

肺阴虚证与燥邪犯肺证：二者虽然均有干咳少痰，或痰黏难咯，甚或咯血、口燥咽干等共同表现，但前者多为久病，属内燥；后者多为新病，属外燥。从症状上分，前者尚有明显的潮热、盗汗、颧红、脉细数等阴虚火旺之症；后者则常兼恶寒发热、头身痛、脉浮等表证的证候。燥邪犯肺证，有较强的时令性发病特征，初秋紧承炎夏，故燥多兼温；深秋已近寒冬，燥多兼凉。所以，临床燥邪犯肺之证，又有温燥与凉燥之分。证候表现上，温燥者多兼见风热表证见症，凉燥者则多兼见风寒表证见症。

寒邪犯肺证与寒饮内阻证：寒邪犯肺证为外感寒邪，肺气失宣，故表现为咳嗽痰稀薄，恶寒发热等；而寒饮内阻证则为饮邪碍肺，肺失宣降，故以咳嗽气急，痰白如沫如涎而量多等症为主要表现，而无外感表证。

邪热乘肺证与痰热蕴肺证的鉴别是：邪热乘肺证兼具肺失宣肃与风热表证；而痰热蕴肺证则为痰浊化热或热邪灼津为痰，痰与热壅塞于肺，肺失宣肃证，故以咳嗽痰多痰黄，或痰鸣或痰中带脓血等为主要表现，一般无外感表证。

痰浊阻肺证与痰瘀阻肺证的鉴别是：痰浊阻肺证肺气上逆和痰浊壅盛证都极为明显；而痰瘀阻肺证以痰瘀阻蔽胸中阳气为主要表现，如心悸、胸闷、唇甲青紫等症，多数情况不以咳嗽气逆等肺气上逆为主证。

9. 肺阳虚证辨析

肺为娇脏，不耐寒温，故其为病，易为虚实。就其虚证而言，气虚、阴虚多见，是否有肺阳虚呢？

体内阴阳气血需保持动态的平衡协调。五脏皆分阴阳，若肺脏仅有肺阴而无肺阳，则其理不通，有失脏腑气血阴阳理论的完整性，因此，应当有肺阳虚的存在。如体虚而寒邪反复伤肺；或久病咳喘，痰饮停聚于肺；或肺气亏虚，日久累及肺阳；或是脏腑间相互影响，如脾阳不足，土不生金，或肾阳亏虚无以温煦肺阳等，都可形成肺阳虚证。

肺阳虚证又有肺虚寒证、肺中寒证，是由肺气虚进一步发展或由久病大病，耗损阳气，或先天禀赋不足，素体虚弱而致肺阳虚衰，主气失司，虚寒内生所产生的证候。中医辨证学中虽无肺阳虚之名，但却有肺阳虚之实。

肺阳虚证之病因病机：外感寒邪，久患咳嗽，肺虚致母病及子，以及肾阳不足等，均可损伤肺中阳气而致肺阳虚证。肺阳虚证的病理变化：一是肺气虚寒，卫阳不足，易致阳虚外感；二是肺气虚寒，水津不布，聚而为饮；三是肺气虚寒，不能通调水道下输膀胱。肺阳虚证的主要临床表现为：面色㿠白或晦暗，咳喘无力，声音低微，少气，动则益甚，易于感冒，咳吐涎沫清稀量多，呼吸气冷，畏寒肢冷，精神萎靡，口淡不渴，小便清长，舌质淡紫胖嫩而润，舌苔白滑，脉沉迟弱。

肺阳虚证应与肺气虚证、风寒犯肺证、寒痰阻肺证相鉴别。肺气虚证病变尚轻浅，没有寒象，而肺阳虚证病变较深重，且有寒象。风寒犯肺证与肺阳虚证虽均为肺之寒证，但二者一表一里，一实一虚，前者以表实为主，后者则以里虚为主。寒痰阻肺证属实证，临床上常伴有恶寒发热，少汗，身痛，脉浮等寒邪束肺，以及吐痰色白、量多而稠之症；而肺阳虚证属虚，临床上常伴有畏寒肢冷，气短息微，自汗，喘促，面白，神疲乏力等虚寒之症。

10. 论肺血虚证

肺血虚证不仅在临床上可见，而且还有一定的理论基础，从生理上而言，肺与血脉有着密切的联系，如《素问·经脉别论》曰："食气入胃，浊气归心，淫精于脉，脉气流经，经气归于肺，肺朝百脉。"中医诊法中的脉诊的基本原理亦是由于寸口属手太阴肺经，肺主气而朝百脉，故可候全身脏腑经络气血的情况。从现代医学解剖学观点来看，肺内有着许多大小不一的静脉和动脉，并参与体内的血液小循环，因而肺与血脉在生理上有密切关系，从中医基础理论及证候转变而言，气与血相互为用，肺气虚无力输布精微以滋养肺脏可使肺血虚；肺血虚亦能影响肺主气的功能而使肺气虚。阴与血在生理上同为一源，在病理上则多表现为伤阴必耗血，故肺阴虚与肺血虚之间亦可相互影响。

六淫、七情、痰瘀水饮、劳倦、外伤以及久病耗伤等病理因素，均可引起肺血虚证。肺血虚证的临床表现有：若因久咳或咳甚损伤肺之血络而致肺血虚者，常见有咳嗽，咯血，或痰中带血，或咳吐脓血；若合并肺气虚者，则可表现为神疲少气，咳喘无力，动则喘甚，声音低怯，易感冒，面色少华，头昏眼花，心悸，无汗或少汗，唇淡，脉细无力等症；若合并肺阴虚则可表现为面色少华，头昏眼花，心悸心慌，干咳短气，痰少而稠，或咳嗽带血，口燥咽干，声音嘶哑，形体消瘦，甚至午后潮热，盗汗，颧红，唇淡，舌红，脉细数等症。

11. 脾病系统的常见病症

脏象学说认为，脾主运化，主统血，"为后天之本""气血生化之源"，其华在唇，开窍于口，在体主肌肉、四肢，外应于腹，与胃相表里。脾气主升，喜燥恶湿。五行属土，通于长夏。在声为歌，在志为思，在液为涎，在味为甘，在色为黄，在变动为呕吐、呃逆。因而，凡上述方面的功能失调，或者在夏季潮湿气候中发病，或发病明显由于思虑过度，或明显由于饮食因所致病症，例如食欲不振，脘腹满闷，腹胀便溏，身体困重，头重如裹，月经过多或淋漓不尽，崩漏便血，尿血肌衄，水肿腹水，白带白浊，四肢痿软，肌肉消瘦，久泻脱肛，内脏下垂，气短下坠，面色萎黄，唇色浅淡，口角流涎，呕吐呃逆，口腔溃疡，口淡无味，或口中发甜；以及病人症状、体征主要表现有前顶部、额部、眼睑、胃脘部及四肢和全身肌肉等部位，例如脘腹胀痛，肢麻肉𥆧，眼睑下垂，四肢肌肉萎缩等，在辨证论治原则指导下，皆属脾病系统。

12. 脾的病理特点

"气虚为本，湿困为标"是脾的主要病理特点。脾的虚证，只有脾气虚和脾阳虚，这是因为脾的基本功能是主运化，凡脾虚所导致的病症，如精微失运，水湿停聚，中气下陷，失于统血，生血无源，营亏气乏等，基本质皆是脾气亏虚的缘故，故脾气虚是脾的最根本的病理改变，而其发展又可形成脾阳虚证。"湿困为标"是说脾病与湿的关系特别密切。脾以阳气为本而运化水湿，而湿为阴邪，其性重浊黏滞，最易损伤脾之阳气，故临床上，"湿困脾阳"与"脾虚生湿"每每互为因果，说明湿对脾富有特殊的亲和性。

临床上出血的病症较为多见，致成出血的原因亦很复杂，因而如何辨识"脾不统血证"的临床表现，理解该证出血的病理机制，是一个重点和难点。脾不统血证，其临床表现可归纳为三个方面：一是常有饮食减少，腹胀便溏，气短乏力等脾气虚弱的症状；二是有便血、尿血、肌衄、齿衄、崩漏、月经过多等多种出血表现；三是面色淡白、舌淡、脉细弱、头晕等失血后的血虚症状。其机制是"气为血帅，血随气行"，而"脾为气血生化之源"，又"主统血"，今脾气虚弱，则统摄无权，加之脾虚则精微失运，营亏而生血无源，导致血液生化上的形、质不全，而血液不能自固，血不循经而外溢，从而产生多种出血现象。由于病理本质是脾虚营乏，气不摄血，所以其出血与"热迫血妄行"所致的出血相比较而言，一般出血途径多为下渗或外渗，血质较稀薄而血色较淡，且病势较缓而病程较长，体质较弱而无实热、瘀血的证候表现。

13. 脾病辨证中相似证的鉴别

（1）脾气虚证与脾阳虚证：脾阳虚证常是脾气虚进一步发展的结果，因而往往兼有脾气虚的一些表现。然而，脾气虚证以食少、腹胀、便溏等消化功能紊乱的症状为主，且有一般气虚见症而无明显寒、凉表现，脾阳虚证则是在脾气虚证候的基础上，更见"阳虚则寒"的寒、凉表现为特征。

（2）脾气虚证与脾虚气陷证：尽管二者都有一般气虚的见症，但前者以消化功能紊乱的食少、腹胀、便溏等为证候特征，而后者则以气坠、内脏下垂等为证候特征。

（3）湿热蕴脾证与寒湿困脾证：虽然二者都可有脘腹胀闷、呕恶纳呆、肢体困重、面目肌肤发黄等症状。但前者病性属湿热，故有舌质红、苔黄而腻、身热起伏、脉濡而数，黄疸色泽鲜明而为阳黄；而后者病性属寒湿，故见舌质淡，苔腻白滑，口淡不渴，脉濡而缓，黄疸色泽晦暗而为阴黄，无热象表现。

14. 关于脾阴虚证的讨论

脾阴虚证是由饮食失调，劳倦忧思或久病耗伤，或邪热内灼，或汗、吐、下、利太过，损伤脾阴，以致运化失职，精微亏乏不布，虚热内生所表现的证候。

脾阴虚证这一概念是在李东垣阐明脾阳虚会导致"中气下陷""气虚发热"等病理之后，才引起人们的重视。朱丹溪补充了李东垣之说。明清以后，逐渐整理形成了脾阴虚、胃阴虚的病理生理理论。脾阴虚究其实质可认为是脾的"阴虚阳亢证"。清·秦皇士在其所著的《症因脉治·脾虚身肿》一书中指出："脾虚有阴阳之分，脾阴虚者，脾血当耗，脾火上炎，脾虽虚而仍热，若服温补，则火愈盛而阴愈消，必得滋补脾阴，而阳退而无偏胜矣。"脾阴虚可由多种原因所致，但由于脾气虚进一步发展，使运化方面的濡养功能低下而发生者较为多见。脾阴虚证的临床表现主要有：不思饮食，食入不化，干呕呃逆，嘈杂胃痛，口干渴，大便干结，肌肉消瘦，舌红少津，苔少薄黄或无苔，脉细数。此外，脾阴不足，上不能滋生肺金，肺阴亏虚，则口干咽燥，干咳少痰；下不能充养肾精，肾精不足而头目眩晕，腰膝酸软；子病及母，营卫不足，心失所养，则心悸怔忡，失眠健忘；化源不足，木失滋荣，肝血不足，则眼干目涩，肢麻震颤。

脾阴虚证常可见于"胃痛""便秘""吐衄""便血"等病症中。值得一提的是，脾阴虚证与"脾约"均有大便干而难解之症及津液不足的表现，但"脾约"以便硬为主症，其津液不足乃胃热所致，并非单纯之脾阴虚证，故张仲景又另立脾约之病机，脾阴虚之便干乃是兼症，其津液不足是病之本因，两者不尽相同。

15. 肝系疾病的常见病症

脏象学说认为，肝藏血，主疏泄，其华在爪，开窍于目，在体主筋，外应两胁，与胆相表里。肝气升发，性喜条达。五行属木，通于春气。在声为呼，在志为怒，在液为泪，在味为酸，在色为青，在变动为握。因而，凡上述方面的功能失调，或发病之因明显由于抑郁、忿怒，或明显由于风邪所致病症，例如情志失常，或抑郁消沉，或急躁易怒，胆怯易惊，头晕目眩，月经不调，血少经闭，吐血崩漏，肢体麻木，屈伸不利，手足拘挛，震颤抽搐，颈项强直，角弓反张，眼花干涩，活动呆滞，视物模糊，目赤肿痛，畏光流泪，直视斜视，爪甲变形，胸部两胁、小腹两旁，例如头顶痛、偏头痛、耳热暴聋，胁胀腹痛，胀满痞块，阴部瘙痒，少腹癥积，行经胀痛，阴囊挛缩，睾丸肿痛等，在辨证论治原则指导下，皆属肝病系统。

16. 肝的病理特点

临床上肝胆的病症，一方面是气血阴阳盛衰的失调，另一方面是火盛、湿热、寒凝、痰热的侵扰。由于生理上肝藏血，主疏泄，肝为刚脏，性喜条达，以血为本，以气为用，体阴而用阳。因此，肝在病理条件下，容易形成肝气易郁、肝阳易亢、肝血肝阴易虚、肝风易动的病理特点。

17. 在肝与胆病辨证中相似证的鉴别

（1）肝气郁结证、肝火上炎与肝阳上亢证：肝气郁结证是肝病中最常见的基本证型，其病理发展往往又能导致：肝郁血瘀、肝郁化火、肝阳上亢、肝木乘土。

正是因为"肝气郁结"病理发展的多样性，因而临床上，肝气郁结证、肝火上炎证与肝阳上亢证，常存在着因果转化关系，在病机和证候表现方面，也颇相近似，所以要注意这三个证的鉴别。"肝气郁结证"的临床表现以抑郁不乐、胁肋胀痛、不欲饮食、善太息等"郁"的症状为主，全身无明显寒热之象，而且其病与情绪变动关系密切。而"肝火上炎证"以目赤肿痛、烦躁易怒、口苦口渴、胁肋灼痛、尿黄便结、脉弦而数等"火"的症状为主，而无明显阴虚表现，一般病势较急而病程较短。"肝阳上亢证"则以头目胀痛、烦躁眩晕、头重脚轻、面热口苦、脉弦有力等"上亢"症状为主，并有阴虚表现，为虚实夹杂证候，病程较长而病势略缓。

（2）肝血虚证与肝阴虚证：这是肝病中最常见的两个虚损证候。从生理上言，血属于阴的范围，而血虚又往往可发展成阴虚，因此二者在证候表现上，又均可见到头晕眼花、多梦易惊、两目干涩、视物模糊、肢体麻木、手足蠕动震颤、经筋拘挛，妇女月经量少等症，但前者尚有面白、舌淡，脉细等表现，而无明显阴虚内热见症；后者则尚有五心烦热潮热、盗汗、午后颧红、舌红少苔、脉细而数等明显的阴虚内热表现。

（3）肝风内动四证型鉴别：根据所致成"动风"的原因不同，分为肝阳化风、热极动风、血虚动风、阴虚动风四证。尽管有"风象"（眩、麻、抽、颤）是这四个证候的共同点，但是"风象"的程度，在其不同证中却又有区别，应予注意。一般而言，肝阳上亢证中之风象，以眩晕、头摇、震颤或"卒中"为特征；热极生风证中之风象，则以四肢抽搐、颈项强直、两目上翻或角弓反张为特征；肝血虚生风证与肝阴虚动风证中之风象，常以肢体麻木、筋脉拘急、手足蠕动、皮肤干燥瘙痒为特征，因其皆是由阴虚或血虚所致，故又常称此为"虚风内动"。

18. 肝火证的病因病机及证候概要

肝火是病理名词，也是证名。凡肝之相火（阳气）偏旺或太过，出现热象及冲逆现象者，概称为肝火。肝火证的病因是肝气郁结化火，或外邪内传化火；其病机是肝之阳气升动太过；证候的性质是里实热证；其病变可致生风、动血、犯肺、伐胃、伤津、夹痰，故常见证型有肝火上炎证、肝火犯肺证、肝火犯胃证、肝火夹痰证和肝火伤阴证等。

肝火证在不同病人身上的表现不尽相同，一般以目赤肿痛，头胀头痛，耳暴鸣、暴聋或吐衄，烦躁易怒，口干口苦，便结尿短黄，舌红苔黄燥，脉弦数等为辨证标准。

肝热与肝火性质相同，但毕竟火甚于热，故肝热病轻，肝火病重，火性炎上，故肝火多见冲逆现象，而肝热则无。肝火证与肝阳上亢证都有病势向上的特点，但肝阳上亢证常有腰膝酸软、头重脚轻等肝阴不足、肝肾阴虚的表现。

19. 肝气、肝火、肝阳三证的关系与比较

肝郁气滞证、肝火炽盛证、肝阳上亢证三者之间，可存在着因果转化关系，如肝气郁结可以化火或上逆而致阳亢，同时又可兼并出现，临床上应当加以比较鉴别。

肝郁气滞证的临床表现以抑郁不乐，胸胁胀闷，不欲饮食等"郁"的症状为主，其特点是无明显的寒热征象，而与情志活动关系密切，其病理是郁结于内而未发泄于外，故可认为是内实而外虚，内实则胸胁胀闷不舒，外虚可表现为头晕、月经不调等症，故其治应疏肝解郁，促其疏泄。

肝火炽盛证以发热口渴，面红目赤，口苦，胁肋灼痛，烦躁易怒，便秘尿

黄，舌红苔黄，脉弦数等一派"火"的症状为主，无明显阴虚表现的实热证候，头痛、烦躁等症皆由火热上扰所致，一般病势较急而病程较短，治宜清热泻火。

肝阳上亢证以头晕耳鸣，头目胀痛，头重脚轻，烦躁易怒，脉弦有力等"上亢"的症状为主，系气血逆乱而并走于上，并常兼有阴虚的表现，为上实下虚，或曰肝实肾虚的虚实夹杂证候。上实则头重、头胀、头痛，下虚可见脚轻、腰膝酸软等表现，一般病程较长而病势略缓，同时发热口渴、舌红、尿黄等火热证候并不明显，治当平肝潜阳，佐以滋阴。

20. 肾系病证的常见症征

脏象学说认为，肾藏精，主生长、发育与生殖，生髓主骨，而"脑为髓海""肾者，水脏，主津液"，主命火、主纳气，肾合膀胱，腰为肾之府，其华在发，齿为骨之余，肾上开窍于耳，下开窍于二阴。位居下焦，性宜潜藏。五行属水，通于冬气。在声为呻，在志为恐，在色为黑，在味为咸，在液为唾，在变动为栗。因而，凡上述方面的功能失调，或在冬天严寒季节发病，或者发病明显由于房劳过度，或者恐惧惊吓等原因所引起的病症，例如男性阳痿，遗精滑泄，精冷稀少；女性无月经，宫寒不孕，滑胎小产，白带崩漏；小儿发育迟缓，五迟五软，囟门闭迟，肢体痿软，足不任身，举止迟纯，遗尿夜尿，小便失禁，淋沥不尽，尿闭水肿，消渴多尿，呼多吸少，动则气喘，咳则小便出，发脱花白，稀疏斑秃，耳鸣耳聋，五更泄泻，喜伸战栗，面色黧黑，牙齿松动，容易脱落等；以及病人的症状、体征主要表现在枕后、颈部、背部、腰部、腘窝、足跟、足心、外阴部等处，例如颈项强痛，腰脊酸痛，不能转侧，屈伸艰难，足跟疼痛，或足内、外翻，缩阴症等，在辨证论治原则指导下，皆属肾病系统。

21. 肾的病理特点

肾的病症，一般认为无表证，多虚证，少实证。肾之热，属于阴虚之变，即虚热；肾之寒，属于阳虚之变，即虚寒；肾之实，乃本虚标实。肾的虚证，主要有肾阳虚、肾阴虚、肾精不足、肾气不固、肾不纳气等。由于肾阴为全身阴液的基础，肾阳为全身阳气的根本，故肾的阴阳亏虚，常也会影响到其他脏腑的阴阳不足，反之，他脏虚损至一定程度，也势必进而导致肾之阴阳虚衰，即古人所谓："五脏之伤，穷必及肾"，所以临床上肾多与他脏合病，常见的有心肾阳虚证、心肾阴虚证（心肾不交）、肺肾阴虚证、脾肾阳虚证、肺肾气虚证（肾不纳气）、肝肾阴虚证等。

22. 肾病辨证中相似证的鉴别

肾阴虚证、肾阳虚证与肾精不足证：三者在临床上都可见到腰痛、腰膝酸软、耳鸣失聪、性功能改变、齿松发脱、尺脉无力等表现。其区别："阴虚则热"，故肾阴虚一般尚有形体消瘦，五心烦热，潮热盗汗，男子遗精，女子梦交，咽干口燥，舌红少津，脉细数等虚热见症；"阳虚则寒"，故肾阳虚证一般还有形寒怕冷，手足不温，面色㿠白，阳痿滑精，小便频多清长，或尿少浮肿，舌淡胖，舌苔白等寒象见症；而肾精不足证，除以生殖、生长、发育迟钝异常为主症外，全身既无明显虚热表现，又无明显虚寒见症。

23. 对肾气不固证的理解

肾气不固是肾病的常见证型。由于肾藏精，主生殖，肾主水，并司二便，因年幼而肾气不充、先天不足，或劳倦内伤，肾气大伤，或年高而肾气衰惫，或久病气虚伤及于肾，以致肾气亏虚，封藏固摄之权失职时，除可有腰膝酸软，神疲耳鸣等肾虚的一般症状外，主要以下元不固为证候特点，而可表现为精液、经带、胎儿、小便、大便等的不能控摄。

精关不固：肾虚封藏失职，在男子主要表现为精关不固，表现为遗精，滑精，早泄等症。

经带不固：肾虚冲任亏损，在女子可以表现为带下清稀量多，或月经淋漓不尽，甚至血崩漏下等症。

胎元不固：由于肾虚血海不足，带脉失固，胎气不举，则易出现滑胎、小产，或怀孕而见阴道漏血等病变。

小便不固：由于肾气亏虚，膀胱失约，故小便不禁，或尿后余溺不尽，或夜间遗尿，亦或为小便混浊如米泔等。多见于小儿肾气未充，或年高体弱，或病久肾气极其亏虚者。急性病中出现神志昏迷而小便失禁者则不属此类。

大便不固：肾关失约，不能固摄后阴，可表现为久泄不止，滑泄失禁，或五更泄泻等症。

肾气不固证以下元不固的症状为特征性表现，阴虚而热、阳虚而寒的症状一般均不甚明显。若并有畏寒肢冷，或烦热咽干等阳虚或阴虚证候者，则辨证应有阳虚或阴虚的诊断。

24. 关于胃气上逆证

气逆是气机升降失调的一种病理表现，特点是气机升动太过而上逆，属实证的范畴。

六腑之气宜降，胃与脾相对而言，更是胃气主降而脾气主升。胃的病变，常以胃脘疼痛、痞胀、恶心呕吐、嗳气呕逆等为特征性症状，而这些症状产生的机理，一般常以"胃失和降"加以解释。形成胃病的种种原因，如寒邪凝滞、火热侵扰、痰湿瘀血内阻、情志刺激、饮食失调，阳气亏虚而失运，阴液亏虚而失濡等，几乎都可导致胃气上逆，从而见胃痛脘痞、呕吐恶心等症。因此，胃气上逆是胃病共有的病理机制。所以临床辨证时，不能只知胃气上逆的病理，而应进一步分辨导致胃气上逆的病因，如胃寒气逆证、胃热气逆证等，方是完整而规范的证名诊断。

25. 胃阴虚证与脾阴虚证的鉴别

胃阴虚证与脾阴虚证的临床表现常可互见，难于区分，但毕竟脏腑属性有所不同，因而各有其特点。从属性上看：脾为脏，藏精气而不泄，属阴；胃为腑，传化物而不藏，属阳；从功能上看：脾主升，胃主降，脾阴主营血，胃阴主津液；从特性上看：脾喜燥而恶湿，胃喜润而恶燥。二者虽可同有食少、嘈杂、呃逆、便秘、舌红少津、脉数等症状，但究其病因病机又不尽相同。胃阴虚证多得之于外感热病，热盛而津伤；脾阴虚证多由阴血暗耗，津亏而火旺。胃阴虚者其病急，或由高热，或得于大汗、大吐、大泄之后，或外科手术之后伤血耗阴所致；而脾阴虚者病情进展较慢。从治法上而言，胃阴虚者可生津增液养阴获速效，而脾阴虚者则重在育阴和营以图缓功。

26. 肠道湿热证的证候特点

肠道湿热证主要见于痢疾、腹泻等病症中，与病位在其他部位的湿热证相较，由于病理的不同，其证候也有许多特殊之处。

肠道的病变以大便泄泻或便秘为主要表现。肠道湿热证除有舌红苔黄腻、脉滑数或濡数等症外，其大便的改变一般见泄泻，但其便质、便次等则因病种不同而有差别。或为泻势急迫，便稀如水；或为便溏不爽，或便如黄糜而腥臭；或下痢赤白有黏冻，并有里急后重。

肠道湿热证的病理特点之一是由于泻痢易伤阴津，故常为热盛而湿不太明显，高热、渴饮、尿短黄等症突出，而非身热不扬、渴不欲饮。其特点之二是病情易变，导致伤津亡阳而表现为西医所说的失水、酸中毒、休克等病变。

湿热泄泻与湿热痢疾的病因虽均为湿热，病位均在肠道，但病理不全相同，湿热泄泻常因暑湿热邪侵袭肠道（多以小肠病变为主），导致肠道气机紊乱，清浊不分，故以泄泻急迫、便质如水为主要表现，其治宜在清利湿热的同时，应注意升清降浊，分利小便；若湿热蕴结肠道，湿热与食浊糟粕相杂而腐败，则见便质如黄糜而腥臭，其治除清利湿热以外，尚应消食导滞；湿热痢疾系湿热疫毒内侵，塞阻肠道（多以大肠病变为主），与气血搏结而致肠道气滞血瘀，故见下痢脓血、里急后重等症，治应在清利湿热的同时，注意理气活血。

27. 心肾相交理论的历史源流

"心肾相交"理论，是从阴阳五行、水火升降理论逐渐发展而来的，《黄帝内经》首先确定了"阴阳""水火"的关系，"水火者，阴阳之征兆也"（《素问·阴阳应象大论》）。《素问·宣明五气》"咸走血……苦走骨"之论，已蕴含心肾交济之义。正如皇甫谧《甲乙经·卷六》注解所说："苦走心，此云走骨者，水火相济，故骨气通于心也。"《难经·七十五难》从治疗学的角度，提出了"泻南方火，补北方水"的方法。张仲景《伤寒论》曰："少阴病，得之二三日以上，心中烦热，不得卧，黄连阿胶汤主之。"虽未明确提到"心肾不交"一词，但其所指实为今日所称"心肾不交"之证的表现，黄连阿胶汤更是治疗"心肾不交"的常用方剂。唐·孙思逸《备急千金要方》则明确提出了"夫心者，火也；肾者，水也。水火相济"的观点，明·周慎斋《慎斋遗书》中说："心肾相交，全凭升降，而心气之降，由于肾气之升；肾气之升，又因心气之降……欲补心者，须实肾，使肾得升；欲补肾者，须宁心，使心得降，乃交心肾之法也。"至此，首次正式提出了"心肾相交"这一名称。

心肾如何相交，历代医家有从阴阳、坎离论者，有从五行、水火论者，还有从经络、气化论者。综合诸家所论，可概括为：心位居于上，其性属阳，五行配火，八卦为离；肾位居于下，其性属阴，五行配水，八卦为坎。心火下降于肾，以资肾阳，共温肾阴，使肾水不寒；肾水上济于心，以助心阴，共养心阳，使心火不亢。如此阴阳和平，水火相济，坎离上下交通，则为"心肾相交"。

28. 心肾不交的病理本质

从病理角度，首先明确提出"心肾不交"这一概念的医家，是宋代严用和，其在《济生方·卷一·虚损》中说："思虑伤心，疲劳伤肾，心肾不交，精元不固。"然而"心肾不交"一词，是一个较为笼统模糊的概念，它对心与肾之间的病理本质的揭示是不够具体的。因为从理论上说，所谓"心肾不交"可以构成心阴不交肾阴，心阴不交肾阳、心阳不交肾阳、心阳不交肾阴，心之阴阳不交肾之阴阳等多种矛盾，到底是心与肾的什么不相交呢？

现在一般所称"心肾不交证"的临床表现，主要有虚烦失眠，心悸健忘，头晕耳鸣，腰膝酸软，遗精滑泄，潮热盗汗，舌红少苔，脉细而数等。其病机一般解释为肾水不能上济于心火，心火偏亢而下耗肾阴。由于肾阴亏虚，心阳失肾阴之约而偏亢，致神不守舍，则表现为失眠多梦，心悸头晕等症，病因在下，症见于上；心阳偏亢，耗伤肾阴，扰动精室，则表现为遗精滑泄，腰酸膝软等症，病因在上，症见于下。如此上下互相影响，形成恶性循环，心肾之阴不足而心肾之阳偏亢，即为心肾不交的病理本质所在。

其实，心肾间发生阴阳失调，不只是阴虚阳亢这一方面，应该还存在着阴盛阳虚的另一方面。临床上常见的心悸怔忡，胸闷气喘，形寒肢冷，尿少浮肿，苔白滑，脉沉微等症状。实际上也是一种"心肾不交"证，只是习惯上称之为"肾水凌心"罢了，后者的病理机制，是心阳不能下济肾阳，以共制肾阴，从而肾水泛溢，上凌心火，故现一派阳虚火衰而阴寒内盛、水液泛溢的症状。

29. 心肾不交证辨析

"心肾相交"与"心肾不交"是心肾两脏在生理和病理方面对立存在的概念，其理论始见于《黄帝内经》。

心肾不交证可由久病、劳倦、房事不节或思虑过度，情志郁而化火，或外感热病损伤心肾之阴而引起，但心肾不交证在不同疾病中的病因病机及所表现的症状特点不尽相同，常可见以下几种情况。①火旺引起水亏：本证以舌红苔黄少津，大便干，小便赤，口干，脉数为特征；标证以心悸，失眠，遗精为多见。②阴虚导致阳亢：本证以消瘦，乏力，五心烦热，舌乏，少苔，脉细数为特征；标证以心悸，怔忡，失眠，健忘为多见。③心气不足，肾气不纳：本证以胸闷气短，神倦乏力，舌质淡，脉细数为特征；标证以健忘，耳鸣，心悸，多梦为多见。④肾阳不足，蒸化无力所致肾水不升，心火独亢：本证以发热，口干口苦，腰膝冷，心烦，时而失眠，便稀，舌质淡红为特征；标证以心悸，失眠为多见。

心肾不交不能单纯地理解为水亏火旺，而水亏火旺也并不都是心肾不交，临床上必须既见有肾水亏，心火旺或心肾阴虚之本证，又要有心悸不寐，健忘，失眠多梦，遗精等标证，才能辨证为心肾不交证。对于心肾不交证的治疗则应当是补心须实肾，补肾须实心。既要泻，又要交，既要补，又要通。诚如周慎斋所云："欲补心者须实肾，使肾得升，欲补肾者须宁心，使心得降……乃交心肾之法也。"

30. 肝阳上亢证与肝肾阴虚阳亢证的区别

肝阳上亢证与肝肾阴虚阳亢证都有头晕耳鸣等主症，由于肝肾之间存在着肝肾同源。水能涵木等生理关系，而在病理上二证之间又常互相影响、转化，肝阳上亢日久可以转化为肝肾阴虚阳亢证，肝肾阴虚阳亢证的某些阶段亦可表现为肝阳上亢证，因此，实际上肝阳上亢证与肝肾阴虚阳亢证之间是难以严格区分的两个证候。

二者的区别主要在于病理的主次先后，即其人性格刚暴，急躁多怒，阳气易动者，其起病多为肝阳上亢证，属于以实为先为主的病变。其证候表现以急躁多怒，心烦失眠，头晕面红，头目胀痛，耳鸣如潮，脉弦有力等为主症，病势较急，形体多显壮实，虽可有腰酸膝软等虚的证候，但并不突出。当然阳亢日久则虚证必然逐渐明显，从而转化为以虚为主的肝肾阴虚阳亢证。

肝肾阴虚阳亢证多因失于调摄，房事太过，或因病而阴液耗损等，致肾阴亏虚，虚阳偏亢，水不涵木，故属以虚为先为主的病变，其证候表现以头晕耳鸣，五心烦热，咽干颧红，甚或盗汗，手足蠕动，舌红少津，脉弦细数等为主症，病程较久而病势较缓，形体多瘦弱，头目胀痛。急躁易怒等症一般不太明显。

31. 肝胆湿热证、脾胃湿热证、中焦湿热证之辨析

肝胆湿热证是肝胆脏腑本部及肝胆经循行部位有湿热之邪，留恋蕴蒸所产生的多种证候，其湿热的来源有：①外感湿热之邪。②平素偏嗜辛辣肥甘之品酿湿生热。③脾失健运，湿邪内生，郁而化热。脾胃湿热证是指湿热蕴结脾胃，脾失健运，胃失和降而形成的证候。其湿热的来源有：①饮食不调，膏粱厚味酿成湿热。②感受湿热之邪，交阻中焦。中焦湿热证为湿温或暑湿之邪，郁滞中焦而致的证候。其湿热主要来自于外，自表传入，由经络而脏腑，亦可由肺而脾胃。

三证均属湿热证，但究其病因。病机及病位又不尽相同。肝胆湿热证的病变在肝胆，脾胃湿热证的病变在脾胃。肝胆湿热证可出现腹胀呕恶，纳呆，但主要见肝胆疏泄失常，胆气上逆的胁肋胀痛、口苦、身目发黄、阴囊湿疹或睾丸肿胀热痛，妇女则见外阴瘙痒，带下黄臭，苔黄腻，脉弦数等症。脾胃湿热证则表现为脘腹痞闷，呕恶厌食，且有肢体困重，大便溏泄，泄而不爽，小便短赤不利，舌红苔黄腻，脉濡数等症。脾胃湿热证与中焦湿热证的病机均为脾胃蕴结湿热，故诸如脘腹痞闷，呕恶纳呆，便溏不爽，尿短赤不利等见症均相同，所区别者，内伤之脾胃湿热证主要由饮食不节，过食肥甘厚味、辛辣煎

炙，多饮酒浆等而致脾胃湿热蕴结而成，外症常无发热，亦无外感热病病史及其传变过程可查；而中焦湿热证中的发热为必见症，且有明显的外感热病史及其传变过程证候表现。此外，脾胃湿热证常见有口苦口臭、面赤，而中焦湿热证则常见有多汗，面垢等症。总之，脾胃湿热证系内因所致，而中焦湿热证由外因所成，症虽相似，机制不同。

值得一提的是，中焦湿热证尚有湿重于热、热重于湿和湿热并重三种类型。一般来说，湿邪偏盛或素体中阳不足者，多表现为湿重于热，病变偏重于脾；若热邪偏盛或素体中阳偏旺者，多表现为热重于湿，病变偏重于胃；若脾湿与胃热并重，则呈现湿热并重之证。因此临床上须详细审证，用药也需有所偏重。

32. 肾不纳气证及其类证鉴别

肾不纳气证又称肾气不得归元证，肺肾气虚证。本证是由于禀赋不足，或年老体衰，或房劳过度，或久病咳喘，肺虚及肾，导致肾气亏虚，摄纳无权，气不归元，以气短喘息，呼多吸少为主要表现的证候。

肾不纳气证的形成，多由于久咳久喘，肺损及肾，或因劳伤肾气而累及肺气亦虚，故肾不纳气证往往又被称为肺肾气虚证。肾不纳气证的主要临床表现为喘息气短，气不接续，呼多吸少，惟以吸气为快，动则喘息，甚至汗出肢冷，小便常随咳出，舌质淡，脉沉细弱。该证候常见于"喘证""哮病"等病证中。肾不纳气证是肾虚证中的危重证候，若进一步恶化，可能会出现汗出肢冷，面青，心动悸等厥脱证候，因此必须予以高度重视。

该证尚须与肺气虚证、肺气衰绝证及脾肺气虚证相鉴别。肾不纳气证与肺气虚证：肾不纳气证若由肺气虚证发展而来者，除有喘促气短，声音低怯，自汗等肺气虚证的表现外，尚有动则气喘，咳则遗溺，或是冷汗淋漓，脉虚浮无根等肾气虚而气不归元，肾失摄纳等临床表现，与单纯的肺气虚证有明显的区别。肾不纳气证与肺气衰绝证：肺气衰绝证乃肺气竭绝，呼吸失主，肺功能衰至极点，故呼吸断续，汗出如珠，甚则呼吸停止，脉浮数无伦。此证多由肺脏衰竭，宗气衰败所致，也是病人临终前常见病证，二者在临床上可以鉴别。肾不纳气证与脾肺气虚证：脾肺气虚证病在中上二焦，除有咳喘短气，自汗等肺气不足症状外，必兼有脾气不足之食少，脘胀，便溏，倦怠等症状，二证不难区分。当然，脾肺气虚证可进一步发展影响及肾，形成肾不纳气证，若以病情进展而论，脾肺气虚证较轻而肾不纳气证则较重。

33. 六经病证的属性分类

六经病证属性分类详如下表:

六经	三阳	太阳病	主证:脉浮,头项强痛而恶寒。
			属性:表寒证。
		阳明病	主证:身热,汗自出,不恶寒反恶热。
			属性:里热证。
		少阳病	主证:寒热往来,胸胁苦满,口苦,咽干,目眩。
			属性:半表半里证。
	三阴	太阴病	主证:腹满而吐,食不下,自下利,时腹自痛。
			属性:脾虚寒证。
		少阴病	主证:脉微细,但欲寐。
			属性:心肾虚寒,虚热证。
		厥阴病	主证:消渴,气上冲心,心中疼热,饥不欲食,食则吐蛔。
			属性:肝与心包寒热虚实错杂证。

34. 太阳中风证的虚实属性

太阳中风证,是指风邪侵袭太阳经,以致卫强营弱、营卫失调所表现的证候。它属伤寒六经病证中太阳病证的类型之一。因其是风邪为犯,故《伤寒论》将其称为"太阳中风"。又因其表现有汗出,脉浮缓,后世又将其称为"太阳表虚证",与太阳伤寒无汗、脉浮紧互为对应。

太阳表虚证虽言"虚"证,但其并非正气虚弱之虚证,相反,其性质恰属实证。

从病因病机来看。虚证,是指正气不足,机体抗邪能力低下,机能活动减退表现的证候。其病究之于先天不足或后天失养两个方面。

其临床表现以不足和脱失为特点。然而太阳表虚证,是风邪侵袭太阳经,卫气被扰,浮盛于肌表与邪气奋起抗争,而致"卫强营弱"所形成。这与虚证的正气不足显然不同。另外,就其主要脉症中的汗出、脉浮缓的"缓",虽与虚证的某些表现相似,但它们在产生的机制上有着根本的区别。太阳表虚证的汗出,是由于卫气受邪,功能失常,不能固表,加之风性开泄,以致腠理疏松,故津液随之外泄而汗出。而虚证的汗出,主要是因为正气虚弱,卫气不足而无力固表,汗孔失固,津液外露而致。太阳表虚证的脉缓,是因风邪伤卫,肌腠疏松,营不内守而汗出所致;而虚证中的脉缓,是因脾胃虚弱,气血不足,尤以充盈与鼓动脉道而成。再则,太阳表虚证的脉缓是与浮脉相兼,而虚证中的脉缓则常在沉位出现。从以上可以看出，病因病机也无法说明太阳表虚证即是正气虚弱的虚证。

从治疗上来看。"虚则补之，实则泻之"，这是中医针对虚实不同的病证所制定的治疗大法。如果说太阳表虚证属正气虚弱的虚证，其治疗原则也应遵守大法，当用扶正解表。但是，《伤寒论》却对本证采用了与太阳伤寒证（太阳表实证）相同的治疗原则——即汗法，选用具有解肌发表、调和营卫功效的桂枝汤为主治方。所以说，从治疗上来看，对太阳中风证不能按正气虚弱的虚证来理解。

35. 太阳中风与太阳伤寒的病机区别

太阳中风和太阳伤寒，是《伤寒论》中太阳病的两个证型，从两证的受邪性质、病变部位等方面分析，两证病机，实则不同。

（1）风和寒性质相同，仅程度差别："恶风"与"恶寒"在两证中的错综出现，说明了这两个症状仅是程度上轻重的不同。"恶风""恶寒"，两者均为"恶风寒"之象，感受风寒较轻，而出现轻微的恶风寒（有风则恶，无风则否），称为"恶风"；感受风寒较重，而出现较甚的恶风寒（无风亦发冷恶寒），称为"恶寒"。盖风者，冷气之行也，为来去不定，骤至骤往之寒。寒与风，均为阴冷之邪，且两者每每相因而至，因此常风寒并称。在造成太阳病的病理损害上，两者亦仅是程度上的轻重不同而已。但恶寒者必恶风，而恶风者不一定恶寒，显示出感邪的轻重差别，这是当分辨的。

由此可知，太阳中风和太阳伤寒，均是外感风寒所致。太阳中风感邪较轻，太阳伤寒感邪较重，这是两证在受邪性质及轻重上的异同。

（2）中风为风寒犯营，伤寒为风寒犯卫：清·陈修园将太阳中风称为"表虚证"，太阳伤寒称为"表实证"。这种命名，揭示了受邪者不同的体质，就内因而言，"表虚"可理解为素体较弱，表阳卫气不足之人，腠理空虚；"表实"可理解为禀赋较强，卫气充实之人，腠理固密。

太阳主一身肌表而统营卫。就营卫而言，卫在外而营在内，表虚之人，若外感风寒，由于腠理固密，卫气强盛，则风寒不能深入，与卫气相争于体表，形成"太阳伤寒"之证。可见，"太阳中风乃风寒犯营，"太阳伤寒"乃风寒犯卫。这是两证受邪部位上的不同。正是这种受邪部位深浅的不同及前述感邪之轻重差别，形成了两证的不同症状和体征。

两证的鉴别，向来以太阳中风"恶风、汗出、脉缓"，太阳伤寒"恶寒、无汗、脉紧"为辨证要点。"恶风""恶寒"之义已如前述。中风证病人因卫气亏虚，故轻微之风寒即能为病，且寒邪直犯营血。营者阴津之属，汗者津血所化，邪正相争于营血，而腠理空虚、毛窍不闭，是以汗出；汗之出，乃营阴为邪所扰而致，亦为机体祛邪之一种反应。脉之缓，乃病人心阳不足，加之寒性凝涩滞阳，故脉来缓怠。

伤寒证因病人正气较强，故较重之风寒方能致病，感邪后正与邪交争于表卫。卫者外卫之门，又司毛窍开合。卫气抗邪于体表，欲阻邪气深入，毛窍关闭，是以无汗。汗之无，与寒性收引有关，亦是卫气拒邪的一种表现。脉之紧，乃寒性收引，加之邪盛正强，邪正交争较剧使然。

36. 关于温病的概念

卫气营血辨证主要是适用于温病的辨证方法。然而，关于温病的概念，历代医家却有不同的论述。如《素问·热论》中说："凡病伤寒而成温者，先夏至日者为病温，后夏至日者为病暑。"其中前者所说的"温"包括了发于春夏的伏气温病；后者所说的"病温"则专指发于夏季的伏气温病。而《难经·五十八难》则把温病作为伤寒的一类病证，与中风、伤寒、湿温、热病并列。至宋代郭雍《伤寒补亡论》又把温病作为春季多种外感温热病的总称，其中包括了"冬伤于寒至春发者"，又包括了"冬不伤寒，而春自感风寒温气而病者"，还包括了"存有非节之气中人为疫者"。在吴鞠通《温病条辨》中提出了温病有九：风温、温热、温疫、温毒、暑温、湿温、秋燥、冬温、温疟。由此可见，在《黄帝内经》时代，温病主要指春季伏气温病，以后，其概念所包括的范围逐步扩大，新感时令之邪而病者及疫病也包括在内。但也有的医家对温病概念的论述又有所不同，如清·俞震《古今医案按》中说"如至春分节后，天令温暖，感之而病者为温病"，则又指发生于春季的新感热病为温病。又有一些医家所说的温病，实指的是温疫，如杨栗山在《伤寒温疫条辨》中说："风温、暑温、湿温、秋温、冬温……天地之常气为病也，于温病何相干涉？"又说："温病得天地之杂气，邪毒入内，由血分而发出气血。"显然，其所指的温病不同于四时温病，而为瘟疫病。

因而必须为温病下一个统一而明确的定义，现在通常认为：温病是由温邪引起的，以发热为主症，热象偏重，易化燥伤阴的一类急性外感热病。由此可见，温病并不是一个具体的病种，而是多种外感热病的总称，即"温病"属"病类"概念，而不是具体的病名。

37. 伤寒与温病的异同

伤寒与温病同为外感热病，在发展过程方面，亦同是由表入里，由浅入深。伤寒虽以六经辨证，但其中结合卫气营血辨别浅深与温病有所不同，不过其总的精神都不过是为了明辨病变的浅深轻重。然而寒与温其性质毕竟不同，故在治法上则应有所区别，所以叶氏强调"辨营卫气血虽与伤寒同，若论治法则与伤寒大异也"。伤寒为感受寒邪，寒性阴凝，化热过程较慢，初起留恋在表，卫阳被遏，呈现表寒证象，必待经过一定时间，然后才逐渐化热而由表入里内传，所以伤寒初起，治疗宜用辛温解表。而温为阳邪，热变最速，初起在表者即呈现热象偏重的表证，所以治疗宜用辛凉之剂。可见伤寒与温病初起诊治就不同。

38. 六经辨证与卫气营血辨证的关系

二者均是将外感病的病变过程中所反映的证候，分为若干个证型，并揭示外感病传变的一般规律，用以指导临床治疗，只是所习用的范围略有差异，一般是六经辨证多用于寒邪为主所致病变，卫气营血辨证多用于温热之邪为主所致病变。

六经辨证将外感病分为六个阶段，说明病变由表入里，由腑及脏，从阳至阴，从实到虚的病理变化；卫气营血辨证将外感病分为四个阶段，以示浅深层次轻重之别。虽有六者、四者之异，但都是把外感病的整个过程分为若干个阶段加以研究，从而区分证候类型，标志病情浅深轻重，概括传变过程，确定治疗方法，在反映外感病的病理变化及其传变过程方面具有共同之处。

太阳病证与卫分证均是反映外感病初期阶段，邪在肺卫肤表表现的证候，只是太阳病证重于寒化，属风寒表证范畴；卫分证重于热化，属风热表证而已。

少阳病证的主症主脉，在卫气营血辨证中属气分证范畴，如胆火犯胃证，痰热郁阻证等，与少阳病证极相类似。

阳明病证有经证和腑证之分，在温病中均属气分证，气分证之胃热亢盛证。肠热腑实证与阳明病证雷同，均是反映胃肠的病变。

太阴病证在卫气营血辨证中亦属气分证，不过太阴病证以脾虚寒湿为特征；气分证之病在脾者，则以湿热蕴阻脾经为主。

少阴病证和厥阴病证在卫气营血辨证中属营分证、血分证，少阴病证属阴阳气血不足，且重点言心肾阳虚寒化的表现；营血分证亦是言心肝肾阴阳气血的亏虚，不过重点是指阴血亏损所致的证候，与少阴热化证相近似。厥阴病证由于寒热错杂，阴阳气不相顺接常见肢厥与烦躁昏厥；营血分证至后期，亦常见昏诸痉厥之象，说明二者的病位均在肝或心包络。

总之，六经辨证与卫气营血辨证同是运用于外感病的辨证方法，在形成上相互影响，互为补充，在认识外感病时，都是以外邪侵袭人体后引起脏腑、经络、气血、津液等的病理变化为物质基础，在反映外感病的发展阶段上，均提示着共同的演变规律，虽然二者运用的重点有寒温之别，但二者是密切相关而不可分割的整体，二者应是互相补充、协调统一而不是对立互斥的关系。

39. 卫气营血辨证的基本观点

卫气营血的证候，标志着病邪浅深、轻重的程度。卫分证候和气分证候都属于气的病变，主要是人体气机的异常或障碍，其中卫分证候是气分证候的轻浅阶段、营分证候和血分证候都属于血的病变，主要是人体血与津液等营养物质受到损伤，营分证候又是血分证候的轻浅阶段。卫气营血辨证的基本观点，即是以温热邪气对人体营养物质及其功能活动的损害程度作为判断温热病邪浅深轻重的标准的，并以此来分析病变的发展和预后。

40. 卫气营血各证候的基本特征

清·叶天士将温热病传变过程划分为卫、气、营、血四个不同的层次，剖析了温热病变过程中不同证候的类型。其临床表现；温邪在卫分，则以发热和微恶风寒同时出现为基本特征；邪入气分，则以发热不恶寒，口渴苔黄为基本特征；邪入营分，则以身热夜甚，舌色绛为基本特征；邪入血分，则以身热，出血以及舌绛或紫为基本特征。只有紧紧地把握温热病各种证候的基本特征，才能与前面所说的外感风寒而引起的伤寒相鉴别，并在临床上对温热病的辨证起到执简驭繁的作用。

41. 对三焦辨证的认识

三焦辨证，阐述了三焦所属脏腑在温病过程中引起的病理变化，并以此概括证候，作为论治的依据。可见各种温病证候，是温热病邪导致三焦所属脏腑产生病理变化的具体反映。而三焦所属脏腑证候的传变，其次序是：始于上焦，至于中焦，终于下焦。《温病条辨》指出："温病由口鼻而入，鼻气通于肺，口气通于胃，肺病过传心包；上焦病不治，则传中焦，胃与脾也；中焦病不治，即传下焦，肝与肾也。始上焦，终下焦。"但是三焦病证并不是固定不变和截然分开的，在传变过程中。有时上焦病未罢，而又见中焦病证，亦有中焦病证未除而出现下焦病证的，故在临床上应当分辨，不可拘泥于从上到下的传变次序。

42. 卫气营血证候与三焦证候的实质区别

温病为温邪所引起的外感急性热病，温邪是外来的邪气，本有温热与湿热之分，侵入人体之后而发病，就其病机本质而言，不外乎损伤人体的阴液与阻滞正常的气机升降出入，且二者又常相互影响。因侧重点不同，二者又有区别。

卫气营血，其具有浅深的分布层次和相应的生理功能。卫气营血传变，是以邪热伤阴的程度为根据的。卫气营血证，实际是邪热伤阴程度浅深层次的病位分布，虽在不同阶段都兼有不同程度的气机阻滞，但病程阶段的划分的依据，仍是阴伤的程度。如同为肺经郁热，卫分证阴伤轻，症见"但咳，身不甚热微渴"；气分证伤阴较重，则见"咳喘气粗、高热、烦渴"。同为心包证，虽皆可见神昏谵语，热陷心包证因伤阴重而舌绛为营分；湿热蒙蔽心包，伤阴轻，见舌红苔腻则为气分。

三焦是依人体脏腑所在部位而划分的三个区域，同时包括了所属脏腑的功能。而"三焦者，决渎之官，水道出焉"，则是所属有关脏腑功能的综合体现。人体的水液代谢，营养敷布，废物的排泄，是各个脏腑协作完成的，但就其功能而言，有上焦如雾，中焦如沤，下焦如渎之说。三焦病证的本质，是三焦所属相应脏腑气机升降出入被邪气阻滞的病变。

因此，卫气营血证是温邪伤阴程度浅重不同的浅深层次分布；三焦证是温邪阻滞气机的部位区别。温邪伤阴且阻滞气机，为卫气营血病变涉及三焦；湿热之邪阻滞气机，日久化热又可伤阴，则为三焦病变涉及卫气营血。

43. 三焦辨证与卫气营血辨证之异同

三焦辨证与卫气营血辨证，二者既有相似之点，又有不同之处。

共同点：①三焦辨证和卫气营血辨证皆是温病的辨证纲领，在归纳证候，阐明病机，辨别病位，明确传变，分清轻重，拟定治则等方面，都有着共同的重要意义。②虽然三焦辨证是从"纵"的方面来划分所病脏腑部位，概括温病病变过程、病理变化和传变规律，而卫气营血辨证是从"横"的方面来概括温病的病理变化和传变规律，即所谓"三个阶段""四个层次"。但无论是以"纵"的方法，或是"横"的方法，都能概括温病病理和传变，③两种辨证纲领虽然其理论阐述和归纳方法不尽一致，但其主要反映的内容和证候大部分相同。

不同点：①论证方法不同。二者对温病病理变化及其相互传变的阐述，有一"纵"一"横"之别。卫气营血辨证是从四个层次来辨别其发展规律和证候表现，三焦辨证则是从所病脏腑部位来划分病期及分析病理传变。②三焦辨证和卫气营血辨证之内容，各自有主次和繁略之异。上中下三焦和卫气营血之间不能相互等同，如上焦手太阴肺卫的病变，相当于邪在卫分；热壅于肺而又无表证者，则属气分范围；逆传心包的病变却又属于营分范围。中焦足阳明胃和足太阴脾的病变，虽都属气分范畴，但邪在气分就不能仅限于脾胃之中焦病变。下焦肝肾的病变和邪在血分，其证候表现截然不同，前者是热伤肝肾之阴，其证属虚；后者为耗血迫血，其证属实中有虚。吴氏三焦辨证的下焦证，实是补充了卫气营血辨证之不足。

44. 三焦辨证的临床应用

临床温热病尽管复杂多变，但从病邪的阴阳属性来看，不外温热和湿热两大类。吴鞠通之本意冀图以三焦辨证代替卫气营血辨证，对所有的温热病进行论治，但从临床运用来看，三焦辨证不能取代卫气营血辨证对温热病的辨证论治，而主要是针对湿热病的论治。

（1）三焦辨证对温热、湿热的界线不清，其中有关湿热病辨证的内容多为卫气营血辨证的重复，且不及卫气营血辨证针对性强。

（2）三焦辨证反映了湿热的病变特点：①以湿为主，易伤阳气；②湿邪常留连于卫、气之间，不易伤阴，难成营血之热；③湿热病热由湿生，热郁湿中，其寒夹杂，按卫气营血辨治不实；④湿性重浊下注，常沿着上中下三焦分证相传，自成规律；⑤湿热伤人，所伤脏腑的先后次序均为上、中、下三部分，符合三焦初、中、末三个阶段。

可见，临床上三焦辨证主要运用于湿温病类的辨证。

45. 经络辨证与脏腑辨证、气血津液辨证关系

经络辨证是基于脏腑、经络、气血等理论，从整体出发对某些与经络生理病理密切相关的疾病证候进行归纳、判断，以明确其病位、病因和病性的所属。经络辨证应与脏腑辨证互相参照，从而更好地指导临床治疗。

经络辨证方法源于《黄帝内经》，后世多有发挥。十二经脉病证首见于《灵枢·经脉》，而奇经八脉病证则以《素问·骨空论》《难经》二十二、二十四、二十七、二十九难及李时珍的《奇经八脉考》等论述甚详，此外，还有滑伯仁的《十四经发挥》，喻昌的《医门法律》，沈金鳌的《杂病源流犀烛》，张山雷的《经络考》等，均为经络辨证提供不少参考资料。

46. 经络辨证的注意点

在病因分析中，应结合病因辨证内容，进行审证求因。经气盛衰是发病与否及病情轻重的决定因素，若经脉气血调和，则邪不能伤，经气不足，则病邪乘虚而入。病邪性质不同，临床证候各异。如颈项强直，角弓反张，抽搐震

颤，全身或局部异常运动；流行走窜，游走不定的疼痛；此起彼伏的瘙痒，局部麻木、歪斜、偏废者皆为风象。经络踡缩，或拘急牵引疼痛、厥冷者，皆为寒象等。

在病位分析中，要点在于分经定位。十二经脉、奇经八脉、十五别络、十二经别、十二经筋等各有其相对独立的循行路线，在抓住十二经脉这个经络系统的主体时，还要注意经络系统的其他组成部分的循行特点。十二经脉除了与其所络脏腑相关外，其在体内循行的过程中，还和其他内脏有直接联系。每一经的内脏病候，不仅包括和它属络的内脏病候特点，实际上还包括和该经有循行联系的其他内脏的病候特征。如手太阴肺经内脏病候中既有咳喘、胸满等肺脏病理表现，又有心烦、小便数等心肾病变证候，前者因手太阴脉属肺，故容易理解。后者因手少阴经从心系上肺，足少阴肾经入肺中，故也常有心肾证候。

在病性分析中，应注意经络病候的虚实、寒热及经气运行的顺逆。如经络虚证，多因经络气血运行不足所致。常见麻木不仁，甚至痿废不用，或按压经络穴位，肌肉松弛无力，经脉穴位下陷等。经络实证，多因经气滞涩不行，气血运行受阻所致。常见病处肿胀疼痛，或按压经络穴位，有强烈压痛或酸胀感，肌肉紧张，抵抗力强等。经气不足多为寒证，经气有余多为热证。经脉之气运行失常而逆乱所产生的病候则称为"厥"。《灵枢·经脉》将肺经和心经的经气逆乱病候称为臂厥；胃经的经气逆乱病候称为骭厥；胆经的经气逆乱病候称为阳厥；膀胱经经气逆乱病候称为踝厥；肾经的经气逆乱病候称为骨厥。

47. 十二经脉病证的主要表现和病机

名称	临床表现		主要病证范围	联系其他脏腑
	与本经相关的脏腑症状	与本经相关的经气变动症状		
1. 肺经	咳喘、气逆、肺胀、胸满，少气，小便数而久，尿黄。	缺盆、肩背、臑臂内侧前缘疼痛，寒热汗出，咽喉肿痛。	肺、肺系及其经脉所过部位的病证。	大肠、胃、肾。
2. 大肠经	目黄、口干、喉痹、便秘。	齿痛颈肿、鼻塞或衄，肩前臑内作痛，食指痛而不能动，经脉所过发热而肿，或身寒而栗。	面、齿、五官、咽喉及本经所过部位的病证。	肺、胃。

名称	临床表现		主要病证范围	联系其他脏腑
	与本经相关的脏腑症状	与本经相关的经气变动症状		
3. 胃经	惊惕发狂，不欲见人，登高而歌，弃衣而走，消谷善饥，温淫汗出，溺黄胀满。	洒洒振寒，善呻数欠，身热汗自出，恶人与火，鼽衄、颈肿喉痹，膝膑肿痛，缘胸、乳、伏兔、足胫外缘、足背等处痛，足中指不用。	面、胃、腹及本经所过部位的病证。	脾、心、大肠、小肠。
4. 脾经	食后作呕，胃脘疼痛，腹胀善噫，得后与气则舒，身重不能转侧，食少泄痢、黄疸。	舌本强，舌本痛，股膝内侧肿痛，足大趾不用。	脾胃及本经所过部位的病证。	胃、心、肺、肠。
5. 心经	心烦、心痛。	嗌干、渴而欲饮，目黄、胁肋胀满疼痛，臑臂内后廉痛厥，掌中热痛。	心、胸部及神志病。	小肠、肺、肾。
6. 小肠经		嗌痛颔肿，不可以顾，肩似拔，臑似折，耳聋、目黄、颊肿、沿颈向颊、肩、臑、肘、臂等部侧后缘疼痛。	肩、颈、头、眼、耳、咽喉部病证，神志病，本经所过部位病证。	心、胃。
7. 膀胱经	癫狂	寒热鼻塞，头项强痛，目似脱，项似拔，脊痛腰似折，髀不可以曲，腘如结，踹如裂，头、颈背、腰、尻、踹、腘及脚部疼痛，足小趾不用。	头项、腰、背部病证；与本经背俞穴相关的脏腑病。	肾、脑、心。
8. 肾经	面如漆柴，咳唾而喘，不得卧，善恐易惊，烦心心痛，两目昏暗，腰脊疼痛。	口热舌干，咽肿气逆，嗌干肿痛，脊、股、内后廉痛，下肢痿软而厥冷，足心热痛。	肾精、元阳及本经所过部位的病证。	膀胱、肝、肺、心。

名称	临床表现		主要病证范围	联系其他脏腑
	与本经相关的脏腑症状	与本经相关的经气变动症状		
9. 心包经	烦心，心痛，心中憺憺大动，甚或喜笑不休。	胸胁支满，掌中热，臂肘挛急，腋肿面赤，目黄。	心、胃、胸、胁病，神志病，本经所过部位病。	三焦
10. 三焦经	自汗出	耳聋嗌肿，喉痹，外眼角痛，颊痛连及耳后，肩、臑、肘、臂外侧痛，小指次指不用。	侧头，耳，眼，喉部及胸胁病证，本经所过部位病证。	心包络
11. 胆经	口苦、善太息，心胁痛、不能转侧。	额角、下颔及眼外角痛，缺盆肿痛，腋下肿，马刀夹瘿，汗出，寒振恶疟，面微有尘，胸、胁、肋、膝等部外侧直至胫骨诸节皆痛，足外侧发热。	头颞，胁肋，肝胆疾病，本经所过部位病证。	肝、心。
12. 肝经	胸胁满或痛，呕逆，飧泄。	腰痛不可以俯仰，嗌干、狐疝，男子溃疝，女子小腹肿，遗尿，癃闭。	肝、胆及前阴病，本经所过之处病症。	胆、肺、胃、肾、脑。

48. 奇经八脉病证的主症与病机

名称	主症	病机
1. 督脉	脊强反折，不得仰俯。	邪犯督脉，经气壅塞；督脉空虚，阳不运转。
2. 任脉	男子内结七疝，女子带下瘕聚。	阴沉于下，任脉不通。
3. 冲脉	男子阳痿，女子绝孕，胎漏，气逆里急。	冲脉虚衰，血海不充；气虚不摄；冲脉失调，气逆太过。
4. 带脉	腹满，腰溶溶如坐水中，足痿，赤白带下。	带脉不和，气不运行；阳明脉虚，带脉不引带脉不固或诸经遗热于带。
5. 阳跷脉	瞋目，阴缓而阳急。	阳气盛，卫气不得入于阴阳跷脉拘急，阴跷脉弛缓。
6. 阴跷脉	瞑目，阳缓而阴急。	阴气盛，卫气不得行于阴阳跷脉拘急，阳跷脉弛缓。
7. 阳维脉	苦寒热。	诸阳经，经气不和。
8. 阴维脉	苦心痛。	诸阴经，经气不和。

第八章　中医诊断思维与方法

1. 中医病状诊疗的意义

在远古时期，应当说最初只能是认识症状和对症状进行治疗处理，即解除痛苦，还不可能对疾病的本质——病与证做出明确诊断。由于古代证、症二字未分，"症"字是由"证"——"證"字演变而来，本为"证据"之义，即疾病诊断的证据。如《伤寒杂病论》曰："观其脉证，知犯何逆，随证治之。"前面的"证"字今应理解为"症"，后面的"证"字则应是现代所称的"证"。因此可以认为，"辨证"的最初含义，也只是对"症"（病状）的辨析，并不等于当今所说的辨证。

根据从现象到本质的认识论原理，医生们首先只能认识到疾病的现象——"症"（病状），通过辨别病状，然后才有可能逐步了解疾病的病因——审症求因，认识疾病的本质——区分病种，确定病名。因此，准确地发现症状，对症状进行分析辨别，了解其导致的原因，探讨其所反映的内在病理本质，对于诊断来说具有极为重要的意义。就是说，任何病、证都必然会反映出一定的"症"，而诊病、辨证都是以"症"作为主要线索进行分析思考的，通过"症"便可认识疾病内在的病理本质。

临床诊断的第一步是要善于抓住和确定主症，以作为诊断的主要线索；第二步是全面了解病情，即掌握病状，以作为诊断的基础；然后才是对病、证做出判断，从而认识疾病的本质。

抓准主症进行诊断和治疗，这是临床思维的一般方法。如主症为咳嗽，临床时首先应当详细询问咳嗽产生的原因（或诱因）、咳嗽的程度、时间、特征；其次应了解咳嗽的伴随症状，如有无吐痰以及痰的质、量、色、气，有无气喘、胸痛、喉痒等症；再次是询问全身的表现，如有无恶寒、发热、汗出、饮食、二便等情况，以及有关病史等。然后根据需要，进行必要的检查，如望舌、切脉、量体温、听诊胸部有无异常声音、X线检查胸部有无异常改变等。只有充分掌握了病人的病情资料，才能进行综合分析，根据各种"病"和

"证"的不同特点，做出正确地诊断和鉴别。假设病人为新起咳嗽，因淋雨而引起，并有胸痛、发热、吐黄稠痰、面红、舌红苔黄、脉洪数，白细胞总数和中性粒细胞增高、胸部 X 线摄片见片状阴影等，则可以考虑是肺热病，痰热壅肺证。诊断一旦确定，则可根据病、证诊断进行治疗，采用清热化痰等法，随着病情的好转，咳嗽的主症也自然减轻或消失。这就是以主症为中心进行诊断治疗的一般过程，从中也可看出主症在整个诊疗过程中的意义。

对疾病有关表现（病状）的发生机制，是在不断地医疗实践中加深认识的。古代限于历史条件，只能通过望、闻、问、切等直观所能觉察到的人体各种异常表现，并有针对性地进行治疗，若治疗后症状消失，如水肿，黄疸消退，咳嗽、头痛停止，病情中断发展或痊愈，于是认为"病"就好了，这可能是古代"病""症"不分的主要原因。

同时，认识总是由简单到复杂。由低级到高级的发展过程，对于每一种疾病的命名，古人不一定都能根据疾病的内在本质而确定，尤其是内脏的病变，往往是以表现于外的主要症状作为病名，如麻疹、白喉、百日咳、不寐、肥胖病、厌食、遗精、崩漏病、带下病、臀红、夜啼、迎风流泪、聋哑、脱肛等。中华人民共和国国家标准《中医临床诊疗术语——疾病部分》列有 49 个常见的"症状性名称"，其中一半以上是出自《黄帝内经》。如有发热、盗汗、头痛、嗜卧、目盲、耳聋、耳鸣、齿痛、咳嗽、喘息、咳血、胸痛、心悸、心痛、呕吐、呕血、胃脘痛、胁痛、黄疸、腹痛、便血、腰痛、带下、溺血、水肿等，现在看来这些实际都是"症"，但以往却都将其称之为"病"，这说明"症"在中医诊断治疗中具有极为重要的意义。

2. 中医诊断的模糊定性判断

中医学对于症状的诊断价值，即"症"与"病""证"之间的诊断关系，以往一般是通过医生个人的经验积累，而用文字加以定性描述。如自汗为阳虚，盗汗为阴虚，白苔主表证、寒证，结脉主阴盛气结，寒热往来有定时主疟疾，诸湿肿满皆属于脾，有一分恶寒就有一分表证等，实际是模糊定性判断。这些宝贵经验虽然具有重点突出的简明特点，但对其诊断价值的认识，不仅缺乏统计资料和定量分析，同时其定性的认识也过于简单、绝对，使诊断带有很大的盲目性、模糊性。如自汗还常见于气虚、气阴两虚；疟疾并不能凭寒热往来有定时一个症状就能确定诊断，只有一分恶寒是否可确诊为表证？要几分恶寒才算表证等。因而以往的论述在一定程度上影响了诊断的准确性和精确性。

近代对于病、证诊断标准的研究，多是按主症、次症的方法确定。如"肝血亏虚证"的辨证标准为以下 5 项中具有 3 项者：眩晕、视物昏花或视力减退；肢体麻木；面、唇、甲淡白无华；舌质淡白；脉弦细或细。关于"脾气虚"的诊断标准为：

（1）气虚主症：①舌质淡，舌体胖或有齿印，苔薄白；②脉细弱；③体倦乏力；④神疲懒言。

（2）脾虚主症：①胃纳减少或食欲差；②大便不正常（溏、烂，先硬后溏，时溏时硬）；③食后腹胀，或下午腹胀。

（3）次症：口淡不渴，喜热饮，口泛清涎，腹痛绵绵，或喜按喜温，或得食痛减，或遇劳则发，恶心呕吐，脘闷，肠鸣，消瘦或虚胖，面色萎黄，唇淡，短气，排便无力，白带清稀，浮肿，小便清长，咳痰多清稀，失眠不寐。诊断：①气虚主症 2 项+脾虚主症 2 项；②气虚主症、舌象+脾虚主症 2 项；③气虚主症，舌象+脾虚主症 1 项+次症 2 项。3 组中具备 1 组即可诊断脾气虚，这些诊断标准的依据虽然明确。突出，但临床上的病情极其复杂，临床诊断的思维是从症辨证，而不是先有证后套症，同时每一症对各有关病，证的诊断价值也难以全面反映。

中医辨证不可能用经典数学的方法建立起各种精确的微分方程。统计数学的方法，也较难真实地反映中医辨证学思想。比如医学诊断中常用的贝叶斯公式、最大似然法等，它们要求各个病证、各个症状之间都互相独立，这在实际上是不可能的。其诊断的基本原理，是从既得的大量临床资料统计中，根据已知各病证之各种症状出现的频率，作为对病情进行判断的基础，即根据事前概率，计算事后概率，然而由于中医学的灵活性，目前尚难找到可供作处理的大量单纯临床资料。同时中医学对病情判断所根据的信息，本质上是"可能性"，而不是出现的频率高低，如五更泄在临床上出现的频率并不高，但对脾肾阳虚证的诊断价值却很大；而脉弦缓，苔薄白等，在许多病证中出现的频率都很高，但在诊断上的区分意义却不很大。

最近兴起的模糊数学，却比较接近中医学认识事物的思维规律和处理信息的过程。运用模糊数学方法，可以处理中医诊断的模糊概念，因而可成为中医学比较理想的数学工具。

3. 中医定量诊断值的研究思路

中医诊断带有很大的经验成分，主要依据病人的自我感觉，常缺乏精确的定量标准，如何把医生的临床经验变成隶属函数值呢？即中医诊断如何进行模糊定量，并通过模糊计量而达到模糊判别呢？中医学可以借鉴特尔非方法，这是一种比较理想的进行模糊评估计量的方法。中医诊断可以通过多轮反复征询逐步修正，而集合多数专家的临床经验，使模糊的经验变成为定量的数据，确定与某证或某病相关的因素、症状或体征，并给予分级的赋权值处理，从而可制定出病证诊断标准，为临床诊断服务。

设100为病、证诊断的基本阈值，根据文献、临床医生的经验等，可将"胸痛"对有关病、证的诊断贡献度初步确定为：肺（吸）虫病＝10，胸痹（心痛）＝16，厥［真］心痛＝20，高原胸痹＝20，支饮＝15，肺热病＝20，肺咳＝8，肺痈＝22，肺癌＝16，尘肺＝14，悬饮＝14，干胁痛＝14 等；痰＝10，肺＝22，心＝18，气滞＝11，血瘀＝21，胸膈＝41 等。"大便脓血"隶属于各辨证要素。病种的函数值为：肠＝50，血瘀＝54，热＝39，湿＝35，气滞＝21，脓＝65，动血＝15，血热＝15，脾＝5，阳虚＝5，少腹＝－45 等；痢疾＝35，暴痢＝35，疫毒痢＝28，休息痢＝30，奇恒痢＝33，肠痈＝13，湿温＝8，肠癌＝15，大瘕泄＝10，时疫霍乱＝－12，暴泻＝15，久泄＝－15 等。

这样将常见病状与各病、证之间的诊断关系，全部进行计量刻画，并在使用过程中不断进行修正进化。运用时对病人的实际病情，根据计量诊断值，采用"加权求和浮动阈值运算"，进行统计分析处理，便可明确该病人的有关病、证诊断以及其可能性的大小，从而可提高诊断的准确率。

第九章 病案书写与要求

1. 门诊病案书写注意事项

门诊病历是包含有病人病情的主要资料，它不仅反映着病人病情，也反映着医生诊疗病人过程中的思维和行动，因此又是医生工作成绩和质量的具体体现，是衡量医生工作质量和技术水平的重要根据，同时它还是重要的科研资料和具有法律性质的物证文件。所以各级医生均须重视门诊病历的规范书写。

（1）主诉：应记录"病人就诊的主要症状、体征及持续时间。要求重点突出，高度概括，简明扼要。不能用诊断或实验室检查结果代替症状、体征。时间描述应确切。

（2）病史：应既确切扼要，又能反映出疾病的发生，发展和诊疗过程，对于与病人疾病可能有关的家族史也应记录。对于其他医院或既往的诊断、治疗，描述时应加引号。

（3）体格检查：根据病情需要全面或重点进行体格检查，扼要记录。一般而言，内科要检查和记录肺、心，肝、脾、肾等主要脏器，各专科要重点检查和记录专科疾病的体征，不能遗漏阳性体征或有鉴别诊断意义的阴性体证。

生命体征：包括体温、脉搏、呼吸、血压。其中体温单位为摄氏度，记录符号用"℃"。

（4）实验室检查：分行列举就诊时已获得的有关检查结果（包括各种实验室检查、X线检查、超声检查、心电图、MRI等辅助检查）。

（5）诊断：分行列举各个中医诊断、西医诊断。中医诊断中的证候诊断另起1行，右退1字列在疾病诊断的下面。西医诊断中的从属诊断亦另起1行，右退1字列在主要诊断的下面。若有多个诊断，应按"重要的、急性的、本科的在先，次要的、慢性的、他科的在后"的顺序分行排列。诊断应完整确切，不能以症状代替诊断，尽量避免用"待查"字样（如"心悸待查"等）。

（6）处理：所列各项内容均应分行列举（包括各种药物）。其中药物剂量应逐项记录每次用量（如"1剂/d"）、每天用药次数（如"3次/d"）或每次用药天数（如"1 次/3d"即每 3d 1 次），总共用药天数（如"共 3d"）。各种"进一步的检查项目"可在同行列举，各种"饮食起居宜忌"可在同行列举，各种"随诊要求"可在同行列举，各种"注意事项"可在同行列举，但这 3 项内容均应分行列举。

（7）医生签名：写在右边靠边处。每次记录医生均须正楷签署全名，字迹要清楚易辨。需清上级医生审核者，应在记录者签名的左上方画一斜线，由上级医生签署全名。

（8）其他：一般项目和医生签名的行尾不用标点符号；暂时不能完全确定的诊断可在行尾用问号结束本行；其他正文内容行尾均用句号结束本行。

2. 住院病案书写注意事项

住院病历由实习医生或未获得执业医生资格的其他医生书写。实习医生或未获得执业医生资格的进修医生必须书写住院病历。住院医生应指导实习医生进行病史询问和体格检查；实习医生所写的住院病历应由住院医生用红墨水笔修改，修改应在病人住院后 48 小时内完成。

（1）主诉：要简明扼要地叙述病人主要症状。体征及时间，如"左胸胀痛 3 个月，进食梗噎感 2 个月"，或"刺激性干咳，胸痛 3 周"。不能用诊断，实验室或特殊检查结果代替症状，如"结肠癌术后 1 年"或"肺部发现阴影 2 周"等均不合适，亦不能用方言或似是而非的述说代替临床症状，如"脑壳痛"年余，或"迷糊半年多"等均不可取。

一般病人多不出现第二主诉。但如果主诉多于 1 项时，可写第二主诉，应按发生时间先后顺序列出，且第二主诉应另起一行与第一主诉并列。如：

反复性咳嗽、咳痰 30 年，发热、气喘 5 天。

尿频、尿急、排尿痛 6 小时。

如有 2 个主诉，则现病史必须分别记述这两大类疾病的病史。

（2）现病史：这是病史部分的主要内容。采集病史要注意方法。具体要注意以下几点：

1）发病原因和发病诱因。要确实弄清与主要疾病有关的方方面面，与疾病发生有关的发病原因和发病诱因必须认真记录，切忌提笔就写"无明显诱因"，以防失实。

2）发病缓急，主要症状出现、加重、发展的时间。要记录确切，一般而言，病史在 1 年以上的精确到季或月，1 年以内的精确到旬或周，1 个月以内的精确到天，1 天以内的精确要时或分。避免使用"1 年多"，"3 个月余"等不确切的时间描述。记录时间从远到期近，如在 1999 年 2 月 23 日采集病史，10 年前应记录为"1982 年 2 月"，1 年前应记录为"1998 年 2 月"，1 个月前就记录为"3 月 23 日"，不宜用"10 年前"，"1 年前"或"1 个月前"等不准确的时间概念。

3）凡疼痛均应记录疼痛部位、时间、性质、扩散、加重或缓解因素（疼痛五要素）以及伴随症状。间歇性或发作性疼痛的发作时间及缓解时间均应记录清楚。

4）按系统按疾病进行问诊，以免遗漏。与疾病诊断与鉴别诊断有关的症状，阴性体征亦应详细问诊并记录。

5）入院前在其他医院的检查、诊断和治疗要详细记录（描述时宜加引号），尤其是检查内容及结果、治疗的药物、方法、时间及效果。就诊医院要写具体医院，不能写"当地医院"或"某医院"，以便于判定和评估检查及治疗水平及可信性。反复转院诊治者，要防止把病史写成诊治过程，每一阶段均应突出记录病人的各种症状。尤其要详细记录门诊时或入院时病人还有哪些症状，以便与治疗后进行对比，不可遗漏。

6）病史记录不能太简单，时间要具体，每一段病史不能间隔时间太长。"立即""随后""此后"等均应写具体日期。

7）对意外事件、自杀或他杀等的经过情况与病情演变，应力求客观、确实记录。在病史中医生不得加以主观评论或揣测推断。如遇病人夸大事实地隐瞒真象，不说实话或编造病情，医生应加以分析，并注明是病人自述或加以引号。

8）病人患有多种疾病，本次住院需要诊治者均记录于现病史中，但要分清主次，主要疾病记录在前，伴随疾病分段记录在后。本次住院不需诊治的疾病记录于既注史中。

9）第 2 次及以上在本院住院病人，应在病史内记录历次住院的时间，出院诊断、住院号。如以前往院的主要疾病与本次相同或密切相关（如系本次主要疾病的前期病变等），在现病史内记录，否则在既往史内记录。

（3）既往史：在询问时要按系统回顾，住院病历要逐系记录，住院记录中阴性症状可省略。但对过去的疾病，询问应尽可能详尽，书写时可简明扼要。本次住院不诊治的疾病，何时确诊，如何治疗，效果如何，目前有何症状等均应详细记录。

（4）个人史：吸烟、饮酒史要求记录每天量和持续时间，一般以年表示，如吸烟"20 支/d，共 20 年"。

（5）家族史：必须记录父母和兄弟、姐妹的健康情况。如已死亡，还应记录死亡"时间及死亡原因。台系遗传性疾病必要时还要绘出族系谱。

住院医生必须亲自认真地询问和记录过敏史、婚育史、家族史。多次住院病人也不能写"详见既往病史""详见老病历""详见第×次住院记录"等。

（6）体格检查：住院病例书写时题目居中，不能简略为"查体"或"体检"，在正文中亦不能用"PE"代替"体格检查"。

体格检查是临床医生必须熟练掌握的临床基本功。每个临床医生都应养成"全面、系统、认真、有序"进行体格检查的良好习惯。

1）体格检查应注意环境安静，病人体位舒适，防止受凉。医生要态度和蔼可亲，手法正确，轻巧，切忌动作粗暴。检查应全面系统、循序进行。记录写阳性发现和与现病史有关的阴性体征，以及主要脏器的检查结果。阳性体征必须详细描述，有鉴别诊断意义的阴性体征也不能遗漏。

2）一定要养成有序体格检查的习惯。体格检查基本功过关对于一个医生来说是一辈子得益的，更重要的是有利于病人的诊断和治疗。所谓有序体格检查是指按体格检查要求十大项（其中每大项中还有若干小项）逐次进行，不能颠倒或遗漏。这十大项是：①生命体征（体温、脉搏、呼吸、血压，其中体温单位为摄氏度，记录符号用"℃"）；②整体状况（神色、形态、声音、气味、舌脉、指纹）；③皮肤黏膜及淋巴结；④头面部（头颅、眼、耳、鼻、口腔）；⑤颈项（形态、气管、甲状腺、颈脉）；⑥胸部（胸廓、乳房、肺脏、心脏、血管）；⑦腹部（全腹四诊、肝、胆、脾、肾、膀胱）；⑧二阴及排泄物；⑨脊柱四肢；⑩神经系统。所有项目均应按视、触、叩、听顺序进行。

3）体格检查记录书写时要体现出每个病人、每种疾病的特点，即体格检查不但要体现出共性，更重要的是要体现出个性。不宜千篇一律，让人看起来套在谁身上都适用。

4）利临床各科对体格检查都有不同要求，临床医生应按各科要求办，不能强调共性而不按各科要求办。如心脏内、外科的体格检查，心脏无论是否扩大或向何方扩大，都应绘表填出具体数据。又如肛肠科的体格检查的外阴与肛门检查，无论与本次住院诊治的疾病有无关系，有无这方面症状，都要认真检查，而不能写"未查"。虽为其他科的检查项目，若与诊治的疾病有关，均应检查记录，如外科诊疗急性阑尾炎不作肛门指诊是不允许的。40 岁以上女病人要详细检查和记录乳腺情况，50 岁以上男病人要检查和记录前列腺情况。

有些疾病若计划请泌尿外科会诊，可由泌尿外科帮助检查。如神经内、外科对神经系统检查有完整要求，应按要求办。

(7) 实验室检查：分行列举就诊时已获得的有关检查结果（包括各种实验室检查、X 线检查、超声检查、心电图、MRI 等辅助检查）。只记录本院检查结果，包括门诊检查结果（括号内注明门诊检查日期），外院检查结果记录于现病史，不记录在此栏内，但如果是属于短期内无明显变化且有原始资料的（如 CT、MRI 或病理切片等），经本院有关科室复核，并出了正式报告，亦可记录于此栏内，但要注明原始资料来源于何处。

入院后 24 小时内完成的血、尿、便常规以及其他检查结果，必须记录于"实验室检查"栏内，所以此栏不能空白。

(8) 辨病辨证依据：首先按照中医辨病辨证理论，汇集四诊资料，归纳出中医辨病辨证依据。然后运用中医临床辨证思维方法，对所归纳出中医辨病辨证依据简明扼要地进行辨证分析。

(9) 入院诊断：分行列举各个中医诊断、西医诊断。中医诊断中的证候诊断另起 1 行，右退 1 字列在疾病诊断的下面。西医诊断中的从属诊断亦另起 1 行，右退 1 字列在主要诊断的下面。若有多个诊断，应按"重要的、急性的、本科的在先，次要的、慢性的、他科的在后"的顺序分行排列。诊断应完整确切，不能以症状代替诊断，尽量避免用"待查"字样（如"心悸待查"等）。

中医诊断术语的使用依照中华人民共和国国家标准《中医临床诊疗术语》（最新版）、《中医病证分类与代码》（最新版）和中医药行业标准《中医病证诊断疗效标准》（最新版）等有关标准规范；西医疾病诊断及手术名称依照国家标准《疾病分类与代码》（最新版）。

(10) 医生签名：写在右边靠边处，须签署全名；字迹要清楚易辨。

(11) 其他：一般项目、诊断和医生签名的行尾不用标点符号；暂时不能完全确定的诊断可在行尾用问号结束本行；其他正文内容行尾均用句号结束本行。

3. 病程记录书写注意事项

病程记录是病人住院过程中疾病发展变化和干预手段的真实记录，书写好病程记录是临床医生的基本功。从病案书写中可以反映出医务人员的医疗思想、医疗作风、科学态度和技术水平，病程记录要用夹叙夹议文体，内容力求完整、系统、准确、及时、重点突出；记叙要条理清晰，主次分明、科学性强。这就要求记录者具有一定的政治思想、业务技术和文化修养水平，以及较广泛的知识和流畅的文笔。尤其注意要准确使用专业名词术语，语句要通顺、准确、客观，而不能用似是而非或不可捉摸的词语，如"病人无特殊不适主诉，进食后仍感腹痛""无明显右上腹痛""前列腺不特别硬""无明显恶心和频繁呕吐""心肺阴性"等。

写好病程记录，首先要取得准确的临床第一手资料。住院医生深入临床第一线，观察病人的病情发展变化，收集第一手资料是临床医生的基本功。要取得准确的临床第一手资料，首先要树立全心全意为病人服务的观念，取得病人的信任和合作。其次要深入临床实际，认真细致观察和检查，要养成逻辑思维的习惯，遇到临床上不能或不易解释的症状、体征、检查结果，要通过科学的综合、分析、归纳、整理，作出正确的解释，千万避免主观、片面、简单的"习惯性思维"，轻率下结论，马虎处理。

住院医生对某些特殊检查，如介入性检查和治疗、各种纤维内镜检查、CT检查、MRI和放射性核素检查等要明确适应证和禁忌证，明确检查和治疗的目的和副作用。对各种检查结果要认真记录，详细分析，不能用"×××上级医生指示做××检查"代替分析。对常用的心电图、X线胸片等临床医生不但要看报告，最好能亲自阅读，结合临床得出正确的结论。

特殊治疗（包括抗生素、激素、化疗、放疗等）开始时要记录应用的依据（适应证）、给药方案，并要连续记录具体药物种类、剂量及给药时间；治疗中要严密观察治疗反应及副作用；治疗结束后要有小结，判定疗效。总之，治疗前、治疗中和治疗后要有分析，判定疗效。而且，治疗前、治疗中和治疗后要认真记录这些分析意见和结论。滥用抗生素、激素是临床上常见的现象，应当努力防止。

重要的实验室检查和特殊检查结果，尤其是异常结果，收到报告后即应在病程记录中进行记录并结合临床进行分析。能自己阅读的影像资料都应亲自阅读，提高自己阅片及独立分析能力。不论本科自己做的检查还是放射科做的检查都要有正式报告单并妥善保存，以免这些重要检查结果遗失而影响对病人以后的诊断和治疗。

病人在住院过程中如有病史补充，体征变化、诊断修改、治疗原则和计划改变等都要及时在病程记录中进行认真的记录和分析，分析要有依据，要言之有理，持之有据，不能漫无目的、又无重点地分析讨论，那样说明不了问题。在治疗过程中出现的医院感染和手术并发症要根据标准进行诊断，在病程记录中要详细记录，在病案首页上和出院小结中要有反映。

对于特殊情况，包括病人情绪变化如悲观失望、自杀念头等，家属的要求和希望，病情或手术预后的交待等，都要及时和如实记录，必要时要报告上级医生和在交班会上向全体医护人员交代，引起大家共同重视，让医护人员都来作思想工作和疏导解释工作，采取必要的防范措施。

病程记录要求全面、及时、准确地反映病人住院期病情动态变化及诊治情况，重点强调要有分析，切忌记录成"流水账"或"豆腐账"，空洞无物，不能反映病人的病情。"流水账"或"豆腐账"实际上是临床医生未深入到临床第一线，未深入到实际中去的必然结果。

下篇

《中医诊断学》思维导图

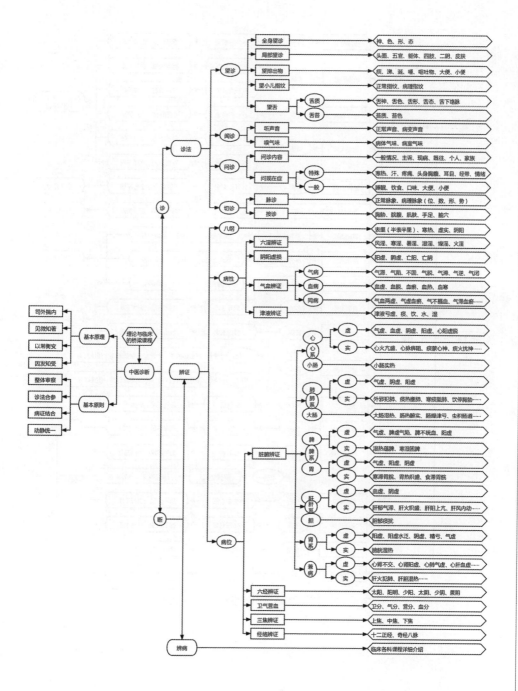

全身望诊 → 神、色、形、态

局部望诊 → 头面、五官、躯体、四肢、二阴、皮肤

望排出物 → 痰、涕、涎、唾、呕吐物、大便、小便

望小儿指纹 → 正常指纹、病理指纹

望舌
- 舌质 → 舌神、舌色、舌形、舌态、舌下络脉
- 舌苔 → 苔质、苔色

闻诊
- 听声音 → 正常声音、病变声音
- 嗅气味 → 病体气味、病室气味

问诊
- 问诊内容 → 一般情况、主诉、现病、既往、个人、家族
- 问现在症
  - 特殊 → 寒热、汗、疼痛、头身胸腹、耳目、经带、情绪
  - 一般 → 睡眠、饮食、口味、大便、小便

切诊
- 脉诊 → 正常脉象、病理脉象（位、数、形、势）
- 按诊 → 胸胁、脘腹、肌肤、手足、腧穴

八纲 → 表里（半表半里）、寒热、虚实、阴阳

病性
- 六淫辨证 → 风淫、寒淫、暑淫、湿淫、燥淫、火淫
- 阴阳虚损 → 阳虚、阴虚、亡阳、亡阴
- 气血辨证
  - 气病 → 气滞、气陷、不固、气脱、气滞、气逆、气闭
  - 血病 → 血虚、血脱、血瘀、血热、血寒
  - 同病 → 气血两虚、气虚血瘀、气不摄血、气滞血瘀……
- 津液辨证 → 津液亏虚、痰、饮、水、湿

脏腑辨证
- 心（心系）
  - 虚 → 气虚、血虚、阴虚、阳虚、心阳虚脱
  - 实 → 心火亢盛、心脉痹阻、痰蒙心神、痰火扰神……
- 小肠 → 小肠实热
- 肺（肺系）
  - 虚 → 气虚、阴虚、阳虚
  - 实 → 外邪犯肺、痰热壅肺、寒痰阻肺、饮停胸胁
- 大肠 → 大肠湿热、肠热腑实、肠燥津亏、虫积肠道……
- 脾（脾系）
  - 虚 → 气虚、脾虚气陷、脾不统血、阳虚
  - 实 → 湿热蕴脾、寒湿困脾
- 胃
  - 虚 → 气虚、阳虚、阴虚
  - 实 → 寒滞胃脘、胃热炽盛、食滞胃脘
- 肝（肝系）
  - 虚 → 血虚、阴虚
  - 实 → 肝郁气滞、肝火炽盛、肝阳上亢、肝风内动……
- 胆 → 胆郁痰扰
- 肾（肾系）
  - 虚 → 阳虚、阳虚水泛、阴虚、精亏、气虚
  - 实 → 膀胱湿热
- 兼病
  - 虚 → 心肾不交、心脾阳虚、心肺气虚、心肝血虚……
  - 实 → 肝火犯肺、肝胆湿热……

六经辨证 → 太阳、阳明、少阳、太阴、少阴、厥阴

卫气营血 → 卫分、气分、营分、血分

三焦辨证 → 上焦、中焦、下焦

经络辨证 → 十二正经、奇经八脉

辨病 → 临床各科课程详细介绍

诊法、诊、八纲、病性、病位 — 辨证 — 中医诊断 — 理论与临床的桥梁课程

基本原理
- 司外揣内
- 见微知著
- 以常衡变
- 因发知受

基本原则
- 整体审察
- 诊法合参
- 病证结合
- 动静统一

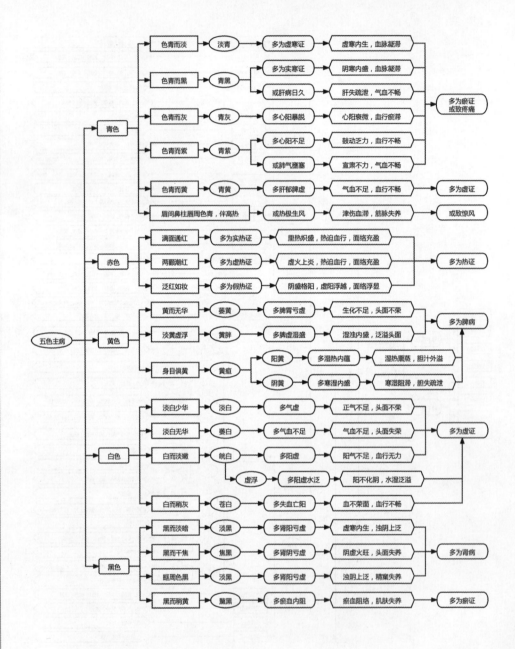

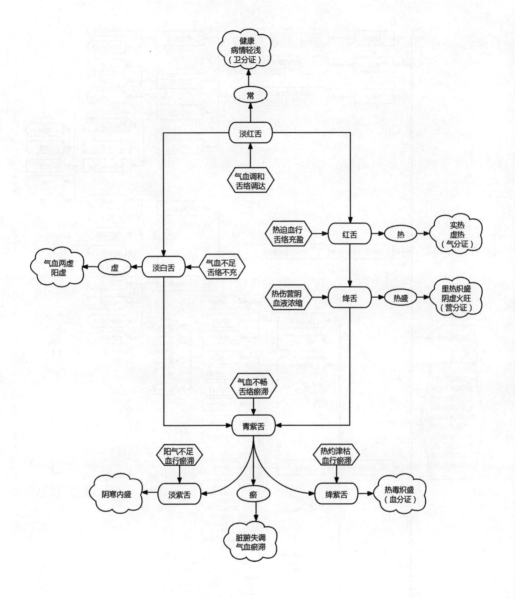

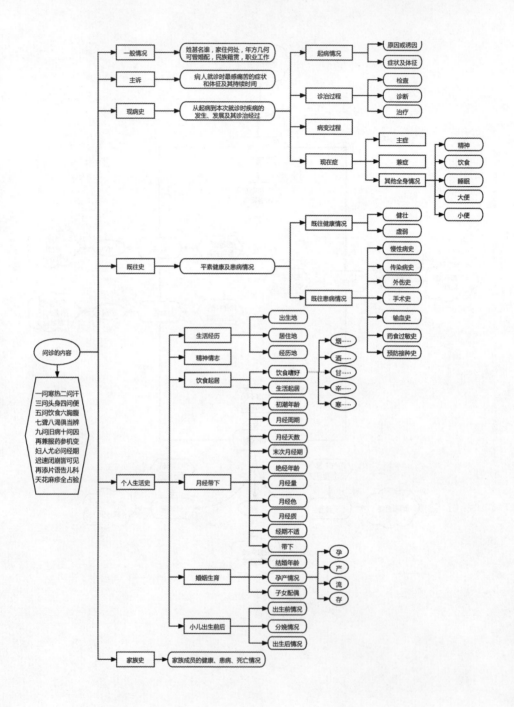

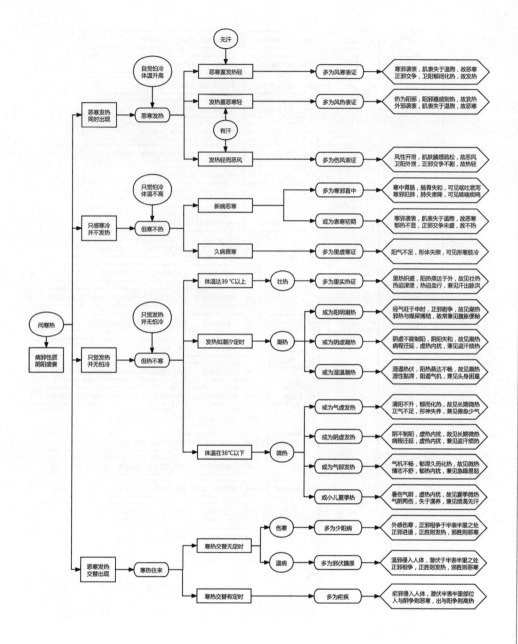

无汗

恶寒重发热轻 —— 多为风寒表证 —— 寒邪袭表，肌表失于温煦，故恶寒 正邪交争，卫阳郁闭化热，故发热

自觉怕冷 体温升高 —— 恶寒发热 —— 发热重恶寒轻 —— 多为风热表证 —— 热为阳邪，阳邪壅盛则热，故发热 外邪袭表，肌表失于温煦，故恶寒

恶寒发热 同时出现 —— 有汗

发热轻而恶风 —— 多为伤风表证 —— 风性开泄，肌肤腠理疏松，故恶风 卫阳外泄，正邪交争不剧，故热轻

只觉怕冷 体温不高 —— 新病恶寒 —— 多为寒邪直中 —— 寒中胃肠，肠胃失和，可见呕吐泄泻 寒邪犯肺，肺失肃降，可见咳喘痰鸣

只感寒冷 并不发热 —— 但寒不热 —— 或为表寒初期 —— 寒邪袭表，肌表失于温煦，故恶寒 郁热不显，正邪交争未盛，故不热

久病畏寒 —— 多为里虚寒证 —— 阳气不足，形体失煦，可见形寒肢冷

问寒热 —— 病邪性质 阴阳盛衰

体温达39 ℃以上 —— 壮热 —— 多为里实热证 —— 里热炽盛，阳热蒸达于外，故见壮热 热迫津泄，热迫血行，故见汗出脉洪

或阳明潮热 —— 经气旺于申时，正邪剧争，故见潮热 邪热与燥屎搏结，故常兼腹胀便秘

只觉发热 并无怕冷 —— 发热如潮汐定时 —— 潮热 —— 或阴虚潮热 —— 阴虚不能制阳，阴阳失和，故见潮热 病程迁延，虚热内扰，兼见盗汗烦热

只觉发热 并无怕冷 —— 但热不寒 —— 或为湿温潮热 —— 湿遏热伏，阳热蒸达不畅，故见潮热 湿性黏滞，阻遏气机，兼见头身困重

或气虚发热 —— 清阳不升，郁而化热，故见长期微热 正气不足，形神失养，兼见倦怠少气

或阴虚发热 —— 阴不制阳，虚热内扰，故见长期微热 病程迁延，虚热内扰，兼见盗汗烦热

体温在38℃以下 —— 微热 —— 或气郁发热 —— 气机不畅，郁滞久而化热，故见微热 情志不舒，郁热内扰，兼见急躁易怒

或小儿夏季热 —— 暑伤气阴，虚热内扰，故见夏季微热 气阴两伤，失于濡养，兼见烦渴无汗

伤寒 —— 多为少阳病 —— 外感伤寒，正邪相争于半表半里之处 正胜进退，正胜则发热，邪胜则恶寒

恶寒发热 交替出现 —— 寒热往来 —— 寒热交替无定时 —— 温病 —— 多为邪伏膜原 —— 温邪侵入人体，潜伏于半表半里之处 正邪相争，正胜则发热，邪胜则恶寒

寒热交替有定时 —— 多为疟疾 —— 疟邪侵入人体，潜伏半表半里部位 入与阴争则恶寒，出与阳争则高热

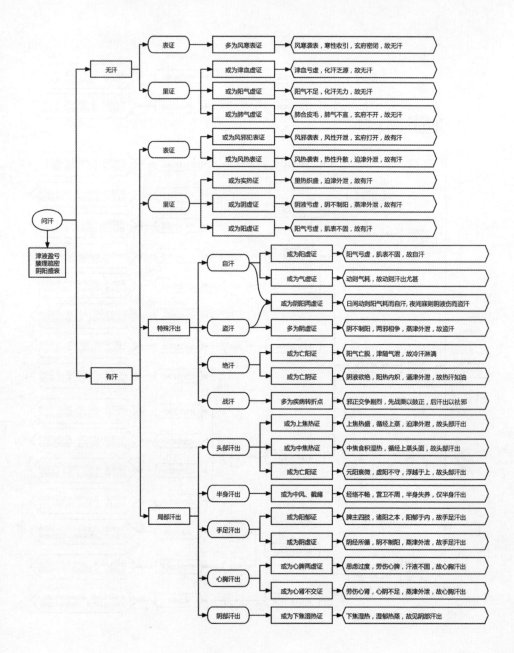

问汗
津液盈亏
腠理疏密
阴阳盛衰

无汗
- 表证 —— 多为风寒表证 —— 风寒袭表，寒性收引，玄府密闭，故无汗
- 里证
  - 或为津血虚证 —— 津血亏虚，化汗乏源，故无汗
  - 或为阳气虚证 —— 阳气不足，化汗无力，故无汗
  - 或为肺气虚证 —— 肺合皮毛，肺气不宣，玄府不开，故无汗

有汗
- 表证
  - 或为风邪犯表证 —— 风邪袭表，风性开泄，玄府打开，故有汗
  - 或为风热表证 —— 风热袭表，热性升散，迫津外泄，故有汗
- 里证
  - 或为实热证 —— 里热炽盛，迫津外泄，故有汗
  - 或为阴虚证 —— 阴液亏虚，阴不制阳，蒸津外泄，故有汗
  - 或为阳虚证 —— 阳气亏虚，肌表不固，故有汗
- 特殊汗出
  - 自汗
    - 或为阳虚证 —— 阳气亏虚，肌表不固，故自汗
    - 或为气虚证 —— 动则气耗，故动则汗出尤甚
  - 盗汗
    - 或为阴阳两虚证 —— 日间动则阳气耗而自汗，夜间寐则阴液伤而盗汗
    - 多为阴虚证 —— 阴不制阳，两邪相争，蒸津外泄，故盗汗
  - 绝汗
    - 或为亡阳证 —— 阳气亡脱，津随气泄，故冷汗淋漓
    - 或为亡阴证 —— 阴液欲绝，阳热内炽，逼津外泄，故热汗如油
  - 战汗 —— 多为疾病转折点 —— 邪正交争剧烈，先战栗以鼓正，后汗出以祛邪
- 局部汗出
  - 头部汗出
    - 或为上焦热证 —— 上焦热盛，循经上蒸，迫津外泄，故头部汗出
    - 或为中焦热证 —— 中焦食积湿热，循经上蒸头面，故头部汗出
    - 或为亡阳证 —— 元阳衰微，虚阳不守，浮越于上，故头部汗出
  - 半身汗出 —— 或为中风、截瘫 —— 经络不畅，营卫不周，半身失养，仅半身汗出
  - 手足汗出
    - 或为阳郁证 —— 脾主四肢，诸阳之本之，阳郁于内，故手足汗出
    - 或为阴虚证 —— 阴经所循，阴不制阳，蒸津外泄，故手足汗出
  - 心胸汗出
    - 或为心脾两虚证 —— 思虑过度，劳伤心脾，汗液不固，故心胸汗出
    - 或为心肾不交证 —— 劳伤心肾，心阴不足，蒸津外泄，故心胸汗出
  - 阴部汗出 —— 或为下焦湿热证 —— 下焦湿热，湿郁热蒸，故见阴部汗出

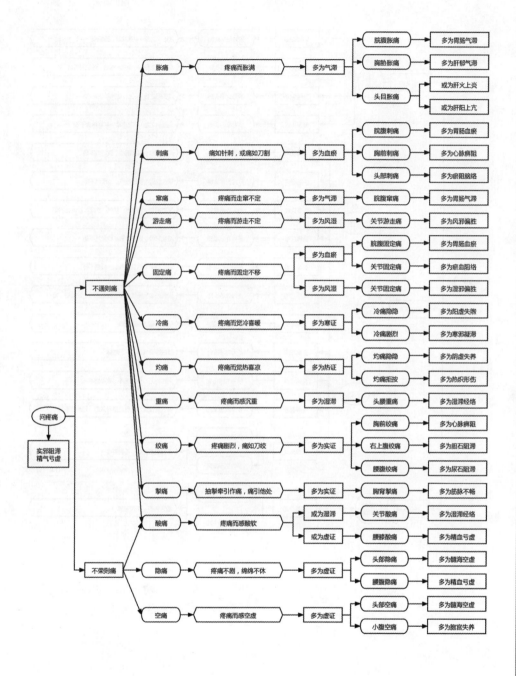

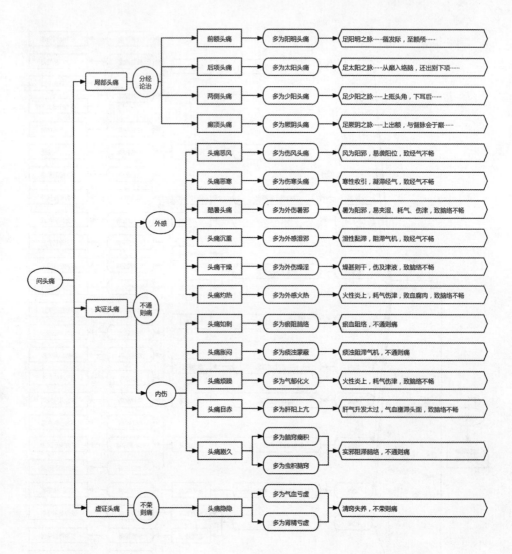

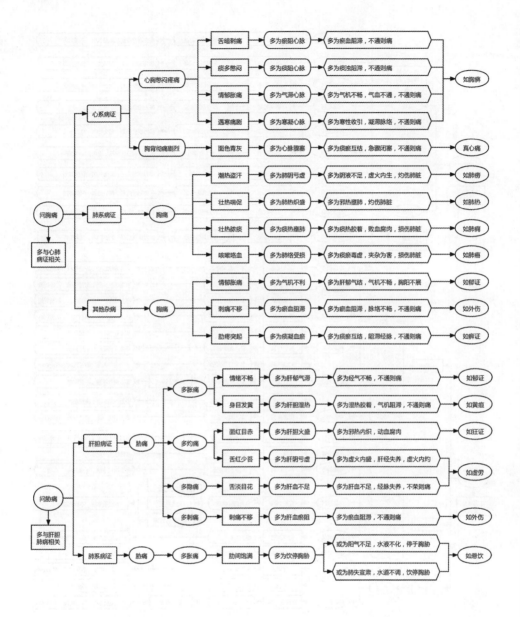

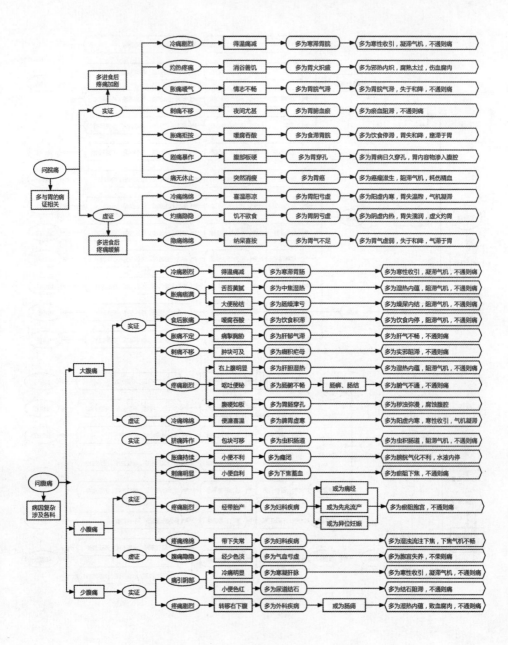

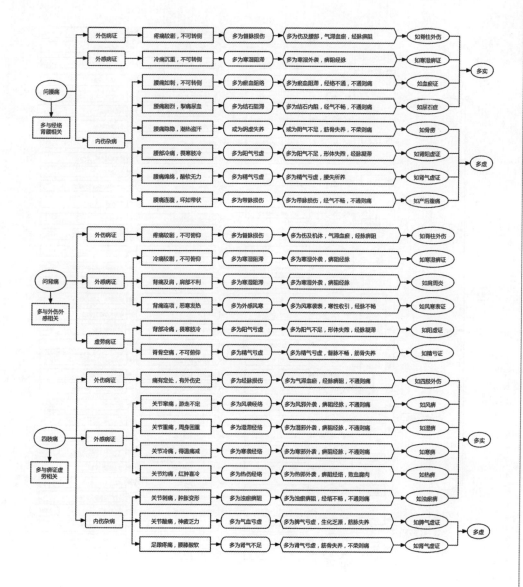

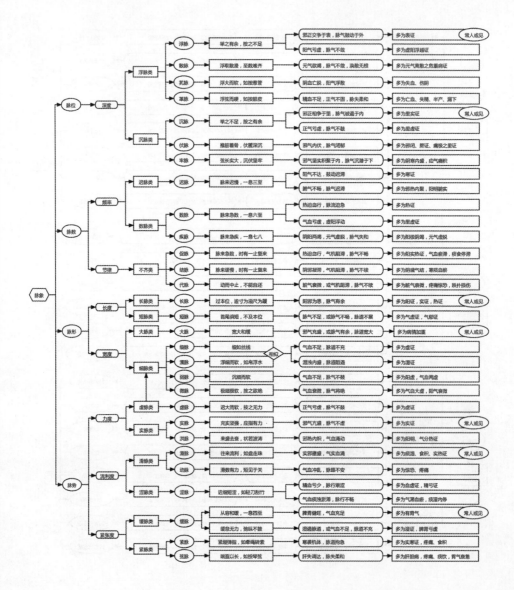

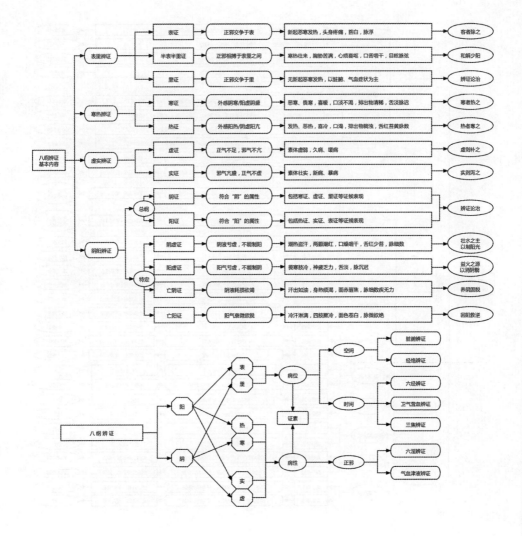

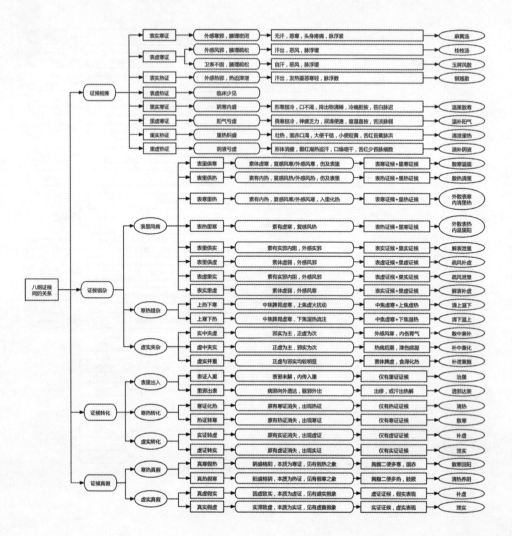

名师悟道——袁肇凯中医诊断教学要点与疑难解析

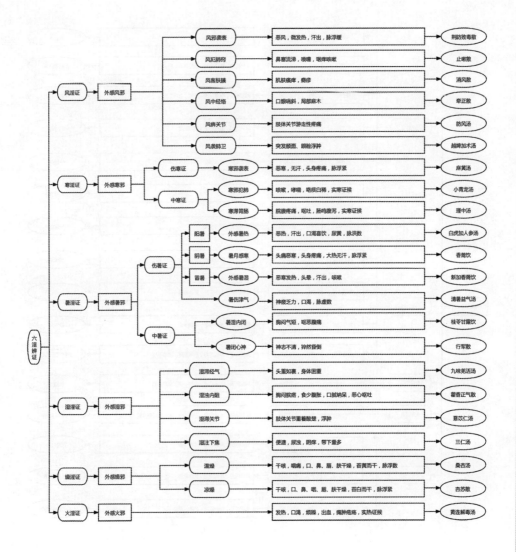

六淫辨证

风淫证 — 外感风邪
- 风邪袭表 — 恶风，微发热，汗出，脉浮缓 — 荆防败毒散
- 风犯肺窍 — 鼻塞流涕，喷嚏，咽痒咳嗽 — 止嗽散
- 风客肌肤 — 肌肤瘙痒，瘾疹 — 消风散
- 风中经络 — 口眼㖞斜，局部麻木 — 牵正散
- 风痹关节 — 肢体关节游走性疼痛 — 防风汤
- 风袭肺卫 — 突发颜面、眼睑浮肿 — 越婢加术汤

寒淫证 — 外感寒邪
- 伤寒证
  - 寒邪袭表 — 恶寒，无汗，头身疼痛，脉浮紧 — 麻黄汤
- 中寒证
  - 寒邪犯肺 — 咳嗽，哮喘，咯痰白稀，实寒证候 — 小青龙汤
  - 寒滞胃肠 — 脘腹疼痛，呕吐，肠鸣腹泻，实寒证候 — 理中汤

暑淫证 — 外感暑邪
- 伤暑证
  - 阳暑 — 外感暑热 — 恶热，汗出，口渴喜饮，尿黄，脉洪数 — 白虎加人参汤
  - 阴暑 — 暑月感寒 — 头痛恶寒，头身疼痛，大热无汗，脉浮紧 — 香薷饮
  - 冒暑 — 外感暑湿 — 恶寒发热，头晕，汗出，咳嗽 — 新加香薷饮
  - 暑伤津气 — 神疲乏力，口渴，脉虚数 — 清暑益气汤
- 中暑证
  - 暑湿内闭 — 胸闷气短，呕恶腹痛 — 桂苓甘露饮
  - 暑闭心神 — 神志不清，猝然昏倒 — 行军散

湿淫证 — 外感湿邪
- 湿滞经气 — 头重如裹，身体困重 — 九味羌活汤
- 湿浊内阻 — 胸闷脘痞，食少腹胀，口腻纳呆，恶心呕吐 — 藿香正气散
- 湿滞关节 — 肢体关节重着酸楚，浮肿 — 薏苡仁汤
- 湿注下焦 — 便溏，尿浊，阴痒，带下量多 — 三仁汤

燥淫证 — 外感燥邪
- 温燥 — 干咳，咽痛，口、鼻、唇、肤干燥，苔黄而干，脉浮数 — 桑杏汤
- 凉燥 — 干咳，口、鼻、咽、唇、肤干燥，苔白而干，脉浮紧 — 杏苏散

火淫证 — 外感火邪 — 发热，口渴，烦躁，出血，痈肿疮疡，实热证候 — 黄连解毒汤

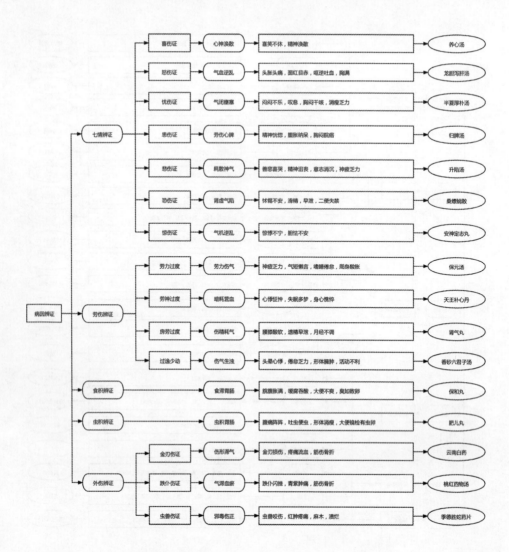

名师悟道——袁肇凯中医诊断教学要点与疑难解析

病因辨证

七情辨证
- 喜伤证 → 心神涣散 → 喜笑不休，精神涣散 → 养心汤
- 怒伤证 → 气血逆乱 → 头胀头痛，面红目赤，呕逆吐血，胸满 → 龙胆泻肝汤
- 忧伤证 → 气闭壅塞 → 闷闷不乐，叹息，胸闷干咳，消瘦乏力 → 半夏厚朴汤
- 思伤证 → 劳伤心脾 → 精神恍惚，腹胀纳呆，胸闷脘痞 → 归脾汤
- 悲伤证 → 耗散神气 → 善悲喜哭，精神沮丧，意志消沉，神疲乏力 → 升陷汤
- 恐伤证 → 阙虚气陷 → 怵惕不安，滑精，早泄，二便失禁 → 桑螵蛸散
- 惊伤证 → 气机逆乱 → 惊悸不宁，胆怯不安 → 安神定志丸

劳伤辨证
- 劳力过度 → 劳力伤气 → 神疲乏力，气短懒言，嗜睡倦怠，周身酸胀 → 保元汤
- 劳神过度 → 暗耗营血 → 心悸怔忡，失眠多梦，身心憔悴 → 天王补心丹
- 房劳过度 → 伤精耗气 → 腰膝酸软，遗精早泄，月经不调 → 肾气丸
- 过逸少动 → 伤气生浊 → 头晕心悸，倦怠乏力，形体臃肿，活动不利 → 香砂六君子汤

食积辨证 → 食滞胃肠 → 脘腹胀满，嗳腐吞酸，大便不爽，臭如败卵 → 保和丸

虫积辨证 → 虫积胃肠 → 腹痛阵阵，吐虫便虫，形体消瘦，大便镜检有虫卵 → 肥儿丸

外伤辨证
- 金刃伤证 → 伤形滞气 → 金刃损伤，疼痛流血，筋伤骨折 → 云南白药
- 跌仆伤证 → 气滞血瘀 → 跌仆闪挫，青紫肿痛，筋伤骨折 → 桃红四物汤
- 虫兽伤证 → 邪毒伤正 → 虫兽咬伤，红肿疼痛，麻木，溃烂 → 季德胜蛇药片

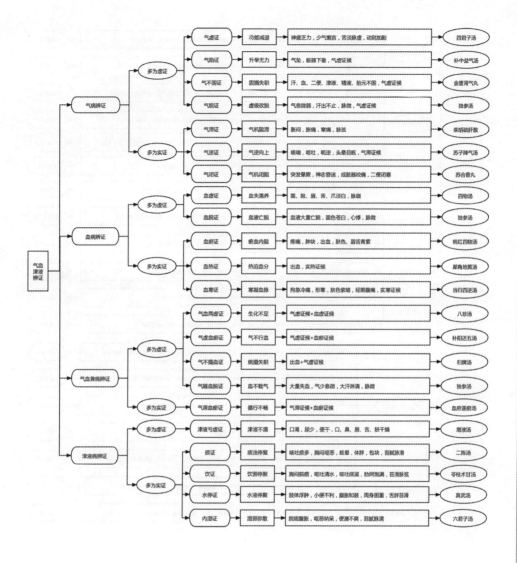

气血津液辨证

- 气病辨证
  - 多为虚证
    - 气虚证 — 功能减退 — 神疲乏力，少气懒言，舌淡脉虚，动则加剧 → 四君子汤
    - 气陷证 — 升举无力 — 气坠，脏器下垂，气虚证候 → 补中益气汤
    - 气不固证 — 固摄失职 — 汗、血、二便、津液、精液、胎元不固，气虚证候 → 金匮肾气丸
    - 气脱证 — 虚极欲脱 — 气息微弱，汗出不止，脉微，气虚证候 → 独参汤
  - 多为实证
    - 气滞证 — 气机阻滞 — 胀闷，胀痛，窜痛，脉弦 → 柴胡疏肝散
    - 气逆证 — 气逆向上 — 咳喘，呕吐，呃逆，头晕目眩，气滞证候 → 苏子降气汤
    - 气闭证 — 气机闭阻 — 突发晕厥，神志昏迷，或脏器绞痛，二便闭塞 → 苏合香丸
- 血病辨证
  - 多为虚证
    - 血虚证 — 血失濡养 — 面、睑、唇、舌、爪淡白，脉细 → 四物汤
    - 血脱证 — 血液亡脱 — 血液大量亡脱，面色苍白，心悸，脉微 → 独参汤
  - 多为实证
    - 血瘀证 — 瘀血内阻 — 疼痛，肿块，出血，肤色，唇舌青紫 → 桃红四物汤
    - 血热证 — 热迫血分 — 出血，实热证候 → 犀角地黄汤
    - 血寒证 — 寒凝血脉 — 拘急冷痛，形寒，肤色紫暗，经期腹痛，实寒证候 → 当归四逆汤
- 气血兼病辨证
  - 多为虚证
    - 气血两虚证 — 生化不足 — 气虚证候+血虚证候 → 八珍汤
    - 气虚血瘀证 — 气不行血 — 气虚证候+血瘀证候 → 补阳还五汤
    - 气不摄血证 — 统摄失职 — 出血+气虚证候 → 归脾汤
    - 气随血脱证 — 血不载气 — 大量失血，气少息微，大汗淋漓，脉微 → 独参汤
  - 多为实证
    - 气滞血瘀证 — 循行不畅 — 气滞证候+血瘀证候 → 血府逐瘀汤
- 津液病辨证
  - 多为虚证
    - 津液亏虚证 — 津液不濡 — 口渴，尿少，便干，口、鼻、唇、舌、肤干燥 → 增液汤
  - 多为实证
    - 痰证 — 痰浊停聚 — 咳吐痰多，胸闷呕恶，眩晕，体胖，包块，苔腻脉滑 → 二陈汤
    - 饮证 — 饮邪停聚 — 胸闷脘痞，呕吐清水，咳吐痰涎，肋间饱满，苔滑脉弦 → 苓桂术甘汤
    - 水停证 — 水液停聚 — 肢体浮肿，小便不利，腹胀如鼓，周身困重，舌胖苔滑 → 真武汤
    - 内湿证 — 湿邪弥散 — 脘腹痞胀，呕恶纳呆，便溏不爽，苔腻脉濡 → 六君子汤

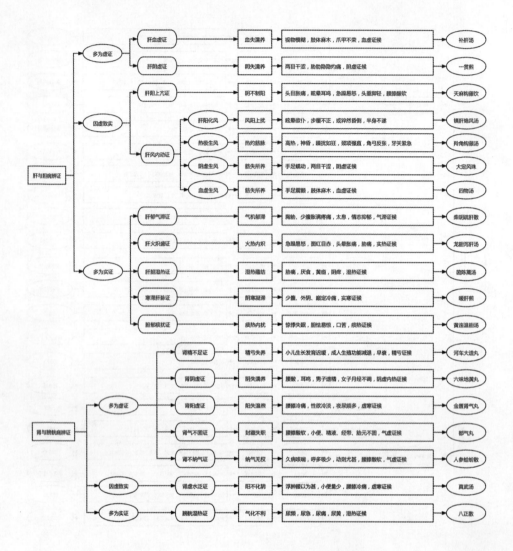

肝与胆病辨证

多为虚证
- 肝血虚证 → 血失濡养 → 视物模糊，肢体麻木，爪甲不荣，血虚证候 → 补肝汤
- 肝阴虚证 → 阴失濡养 → 两目干涩，胁肋隐隐灼痛，阴虚证候 → 一贯煎

因虚致实
- 肝阳上亢证 → 阴不制阳 → 头目胀痛，眩晕耳鸣，急躁易怒，头重脚轻，腰膝酸软 → 天麻钩藤饮
- 肝风内动证
  - 肝阳化风 → 风阳上扰 → 眩晕欲仆，步履不正，或猝然昏倒，半身不遂 → 镇肝熄风汤
  - 热极生风 → 热灼筋脉 → 高热，神昏，躁扰如狂，颈项强直，角弓反张，牙关紧急 → 羚角钩藤汤
  - 阴虚生风 → 筋失所养 → 手足蠕动，两目干涩，阴虚证候 → 大定风珠
  - 血虚生风 → 筋失所养 → 手足震颤，肢体麻木，血虚证候 → 四物汤

多为实证
- 肝郁气滞证 → 气机郁滞 → 胸胁、少腹胀满疼痛，太息，情志抑郁，气滞证候 → 柴胡疏肝散
- 肝火炽盛证 → 火热内炽 → 急躁易怒，面红目赤，头晕胀痛，胁痛，实热证候 → 龙胆泻肝汤
- 肝胆湿热证 → 湿热蕴结 → 胁痛，厌食，黄疸，阴痒，湿热证候 → 茵陈蒿汤
- 寒滞肝脉证 → 阴寒凝滞 → 少腹、外阴、巅顶冷痛，实寒证候 → 暖肝煎
- 胆郁痰扰证 → 痰热内扰 → 惊悸失眠，胆怯易惊，口苦，痰热证候 → 黄连温胆汤

肾与膀胱病辨证

多为虚证
- 肾精不足证 → 精亏失养 → 小儿生长发育迟缓，成人生殖功能减退，早衰，精亏证候 → 河车大造丸
- 肾阴虚证 → 阴失濡养 → 腰酸，耳鸣，男子遗精，女子月经不调，阴虚内热证候 → 六味地黄丸
- 肾阳虚证 → 阳失温煦 → 腰膝冷痛，性欲冷淡，夜尿频多，虚寒证候 → 金匮肾气丸
- 肾气不固证 → 封藏失职 → 腰膝酸软，小便、精液、经带、胎元不固，气虚证候 → 都气丸
- 肾不纳气证 → 纳气无权 → 久病咳喘，呼多吸少，动则尤甚，腰膝酸软，气虚证候 → 人参蛤蚧散

因虚致实
- 肾虚水泛证 → 阳不化阴 → 浮肿额以为甚，小便量少，腰膝冷痛，虚寒证候 → 真武汤

多为实证
- 膀胱湿热证 → 气化不利 → 尿频，尿急，尿痛，尿黄，湿热证候 → 八正散

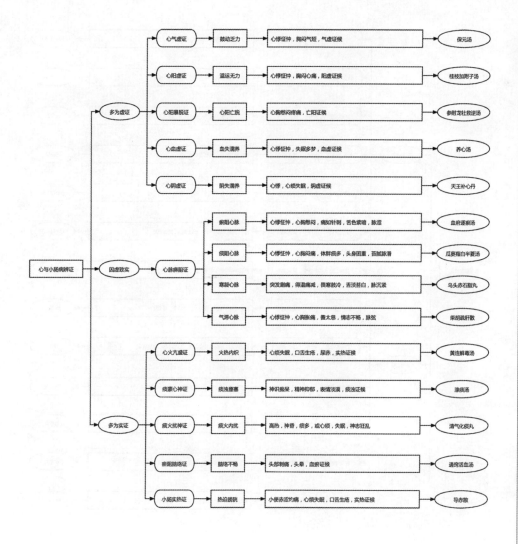

心与小肠病辨证

多为虚证
- 心气虚证 → 鼓动乏力 → 心悸怔忡，胸闷气短，气虚证候 → 保元汤
- 心阳虚证 → 温运无力 → 心悸怔忡，胸闷心痛，阳虚证候 → 桂枝加附子汤
- 心阳暴脱证 → 心阳亡脱 → 心胸憋闷疼痛，亡阳证候 → 参附龙牡救逆汤
- 心血虚证 → 血失濡养 → 心悸怔忡，失眠多梦，血虚证候 → 养心汤
- 心阴虚证 → 阴失濡养 → 心悸，心烦失眠，阴虚证候 → 天王补心丹

因虚致实 → 心脉病阻证
- 瘀阻心脉 → 心悸怔忡，心胸憋闷，痛如针刺，舌色紫暗，脉涩 → 血府逐瘀汤
- 痰阻心脉 → 心悸怔忡，心胸痛痛，体胖痰多，头身困重，苔腻脉滑 → 瓜蒌薤白半夏汤
- 寒凝心脉 → 突发剧痛，得温痛减，畏寒肢冷，舌淡苔白，脉沉紧 → 乌头赤石脂丸
- 气滞心脉 → 心悸怔忡，心胸胀痛，善太息，情志不畅，脉弦 → 柴胡疏肝散

多为实证
- 心火亢盛证 → 火热内炽 → 心烦失眠，口舌生疮，尿赤，实热证候 → 黄连解毒汤
- 痰蒙心神证 → 痰浊壅塞 → 神识痴呆，精神抑郁，表情淡漠，痰浊证候 → 涤痰汤
- 痰火扰神证 → 痰火内扰 → 高热，神昏，痰多，或心烦，失眠，神志狂乱 → 清气化痰丸
- 瘀阻脑络证 → 脑络不畅 → 头部刺痛，头晕，血瘀证候 → 通窍活血汤
- 小肠实热证 → 热迫膀胱 → 小便赤涩灼痛，心烦失眠，口舌生疮，实热证候 → 导赤散

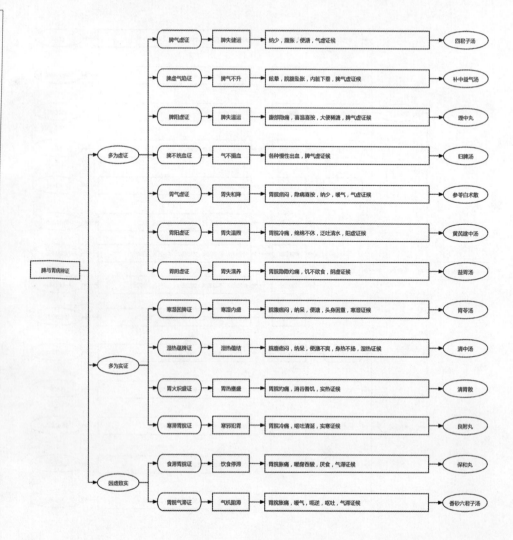

脾与胃病辨证

多为虚证
- 脾气虚证 → 脾失健运 → 纳少，腹胀，便溏，气虚证候 → 四君子汤
- 脾虚气陷证 → 脾气不升 → 眩晕，脘腹坠胀，内脏下垂，脾气虚证候 → 补中益气汤
- 脾阳虚证 → 脾失温运 → 腹部隐痛，喜温喜按，大便稀溏，脾气虚证候 → 理中丸
- 脾不统血证 → 气不摄血 → 各种慢性出血，脾气虚证候 → 归脾汤
- 胃气虚证 → 胃失和降 → 胃脘痞闷，隐痛喜按，纳少，嗳气，气虚证候 → 参苓白术散
- 胃阳虚证 → 胃失温煦 → 胃脘冷痛，绵绵不休，泛吐清水，阳虚证候 → 黄芪建中汤
- 胃阴虚证 → 胃失濡养 → 胃脘隐隐灼痛，饥不欲食，阴虚证候 → 益胃汤

多为实证
- 寒湿困脾证 → 寒湿内盛 → 脘腹痞闷，纳呆，便溏，头身困重，寒湿证候 → 胃苓汤
- 湿热蕴脾证 → 湿热蕴结 → 脘腹痞闷，纳呆，便溏不爽，身热不扬，湿热证候 → 清中汤
- 胃火炽盛证 → 胃热炽盛 → 胃脘灼痛，消谷善饥，实热证候 → 清胃散
- 寒滞胃脘证 → 寒邪犯胃 → 胃脘冷痛，呕吐清涎，实寒证候 → 良附丸

因虚致实
- 食滞胃脘证 → 饮食停滞 → 胃脘胀痛，嗳腐吞酸，厌食，气滞证候 → 保和丸
- 胃脘气滞证 → 气机阻滞 → 胃脘胀痛，嗳气，呃逆，呕吐，气滞证候 → 香砂六君子汤

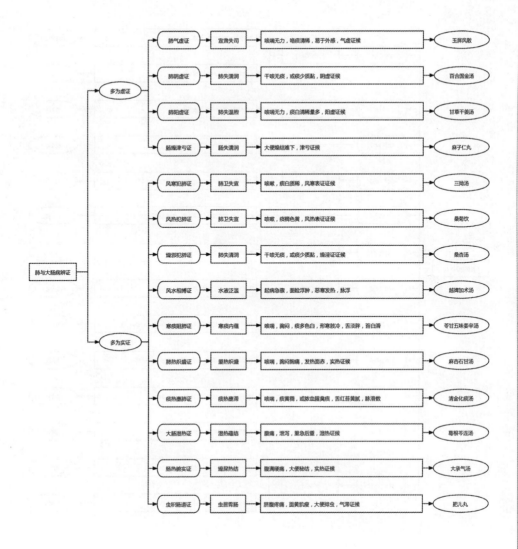

肺与大肠病辨证

多为虚证
- 肺气虚证 → 宣肃失司 → 咳喘无力，咯痰清稀，易于外感，气虚证候 → 玉屏风散
- 肺阴虚证 → 肺失濡润 → 干咳无痰，或痰少质黏，阴虚证候 → 百合固金汤
- 肺阳虚证 → 肺失温煦 → 咳喘无力，痰白清稀量多，阳虚证候 → 甘草干姜汤
- 肠燥津亏证 → 肠失濡润 → 大便燥结难下，津亏证候 → 麻子仁丸

多为实证
- 风寒犯肺证 → 肺卫失宣 → 咳嗽，痰白质稀，风寒表证证候 → 三拗汤
- 风热犯肺证 → 肺卫失宣 → 咳嗽，痰稠色黄，风热表证证候 → 桑菊饮
- 燥邪犯肺证 → 肺失清润 → 干咳无痰，或痰少质黏，燥淫证证候 → 桑杏汤
- 风水相搏证 → 水液泛溢 → 起病急骤，面睑浮肿，恶寒发热，脉浮 → 越婢加术汤
- 寒痰阻肺证 → 寒痰内蕴 → 咳喘，胸闷，痰多色白，形寒肢冷，舌淡胖，苔白滑 → 苓甘五味姜辛汤
- 肺热炽盛证 → 里热炽盛 → 咳喘，胸闷胸痛，发热面赤，实热证候 → 麻杏石甘汤
- 痰热壅肺证 → 痰热壅滞 → 咳喘，痰黄稠，或脓血腥臭痰，舌红苔黄腻，脉滑数 → 清金化痰汤
- 大肠湿热证 → 湿热蕴结 → 腹痛，泄泻，里急后重，湿热证候 → 葛根芩连汤
- 肠热腑实证 → 燥屎热结 → 腹满硬痛，大便秘结，实热证候 → 大承气汤
- 虫积肠道证 → 虫居胃肠 → 脐腹疼痛，面黄肌瘦，大便排虫，气滞证候 → 肥儿丸

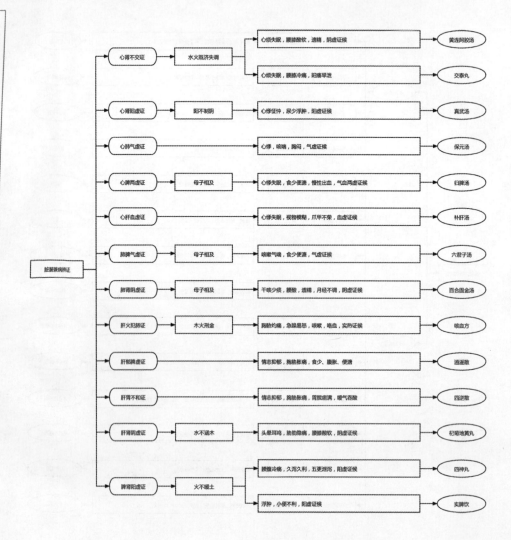

脏腑兼病辨证

心肾不交证 —— 水火既济失调 —— 心烦失眠，腰膝酸软，遗精，阴虚证候 —— 黄连阿胶汤
　　　　　　　　　　　　　　　 心烦失眠，腰膝冷痛，阳痿早泄 —— 交泰丸

心肾阳虚证 —— 阳不制阴 —— 心悸怔忡，尿少浮肿，阳虚证候 —— 真武汤

心肺气虚证 —— 心悸，咳喘，胸闷，气虚证候 —— 保元汤

心脾两虚证 —— 母子相及 —— 心悸失眠，食少便溏，慢性出血，气血两虚证候 —— 归脾汤

心肝血虚证 —— 心悸失眠，视物模糊，爪甲不荣，血虚证候 —— 补肝汤

肺脾气虚证 —— 母子相及 —— 咳嗽气喘，食少便溏，气虚证候 —— 六君子汤

肺肾阴虚证 —— 母子相及 —— 干咳少痰，腰酸，遗精，月经不调，阴虚证候 —— 百合固金汤

肝火犯肺证 —— 木火刑金 —— 胸胁灼痛，急躁易怒，咳嗽，咯血，实热证候 —— 咳血方

肝郁脾虚证 —— 情志抑郁，胸胁胀痛，食少、腹胀、便溏 —— 逍遥散

肝胃不和证 —— 情志抑郁，胸胁胀痛，胃脘痞满，嗳气吞酸 —— 四逆散

肝肾阴虚证 —— 水不涵木 —— 头晕耳鸣，胁肋隐痛，腰膝酸软，阴虚证候 —— 杞菊地黄丸

脾肾阳虚证 —— 火不暖土 —— 腰腹冷痛，久泻久利，五更泄泻，阳虚证候 —— 四神丸
　　　　　　　　　　　　　　　 浮肿，小便不利，阳虚证候 —— 实脾饮

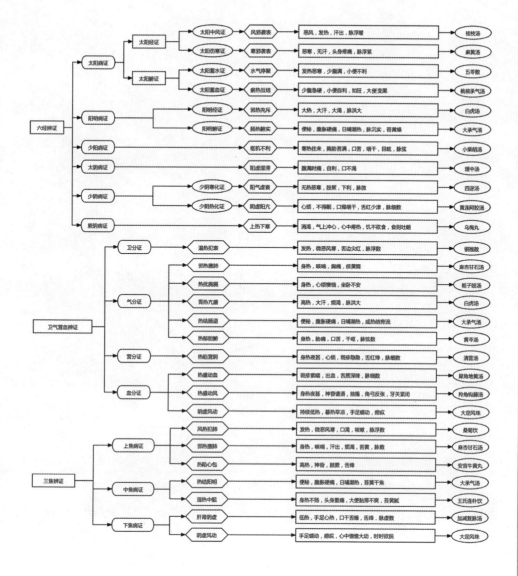

六经辨证
- 太阳病证
  - 太阳经证
    - 太阳中风证 — 风邪袭表 — 恶风，发热，汗出，脉浮缓 — 桂枝汤
    - 太阳伤寒证 — 寒邪袭表 — 恶寒，无汗，头身疼痛，脉浮紧 — 麻黄汤
  - 太阳腑证
    - 太阳蓄水证 — 水气停聚 — 发热恶寒，少腹满，小便不利 — 五苓散
    - 太阳蓄血证 — 瘀热互结 — 少腹急硬，小便自利，如狂，大便变黑 — 桃核承气汤
- 阳明病证
  - 阳明经证 — 邪热亢斥 — 大热，大汗，大渴，脉洪大 — 白虎汤
  - 阳明腑证 — 肠热腑实 — 便秘，腹胀硬痛，日晡潮热，脉沉实，苔黄燥 — 大承气汤
- 少阳病证 — 枢机不利 — 寒热往来，胸胁苦满，口苦，咽干，目眩，脉弦 — 小柴胡汤
- 太阴病证 — 阳虚湿滞 — 腹满时痛，自利，口不渴 — 理中汤
- 少阴病证
  - 少阴寒化证 — 阳气虚衰 — 无热恶寒，肢厥，下利，脉微 — 四逆汤
  - 少阴热化证 — 阴虚阳亢 — 心烦，不得眠，口燥咽干，舌红少津，脉细数 — 黄连阿胶汤
- 厥阴病证 — 上热下寒 — 消渴，气上冲心，心中疼热，饥不欲食，食则吐蛔 — 乌梅丸

卫气营血辨证
- 卫分证 — 温热犯表 — 发热，微恶风寒，舌边尖红，脉浮数 — 银翘散
- 气分证
  - 邪热壅肺 — 身热，咳喘，胸痛，痰黄稠 — 麻杏甘石汤
  - 热扰胸膈 — 身热，心烦懊侬，坐卧不安 — 栀子豉汤
  - 胃热亢盛 — 高热，大汗，烦渴，脉洪大 — 白虎汤
  - 热结肠道 — 便秘，腹胀硬痛，日晡潮热，或热结旁流 — 大承气汤
  - 热郁胆腑 — 身热，肋痛，口苦，干呕，脉弦数 — 黄芩汤
- 营分证 — 热灼营阴 — 身热夜甚，心烦，斑疹隐隐，舌红绛，脉细数 — 清营汤
- 血分证
  - 热盛动血 — 斑疹紫暗，出血，舌质深绛，脉细数 — 犀角地黄汤
  - 热盛动风 — 身热夜甚，神昏谵语，抽搐，角弓反张，牙关紧闭 — 羚角钩藤汤
  - 阴虚风动 — 持续低热，暮热早凉，手足蠕动，瘛疭 — 大定风珠

三焦辨证
- 上焦病证
  - 风热犯肺 — 发热，微恶风寒，口渴，咳嗽，脉浮数 — 桑菊饮
  - 邪热壅肺 — 身热，咳喘，汗出，烦渴，苔黄，脉数 — 麻杏甘石汤
  - 热陷心包 — 高热，神昏，肢厥，舌绛 — 安宫牛黄丸
- 中焦病证
  - 热结阳明 — 便秘，腹胀硬痛，日晡潮热，苔黄干焦 — 大承气汤
  - 湿热中阻 — 身热不扬，头身重痛，大便黏滞不爽，苔黄腻 — 王氏连朴饮
- 下焦病证
  - 肝肾阴虚 — 低热，手足心热，口干舌燥，舌绛，脉虚数 — 加减复脉汤
  - 阴虚风动 — 手足蠕动，瘛疭，心中憺憺大动，时时欲脱 — 大定风珠